新版 インドの生命科学

アーユルヴェーダ

Kazuo UEBABA *Machiko NISHIKAWA*

上馬場和夫・西川眞知子

農文協

はじめに

　1996年に、初版の『インドの生命科学　アーユルヴェーダ』を上梓させていただき、20年あまり経ちましたが、その中でお伝えしたかった「自己治癒の科学」の考え方は、昨今の少子高齢化社会における予防医学の必要性や在宅医療の普及の中で、一段と認識されてきました。21世紀に入ってからも、現代医療の発達にかかわらず、多くの患者さんが、診断はつかないけれども自覚症状があるという状態に苦しんでおられます。このような状態に関して、日本未病システム学会では、「未病」（東洋医学的未病）と命名し、特に東洋医学的アプローチを勧めています。未病を治すためには、まさに東方医学Eastern Medicine（日本の東洋医学である漢方医学、中医学、アーユルヴェーダ、チベット医学などの総称で、中国国内など世界的に通用する呼び方）の得意とする「養生」などにより、自身の内なる自己治癒力を高める必要性があるのです。その場合、私たちは、古代インドの生命科学アーユルヴェーダの教える「自分の心と体を見つめる」理論的なシステムの意義を、初版のときから提唱してきました。

　しかし、2011年の東日本大震災や福島原発による甚大な被害の経験から、「自分の健康は自分で守る！」という意識の重要性だけでなく、自分の力ではどうしようもない「環境の重要性」と、「生と死を超える不二一元のアーユルヴェーダ」の意義が理解されるようになってきました。さらには近年、ＬＧＢＴ（レズビアン・ゲイ・バイセクシャル・トランスジェンダーという性的少数者）の人びとへの人権尊重が重視されてきました。これら、少子高齢化、自己治癒、環境問題、生と死、ＬＧＢＴ（私たちは、アーユルヴェーダの考えに基づき、ＬＧＢＴの人たちを人類の意識を拓く先駆者と考えています）などの人類が遭遇している諸問題に対処する場合、まさに古代インドの英知アーユルヴェーダやヨーガが大いに役だつことが、ますます認識されてきたように感じます。

　私たちは、初版のときから「最も古いものに、最も新しいものがある」という思いでおりましたが、20年の経過でますますその思いを強くしています。例えば、近年のノーベル賞の受賞テーマ、例えば「超対称の破れ」「ニュートリノ理論」などは、古代インドのヨーガの中にすでに存在しているのです。宇宙を解き明かそうとしたのは、古代インドの人びとも同じでした。彼らは瞑想の中で、自分たち生命と宇宙を覚知していったのでした。現代科学は、単に、古代の人びとが覚知したことを、高価な実験を行なって言い換えているだけ、という見方もできるのです。

近年、「健康寿命」という言葉が頻繁に使われるようになりましたが、アーユルヴェーダの健康の定義によりますと、単なる健康でなく、幸福感の重要性が教えられています。つまり「健幸寿命」が重要なのです。寿命の単なる長さは問題ではなく、「病気をしないで長く生きればよい」というものでなく、幸福な人生を寿命いっぱい生きていることが必要だと思われます。そのことは、第6章（初版では第Ⅱ部）の「真の自己とは何か？」を紹介する中で、医療を超えた「生命の科学」としてのアーユルヴェーダやヨーガの概念として紹介しました。

ただ、観念的なアーユルヴェーダの理解になることを避けるため、新版では、アーユルヴェーダの食事療法や生活処方箋に関して、より具体的にわかりやすく紹介しました。快適な生活のためのスパイス・ハーブの使い方やセルフケアについて参考にしてください。ただし、東方医学と現代医学を融合させるのが私たちの考えですので、セルフケアで改善しないときは、すぐに現代医科学的検査を受けられることをお勧めします。特に近年は、現代医学的検査機器だけでなく、アーユルヴェーダの生命観に基づく量子エントロピー理論に従った最新の診断システムが開発されており、最新の医療機器と最古の自己治癒システムの融合がますます進んできました。

また、巻末には、アーユルヴェーダの薬草について、具体的な病名に応じた用い方なども表示しました。医療関係者の方々がアーユルヴェーダに興味をもっていただく一助にしてください。セルフケアを行なう一般の人たちはもとより、日本における医療関係者に必携のアーユルヴェーダ紹介書となれば幸甚です。

目　次

症状別対処法と症状に共通した食事法 ——GCフリー——　92

女性の健康のために——　118

第1章 自分の体と心を見つめよう

アーユルヴェーダは個性をとらえる医学

インドで生まれた生命科学

アーユルヴェーダ（「アーユス」と「ヴェーダ」が結合した言葉）は、約5000年前にインドで発祥しました。「アーユス」は生命や寿命、「ヴェーダ」は真理や科学などの意味を持つことから、「生命科学」と訳されています。

インドに伝わる古典医学書『チャラカ・サンヒター』（第1巻第30章）には、「アーユルヴェーダとは、アーユス（生命あるいは寿命）を知らしめるからアーユルヴェーダと呼ばれる。それ（アーユス）の本来の特徴に基づいて、また幸福と不幸に基づいて、また、有益と無益に基づいて、また、ものとその働きのうち、長寿に役立つものとそうでないものを知らしめるからアーユルヴェーダと呼ばれる」とあります。これは、「アーユルヴェーダとは、『幸福で有益な長寿のための智恵である』という意味だ」と理解することができます。

また、幸福とは「なる」ものでなく「（幸福であることに）気づく」ものだというのも、アーユルヴェーダの考え方です。幸福とは、外部から何かを加える

アーユルヴェーダの語源
アーユスおよびヴェーダはサンスクリット語。サンスクリット語はインドヨーロッパ語族に属するインド語派で古代語である。

『チャラカ・サンヒター』（チャラカ本集）
アーユルヴェーダの医学書。北西インドの都・タキシラのアートレーヤ学派の医学がまとめられており、成立は紀元1～2世紀とされる。

（たとえば、物質を得たり治療を施したりする）ことによって到達するのではなく、すでに持っているものに気づき、整えることだと考えているのです。

それは、遠くを探し求めても見つからない幸福の青い鳥が、実は自分の家の鳥かごの中にいたというストーリーに似ています。私たちはこの二十余年の研究によって、自分の内側にある幸福への気づきこそがアーユルヴェーダが目指すものであると確信するようになってきました。

2700年前に書かれた『スシュルタ・サンヒター』には、アーユルヴェーダの健康の定義として、3つのエネルギー（ヴァータ・ピッタ・カパ、21頁参照）のバランスがとれていることをあげています。これらのエネルギーバランスがとれることにより、肉体的に調整され、快眠・快食・快便であり、体内組織のバランスがとれているという状態に加え、毎日が楽しくて観るもの聴くものに幸福感を感じられる（心・五感・魂が至福に満ちている）ことが、健康の条件だと記載されています。

アーユルヴェーダは、古くから伝承されてきた理論と方法に基づいて自分の性質を知り、エネルギーのバランスを整える方法を示しています。健康・幸福な心身への回帰を促すことで、「健康長寿」ならぬ「健幸長寿」を実現させてくれる生命の科学なのです。

アーユルヴェーダは生命の科学であり、「病院で行なわれる医療」「家庭の養生法」という2つの側面を持っています。

本場インドにはもちろん日本にも、現代医学が発達した今も、アーユルヴェーダの診療を受けられる病院があります。インドでは、風邪にかかった場合には約80％もの人がアーユルヴェーダのケアを受けると言われていますし、各家庭にはスパイスボックスがあり、家族が不調を訴えれば母親がホームドクターとして薬を作ります。台所はまるで薬局のような存在なので、「キッチンファーマシー」

『スシュルタ・サンヒター』
古代インドの外科医スシュルタによって編纂された概説書。病理学・解剖学・胎生学・治療学・毒物学などを扱い、特に外科医学について詳細に論じられている。スシュルタは、『チャラカ・サンヒター』の編者であるチャラカとともに、広くその名を知られている。

と呼ばれています。

各国に伝わる民間療法のなかには理論的な根拠に乏しいものも少なくありません。しかしアーユルヴェーダは、独自の身体観や疾病観に従って体系化され、長年にわたって継承されてきました。独自の用語が多く、一見難しそうにも思えますが、その原理は「生命の法則」に則った極めてシンプルなものです。〝知識〟として覚えるものというよりも、本来は万人さらにはすべての生物の〝内なる智恵〟として、もともと持っているはずのものなのです。

私たちがおすすめするアーユルヴェーダでは、基本的に自分の心身の感覚にたずねながらケアを行ないます。本人にとって「苦しい」「つらい」「痛い」というものは強要せず、あくまで「心地よい」と感じられる状態へと導きます。快適で安全だからこそ効果も引き出すことができますし、養生法として無理なく続けることができるのです（ただし、病院で医療として行なわれるアーユルヴェーダには、ときに、苦しくて危険な方法がとられていることもあります）。

誰にでも実践できる予防医学的アプローチ

現代の日本には、情報過多な環境で忙しく過ごすあまり、自分の不調にさえも気づけない人が増えています。体調を崩したところで、「病院に行けばなんとかなるだろう」「医学的な知識は医師に任せて、自分は何も知らなくてもいいだろう」と考えている人も多いでしょう。

しかし、医学とは本来、医師だけのものではなくすべての人びとが活用できるものです。古くから世界各国で、生活に密着した医学的知識が確立され、伝統医学として受け継がれてきました。アーユルヴェーダも、そのうちのひとつです。

現代医学は、病気の治療というゴールを目指して発展してきました。しかし皮肉なことに、その発展とともに病気はむしろ増加の一途をたどっています。脳卒中で命を落とす人は少なくなりました

予防医学
病気になってしまってから治そうとするのではなく、病気になりにくい心身を作ることで病気を予防し、健康を維持するという考え方に基づいている。

が、患者数は増加していますし、癌や心疾患においては患者数も死亡者数も増加しました。

また、治療法が発達して延命こそできるようになったものの、寝たきりや植物状態のまま長生きすることで、生命の質（QOL）を低下させているのではないかという意見もあります。

生命に起こる変化は、細胞や遺伝子といった物理的な観点だけで説明できるものではありません。病気を患った部分だけを切り取って治そうとするのではなく、生命そのものを包括的に捉えなければ解決できない問題がたくさんあるのです。

治療技術の開発に専念してきた現代医学は、実は「健康とは何か」という定義さえも曖昧です。また、治療へと意識を向けすぎるあまり、健康の保持や増進に関する認識も低いというのが実情です。それに対して、アーユルヴェーダをはじめとする東洋伝統医学は、共通して健康保持を見据えて設計されており、予防医学的アプローチが確立されています。とりわけアーユルヴェーダでは、健康状態の定義として幸福感を重視し、その状態をめざして生きていくためのプログラムを用意しています。私たちはこうしたプログラムを「健幸増進法」と呼んでいます。

こうした側面に着目し、WHO（世界保健機関）はプライマリ・ケア（初期治療）としての伝統医学の有用性を認めています。中でも、家庭におけるアーユルヴェーダの養生法は、自身の体と心の状態に意識を向け、効果的なケア方法を教えるシステムとして評価されています。

検診よりも大切なのは自身の体への気づき

時代とともに定期検診や人間ドックが普及し、病気が早期発見されることも多くなりました。しかし、それでも手遅れになることもありますし、健康診断や癌検診の中には、費用対効果を考えると効率が悪いものも数多くあります。

生活の質（quality of life、QOL）
その人らしい生活を送り、人生に幸福を見出しているかどうかを捉える概念。ここで指す「幸福」とは、心身の健康、良好な人間関係、やりがいのある仕事、快適な住環境など、さまざまな観点から計られる。

「健康とは何か」という定義
WHOによる健康の定義：Health is a state of complete physical, mental and social well-being and not merely the absence of disease or infirmity.
健康とは、病気でないとか、弱っていないということではなく、肉体的にも、精神的にも、そして社会的にも、すべてが満たされた状態にあることをいいます（日本WHO協会訳）。

そもそも、検診による早期発見よりも、重要なのは一次予防です。日々の生活の中で健康を保ち、予防することができれば、病気をおそれることはありません。自分の体を医者にゆだねる前に、まずはあなた自身が自分の体と心に目を向けてケアをしてみましょう。

日々、健康に関するさまざまな情報が目に入ることと思いますが、いちいち真に受けて翻弄される必要はありません。信頼すべきは、自分自身です。自分の体と心を教科書にして、その感覚を頼りに最適な方法を探っていけばいいのです。

まずは、目を閉じて自分の体と心を感じ、その状態を認識してみてください。

落ち着いていますか？　それともイライラしていますか？

だるいですか？　それともさわやかですか？

ひんやりしていますか？　それともポカポカしていますか？

脈や呼吸はゆっくりとしていますか？　それとも速いですか？

じっくりと観察をした後は、なぜそのような状態なのかを振り返ってみてください。

脈や呼吸が速いのはどうしてでしょうか。このあと予定している重要な仕事のことが頭から離れず、緊張しているせいかもしれません。心の状態は、体のコンディションに大きな影響を及ぼします。

こうした状況で本当に必要なのは、脈や呼吸を整えるために病院で治療を受けることではないはずです。まずは、自分の心身の感覚を重視したケアこそが有効で、その積み重ねが健康へとつながっていくのです。

ただしこれは、病院での治療を否定するというものではありません。症状が続く場合にはもちろん、現代医学の治療を受けることも必要です。自身への気づきを高めるためには、健康診断なども受けて、自身への気づきとすべきでしょう。

WHO（世界保健機関）
人間の健康を基本的人権の一つと捉え、その達成を目的として設立された国際連合の専門機関。

ピアノを分解しても音楽の美しさはわからない

緊張しているせいで脈や呼吸のペースが速くなっている。このことをさらに突き詰めて考えてみましょう。緊張するとなぜ、脈や呼吸が速くなるのでしょうか。

現代医学はこうした謎を解くために、脳細胞や自律神経細胞、心臓の細胞に着目して研究をしてきました。そして、脈や呼吸が速くなるまでには、体の中でさまざまなプロセスがあるということがわかっています。

脈や呼吸が速くなる原因は？→心臓の細胞が興奮状態になるから。では、その原因は？→アドレナリンが放出されるから。では、その原因は？→交感神経が優位になるから。では、その原因は……⁇

さかのぼって考えていくと、どこかで答えが見つからなくなってしまいます。

現代医学は、上記のような「なぜこのようになるのか」という疑問に対し、すべてを突き詰めて答えることができません。原因を見つけられなくなったところから先は、ブラックボックスとして処理するしかないのです。

筆者（上馬場）の恩師に、現代医学の最先端を研究する生理学者の二宮石雄先生がおられます。二宮先生は、「科学技術が発達し、神経細胞やニューロペプチドなどの分野で多くの発見がなされた。しかし現代医学には、生理現象そのものではなく、それらを動かす根底の力についての研究が欠けているんだよ。ピアノを分解してみたところで、その音楽の美しさは解明できない。演奏者の頭脳や意識を研究しなければ、わかりえないというのと同じなんだよ。これからは、物質よりも心や精神、分析よりも統合が重視される時代になるんだ」と話されていました。

よしんば細胞や遺伝子の仕組みを理解できたとしても、それで本当に、生命をトータルに捉えたことになるのでしょうか。細胞や遺伝子を理解することが、まるで人間の仕組みそのものをすべて理解することであると誤解されてはいないでしょうか。

現代科学は、細胞や遺伝子といった物質的なものに対する研究は深めてきたものの、その主体である「心や精神」に対する研究はなおざりにしてきました。

本書ではアーユルヴェーダを通して生命を統合的に捉え、物質的な体だけではなく、その主体である「心や精神」を知ることの必要性と、そのための方法をご紹介したいと思います。

一人ひとりの心身の個性を考慮することの大切さ

人間には一人として同じ性質を持つ人はおらず、必ず個人差があります。

たとえば糖尿病などの食事療法では、運動量や体重などによってカロリー制限をすることがあります。しかし、たとえライフスタイルや体格が似ていても、一人ひとりの体の機能は異なります。同じものを同じように食べていても、消化吸収などの過程で個性があらわれるため、まったく同じ反応を示すことはありません。1日あたり1600kcalで十分な人もいれば、それでは多すぎるという人もいます。糖質制限が効果的な人もいれば、効果があらわれにくい人やヘロヘロになってしまう人もいます。

このように、すべての行動において、その反応には個性があらわれるのです。

体と心にあらわれる反応の個性を、電車に乗り遅れたときのリアクションを例に考えてみましょう。

ある人は「仕方がない」と考え、悠長に次の電車を待ちます。しかし、ある人は、怒りのあまり鉄道会社にクレームを出し、責任を取らせようとします。またある人は、次の電車を待てずに、バスや飛行機など別のルートを使おうかと悩みます。こうした心の反応は肉体の反応を伴い、特に脈などの状態に顕著な差があらわれます。

このように、同じトラブルに対しても、その反応は人さまざまで、個性がみられます。しかし現代医学では、こうした個性について言及することはあまりありません。それは、現代医学が個人を無視した一面的な観点で、集団のための医学として発達してきたためかもしれません。

アーユルヴェーダは、一人ひとりの個性を見据えたうえで、健康で幸福に生活する「健幸長寿」のための智恵を伝えています。現代医学ではカバーできない個性のフィールドまでも包含し、自分にあった生き方の智恵を学ぶことができるのです。

体と心の性質は常に変化を続けている

一人ひとりの性質に違いがあるということに加え、アーユルヴェーダでは、同じ人の場合でも、1日や1年の中で性質に差が出ると考えています。

あなたは、朝の体と夕方の体が同じ性質のものだと思っていませんか？　たとえば、同じカロリーの食事であれば、朝食でも夕食でも同じように体内で消化吸収されると思っている人がいるかもしれません。しかし、体の機能は時間帯や季節によって変化します。消化力は、朝や昼に高まり夕方には低下する傾向があるため、同じものを食べても体への反応が異なるのです。

また、体温については、朝は低くて午後から夕方にかけて高くなっていきます。たとえば36・5℃が平熱だと思っている人にとって、夕方の37℃は正常の範囲内ですが、朝の37℃は病気のサインだという可能性があります。このように、同じ人の同じ数値であっても、時間帯などの条件によって、意味合いが変わってしまいます。

肉体的なことばかりではなく、精神も1日や1年といったサイクルで一定の変動をしています。思考力は午前10時頃から高くなり、午後2時頃から低下します。五感は、午後4～8時頃に鋭さを増します。時間感覚については、早朝や夜遅くには速く感じ、午後から夕方にかけ

人間の一定の変動サイクル
人間の体内時計は、1日24時間ではなく約25時間だと言われている。時計や自然光など、時間がわかるものを一切取り除いたとき、人間は1日を約25時間として生活するようになり、数日後には昼夜逆転の生活になってしまう。

ては遅く感じると言われています。

このように心身の状態は常に移り変わっているため、同一人物であってもその性質を一括りにすることはできません。ですから、教科書通りに指示に従うのではなく、常に「今の自分」の状態を見つめながら、適切なケアを行なえれば理想的です。

体と心を動かすエネルギー「ドーシャ」と「グナ」

自然界のすべてのものは5つの元素でできている

「今の自分」の状態を知るうえで役に立つのが、アーユルヴェーダ独自のエネルギー観です。

アーユルヴェーダでは、自然界のすべてのものは「地」「水」「火」「風」「空」の5つの元素で構成されると考えています。

では、元素とは一体何なのでしょうか。それは、体などの物質や心など、目に見えるものも見えないものも含め、宇宙のすべてのものを構成する要素です。5つが互いに影響を及ぼし合い、常にその割合は変動しています。この理論は、パンチャマハブータと呼ばれています。

その世界観は、量子力学の理論と少し似ています。量子力学では、あらゆる物質は素粒子の集合体であると考えられています。目に見える物質を細分化していくと原子核や電子から成る原子になり、さらに細分化していくと陽子や中性子になる。そこからさらに細分化していけば、クオークや電子といった素粒子になる。つまり、物質の最小単位は、素粒子であるという考え方をしています。「目に見える物質」の構成要素は「目に見えない物質」であると捉えているのです。

さらに量子力学では、あらゆる物質のおおもとである素粒子を、波動としても捉えています。波動であるということは、固定されることなくダイナミックに揺れ動く存在だということです。その波が、重なりあって変化したり、打ち消されたりしながら、常に変化を続けている。つまり、物質を構成する目に見えないほどに微細な存在が、常に定まることなく揺らぎ続け、物質に影響を与えているというわけです。

　こうした、量子力学における素粒子の考え方と、アーユルヴェーダにおける元素の考え方には、部分的に共通するところがあります。

　アーユルヴェーダにおける元素は、素粒子と同じように目に見えるものではありません。そのため、実体を体感することは難しいのですが、確かに存在していて物質そのものに影響を与えています。

　また、元素の構成は固定されているものではなく、常に影響を与え合って変化し続けています。たとえば、「風」の元素が増大することによって「火」の元素がさらに増大したり、「火」の元素の強まりによって「水」の元素が弱まったりします。こうした現象は、量子力学における波動のあり方と似ています。このような共通項を、アーユルヴェーダの世界観をイメージするうえで手がかりとして役立ててみてもよいでしょう。

●5つの元素の成り立ち

宇宙の形成は、ビッグバンという大爆発現象によるものだと言われています。

　ビッグバンによって、「宇宙」つまり「空」が生じたとされています。爆発による衝撃は波動となって伝わり、「風」が生まれました。さらに、「風」による動きが摩擦を呼び、熱が生じて「火」が生まれました。そこに重性が加わって「水」、暗性が加わって「地」が生まれました。

　これが5つの元素の成り立ちであり、この世界の始まりであると考えられています。こうして発生した5つの元素が、私たちの体や心をはじめ、宇宙上のあらゆるものの構成要素となったと言われています。

元素の基本概念を説明したところで、

量子力学
微視世界で、光や電子などが「粒子」としての顔と「波」としての顔を併せもつことを理論づけた物理学。

5つの元素とその性質、心身との対応についての要点をご紹介していきましょう。

まず、「地」は、土台を築く働きを持つ元素です。おだやかで安定性があり、変化しにくいという性質があります。人体で考えると、骨格や筋肉は「地」に属するパーツです。心においては、安定した精神力としてあらわれます。この元素が増えすぎると頑固さがあらわれ、動きが鈍くなるという弱点があります。

「水」は、流動性をそなえた変化の力を持つ元素です。血液やリンパ液など、体内を流れる体液は「水」の影響を受けています。心には、順応性が高く固執しない、しなやかさとしてあらわれます。ただし増えすぎると、依存心が強くなる傾向があります。

「火」は、変換の力を持つ元素です。固体を液体へ、液体を気体へと変換するような力があり、体内においては分泌や消化などの働きを司ります。また、この元素は情熱的で積極的な性格としてあらわれます。ただし、バランスが崩れると嫉妬深くなりがちです。

「風」は、動きを生み出す力のある元素です。体内においては呼吸を司り、血液を循環させたり、心臓を動かしたりします。風の元素が増えると、行動力が増し好奇心も豊かになりますが、ひとつの物事に集中できない移り気な性質の裏返しでもあります。

「空」は、スペースを象徴するもので、そのほかの4つとは異質な元素です。すべてのエネルギーのバランスがとれており、空っぽの器のように無限の可能性があるというイメージを持つとよいでしょう。この元素が心にあらわれると、さまざまなものを受け入れられる、ゆとりのある状態になります。

体を動かすエネルギー「ドーシャ」

私たちの体の性質は、5つの元素のバランスによって「ヴァータ」「ピッタ」「カパ」の3つに大きく分けられます。この3つの性質は、「ドーシャ」と呼ばれています。

ドーシャとは、サンスクリット語で「不純なもの」「増えやすいもの」「体液」「病素」などの意味を持ち、中国医学で言う「気」、つまり生体エネルギーに相当します。

また、ドーシャは常に大きなバランスの中で関わり合いながら移り変わっています。

ではここで、体のエネルギーであるドーシャの性質と働きについて解説しましょう。

ヴァータは、風と空の元素から構成されており、2つの元素の割合によってその活力が変化します。軽性・冷性・動性・速性・乾燥性という性質があり（性質については「軽性…軽さを増すように働きかける性質」というように解釈します）、これらは運動のエネルギーとして体内における運搬や循環、異化作用（細胞を分解する働き）、思考などの活動を担います。中国医学では「気」に相当するエネルギーだと考えることができます。

ピッタは火のエネルギーで、火と水の元素から構成されます。火と水は正反対の性質を持つようにも思えますが、相互に調整しあい生命活動を維持するうえで欠かせない働きを担います。熱性・鋭性（鋭さ）・軽性・液性・油性といった性質があり、変換のエネルギーとして代謝や消化を制御します。中国医学では「気」に相当すると推定されます。

カパは水のエネルギーであり、水と地の元素から構成されます。重性・冷性・遅性・油性・安定性といった性質を備え、結合エネルギーとして構造や体力を維持する同化作用を担っています。これは、中国医学の「氣」に相当するものだと言えるでしょう。

ドーシャは、生命を維持するために重要な役割を担っています。具体的に例をあげてイメージしてみましょう。

たとえば、骨の主成分はカルシウム・リン・タンパク質です。しかし、この成分を混ぜ合わせるだけでは骨はできませ

中国医学
中国を中心とする東アジアに伝わる伝統医学。東洋医学、中医学、中国伝統医学とも言われる。近年は欧米でもTraditional Chinese medicine（TCM、伝統中国医学）と呼ばれ、代替医療として広く行なわれている。アーユルヴェーダ、チベット医学、ユナニ医学（ギリシャ・アラビア医学）とともに世界四大伝統医学に数えられ、相互に影響を与えたと言われている。

ん。これらの成分を固体化させて骨にするためには、構造を維持するエネルギーであるカパが必要なのです。

また、人形に食事をさせたとしても、体内に入った食べ物は血や肉に変化しません。変換エネルギーであるピッタがなければ、体内で変化が起こらないからです。ピッタの働きがあってはじめて、血と肉が作られるというわけです。

そして、カパとピッタのエネルギーによって骨や血や肉が作られたとしても、それだけでは体の各所に栄養を送ったり、代謝された老廃物を排出したりすることはできません。循環や運搬などの機能を担うのは、運動エネルギーであるヴァータだからです。

3つのドーシャの働きがバランスを保っていれば、構造や代謝、循環が順調に行なわれ、健康な体を維持することができます。ただし、いずれかのエネルギーが増えすぎるなどアンバランスになると、心身に不快な症状があらわれます。

●体と心を支える3つのエネルギー

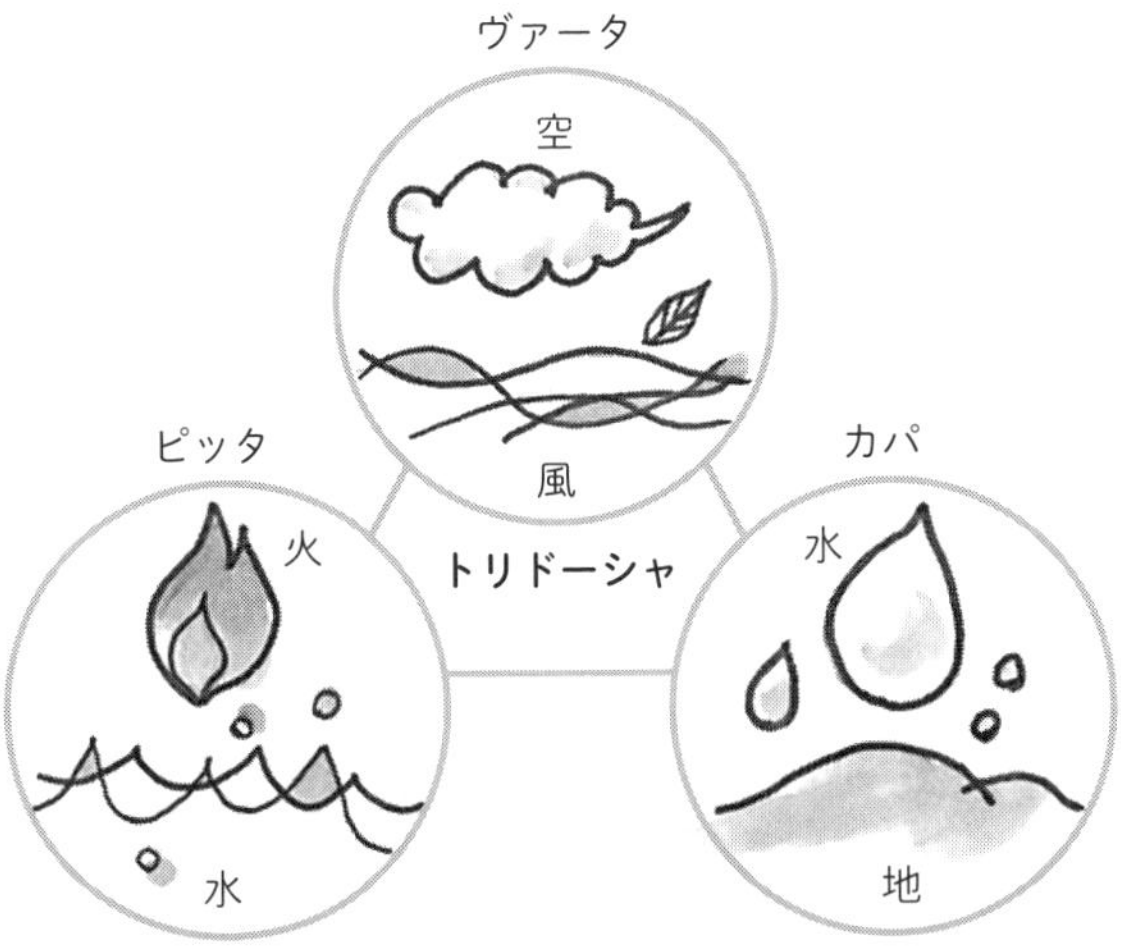
ヴァータ
空
風
ピッタ
火
水
トリドーシャ
カパ
水
地

●ドーシャの性質と作用

体のドーシャ		構成五大元素	性質	作用
ヴァータ	風のエネルギー 運動エネルギー	風、空	軽・動・速・冷・乾燥性	異化作用 運動、運搬、伝達
ピッタ	火のエネルギー 変換エネルギー	火、水	熱・鋭・軽・液・微油性	代謝、消化作用
カパ	水のエネルギー 結合エネルギー	水、地	重・油・遅・冷・安定性	構造の維持 体力・免疫力、同化作用

自分の内側で起こるドーシャの変化を感じ取る

私たちの体には、これら3種類のドーシャが存在し、そのバランスは常に変動しています。あるときにはヴァータが増えすぎ、あるときにはピッタが減ったりと、絶えず揺らぎ続けているのです。

アーユルヴェーダが重視するのは、こうしたエネルギーの変化です。変化によるアンバランスをそのままにしておくと、体には不調があらわれることになります。

たとえば、ヴァータが増加しすぎた場合には、体内の風のエネルギーが増えます。そうすると、風のエネルギーは軽性・冷性・動性・速性・不規則性・乾燥性といった性質を持つため、体が冷えたり乾燥したりします。

ピッタが増加しすぎた場合には、体内に火のエネルギーが増加します。熱性・鋭性・軽性・液性・微油性といった、火のエネルギー特有の傾向が強くなり、皮膚に炎症が起きたり下痢になったりします。

また、カパが増加しすぎると、重性・油性・遅性・冷性といった水のエネルギーの傾向が強まるため、全身のだるさやむくみが生じるほか、たんや鼻水が増えやすくなります。各ドーシャが表わす心と体の特徴について、詳しくは35頁を参照してください。

今、自分にはどんなエネルギーが多くなっているのか。その結果、どんな性質になっているのか。アーユルヴェーダの智恵をとおして自分の心身に目を向けることができれば、今の自分のコンディションとその変化を自覚できるようになります。

そうすれば、多少の不調やトラブルに見舞われても、「私は今こういう状態なのだ」と自己確認したうえで、適切な対処法を見つけられるようになるでしょう。アーユルヴェーダの法則に則って、調整のための休息や食事、運動、心の持ち方などを導き出し、実践することでバランスが改善されると、心身は快適さを取り戻します。

アーユルヴェーダがめざすのは、アンバランスによる症状があればバランスを元に戻し（治療）、再びアンバランスにならないようにして（予防）、さらには、そのバランスをより向上させて幸せになることです（健幸増進）。まずは感性を働かせて、自分の内側の変化を捉えることからはじめましょう。

現在の自分の体調の異常「ヴィクリティ」

現在の体の状態を、ドーシャのアンバランスに着目して診断してみましょう。アーユルヴェーダでは体の性質を、プラクリティ（生まれつきの性質。ジャンマ・プラクリティ、バース・プラクリティとも言われる）、ヴィクリティ（現在の体調・性質）の2種類で捉えています。

プラクリティは、その人本来の状態です。生まれながらに持ち合わせている性質のことを指します。プラクリティは生涯変わることがないと言われていますが、実はプラクリティには2種類あり、ジャンマ・プラクリティのほかにデハ・プラクリティがあります。ストレスや悪い生活習慣が長期に続いたりすると本来のバランス状態が見えにくくなり、別のプラクリティ（デハ・プラクリティ、ボディ・プラクリティとも呼ばれる）が優勢となり、生まれつきのジャンマ・プラクリティと勘違いされることもあります。

そして、生来のものではなく、現在のエネルギーのアンバランス（つまり、ドーシャが過剰になって乱れた状態）は、ヴィクリティと呼ばれます。生活習慣などによっては、プラクリティとは異なる性質になることもあります。

アーユルヴェーダでは昔からプラクリティを知ることを重視していますが、ストレス過多な現代において、プラクリティを保ったまま生活している人は希少です。ですから、セルフケアを行なうときには、ヴィクリティを見るようにするとよいでしょう。現在のエネルギーの状態を知り、そのバランスを整えるための対処法を見つけるのです。

ヴィクリティとは、現在のドーシャのバランス状態と本来の体質のドーシャバランス（プラクリティ）とのずれに相当します。つまり、（本来の自分らしい状態とは異なる）現在の状態が、ヴィクリティなのだと考えればよいでしょう。

たとえば、ヴァータ・プラクリティはヴァータが増悪しやすい人ですので、ヴァータが過剰になりやすい傾向があります。このようにヴァータが増悪した状態が、ヴァータ・ヴィクリティなのです。つまり、ヴァータ・ヴィクリティはヴァータ・プラクリティの人が陥りやすいということです。

しかし、ヴァータ・プラクリティの人であっても、運動不足や甘いものの食べすぎといったカパを増悪させるような生活をしていると、カパ・ヴィクリティになり、あたかもプラクリティがカパであるように勘違いされることがあります。

ちなみに、日本人のプラクリティをみるとカパの割合が高いのが特徴的です。これは、日本が周囲を海に囲まれた島国ゆえに湿度が高く、地と水のエネルギーの影響を強く受けることになったためと考えられます。それゆえ日本人には、カパの特徴である安定性や忍耐強さなどがあらわれた性格が多く見られます。

ただし、現代日本においては、地面がアスファルトに覆われて地のエネルギーが少ない環境となり、また、多忙すぎる生活習慣の影響もあって、風のエネルギーが増えすぎるという傾向があります。そのため、プラクリティはカパであっても、ヴィクリティはヴァータとなるケースも多く見られるのです。

生来的なジャンマ・プラクリティと、後天的なデハ・プラクリティやヴィクリティが一致するような生き方が、アーユルヴェーダのめざす健幸的なライフスタイルです。しかし、アーユルヴェーダの考え方に馴れていない場合は、2種類のプラクリティがあるということで混乱されるかもしれません。ですからまずは問診表を使い、ヴィクリティの目安を知るとよいでしょう。

ではここからは、ヴィクリティをチェックしてみましょう。

この1週間の体調を振り返りながら、

［ヴィクリティチェック］

●ヴァータのアンバランス度

1　肌がかさついて、乾燥している	4	3	2	1	0
2　ふけが多い	4	3	2	1	0
3　眠りが浅く、睡眠不足ぎみである	4	3	2	1	0
4　腸の調子が悪く、下痢と便秘が交代する	4	3	2	1	0
5　ガスがたまって、おならが多い	4	3	2	1	0
6　便秘がちである	4	3	2	1	0
7　手足が冷たく寒がり	4	3	2	1	0
8　頭痛、腹痛、筋肉痛などの痛みや痙攣が起こる	4	3	2	1	0
9　何でもないときに、心臓がどきどきする	4	3	2	1	0
10　午後になると疲労感が強くなり気が滅入ってくる	4	3	2	1	0
合計点数（ヴァータアンバランス度：　　　）					

●ピッタのアンバランス度

1　やたらに汗が出る	4	3	2	1	0
2　肌に赤いブツブツ（発疹）ができる	4	3	2	1	0
3　顔面や鼻が赤い	4	3	2	1	0
4　目の白いところが赤く充血する	4	3	2	1	0
5　お腹が一杯になるまで大食する	4	3	2	1	0
6　冷たい飲み物や食べ物を食べずにおれない	4	3	2	1	0
7　口内炎ができている。あるいは口臭が強い	4	3	2	1	0
8　口渇が強い。あるいは口内が塩からい味がする	4	3	2	1	0
9　胸やけがしたり、肛門の灼熱感がある	4	3	2	1	0
10　大便が軟便ぎみで下痢しやすい	4	3	2	1	0
合計点数（ピッタアンバランス度：　　　）					

●カパのアンバランス度

1　体が重く、何事もおっくうである	4	3	2	1	0
2　湿気が多くて冷たい気候になると体調が悪い	4	3	2	1	0
3　手足がだるかったり、関節の痛みがある	4	3	2	1	0
4　口内が甘い。あるいは口中がねばねばする	4	3	2	1	0
5　食事を抜いても苦にならない	4	3	2	1	0
6　風邪気味で鼻みずや鼻づまりがぬけない	4	3	2	1	0
7　たんが出る咳が多い	4	3	2	1	0
8　すぐに居眠りや、うつらうつらしてしまう	4	3	2	1	0
9　少なくとも8時間はぐっすり眠ってしまう	4	3	2	1	0
10　みみずばれ様の発疹ができやすい	4	3	2	1	0
合計点数（カパアンバランス度：　　　）					

※当てはまる…4、まあまあ当てはまる…3、どちらともいえない…2、あまり当てはまらない…1、当てはまらない…0で印をつけ合計点を出してください。

チェックリストに5段階で点数をつけ、合計点を出してください。合計点が20点以上のもの、もしくは4点が1個でもあるドーシャがアンバランスな状態になっています。該当するヴィクリティは、ひとつだけとは限らず、2つもしくは3つという場合もあります。数が多くなるほど、そのドーシャの異常度が高いということになります。

脈の状態からドーシャのアンバランス（ヴィクリティ）を知る

ヴィクリティを知るうで、脈は大きなヒントになります、特に早朝の空腹時の脈には、その人の健康状態があらわれると言われています。

男性は太陽のエネルギー側である右手、女性は月のエネルギー側である左手の手首の脈を診ましょう。診断するほうの手のひらを上に向け、逆の手で手首を下から支えるようにします。橈骨茎状《とうこつけいじょう》突起《とっき》の内側に人差し指・中指・薬指の先端を軽く当ててください。人差し指に一番強い脈動を感じるようなら、ヴァータが増加しています。中指であればピッタ、薬指であればカパが増加しています。

さらに、脈の性質も診てみましょう。ヘビのようにクニュクニュと水平移動するスピーディーな脈は、ヴァータの脈です。これは人差し指に感じるはずの脈動ですが、ほかの指でもこの動きを感じるときは、ヴァータの増大が考えられます。

カエルがピョンピョンと跳ねているような鋭くて速い脈は、中指に触れるべきピッタの脈です。この動きが人差し指と薬指にも感じられるときは、ピッタが増加していると考えられます。

ゆっくりと首を持ち上げる白鳥のように、重さを感じさせる遅い脈は薬指に触れるべきカパの脈です。この動きを人差し指と中指にも感じるときは、カパの増加を示しています。

起床時に脈に触れることを習慣にすると、普段の体調と比較して、その日のコ

身体の左右について
身体の左右を、太陽と月・男性性と女性性・陽と陰などで見る考え方がある。右は太陽・男性性・陽、左は月・女性性・陰となる。ただし脳については右が女性性として捉えられている。

5本の指と5大元素の関係
親指↓空、人差し指↓風、中指↓火、薬指↓水、小指↓地となる。

ンディションを捉えられるようになります。たとえば、いつもと比べてヴァータの脈が強くなっているときは、ヴァータが乱れているということですから、ヴァータを減らすように休息をとるなどの対処を行なえばよいのです。

自分で行なう脈診は、体内のドーシャの乱れを正確に捉えるためというよりも、自分自身の内側に注意を向けて気づきを高めるための具体的な方法です。そのため、脈診とヴィクリティチェック（27頁の問診表）の結果とが異なるものになった場合は、ヴィクリティチェックを優先するとよいでしょう。

生まれつきの性質「プラクリティ」をチェック

生まれつきの性質であるプラクリティも、3本の指の最深層のバランス状態を脈診すれば診断することができます。ただしこの脈診は、高度な技術と訓練を必要とします。実際には、問診表を使って調べたほうがわかりやすいでしょう。

●アーユルヴェーダの脈診で指を置く位置
（男性は右手首の、女性は左手首の脈を診ます）

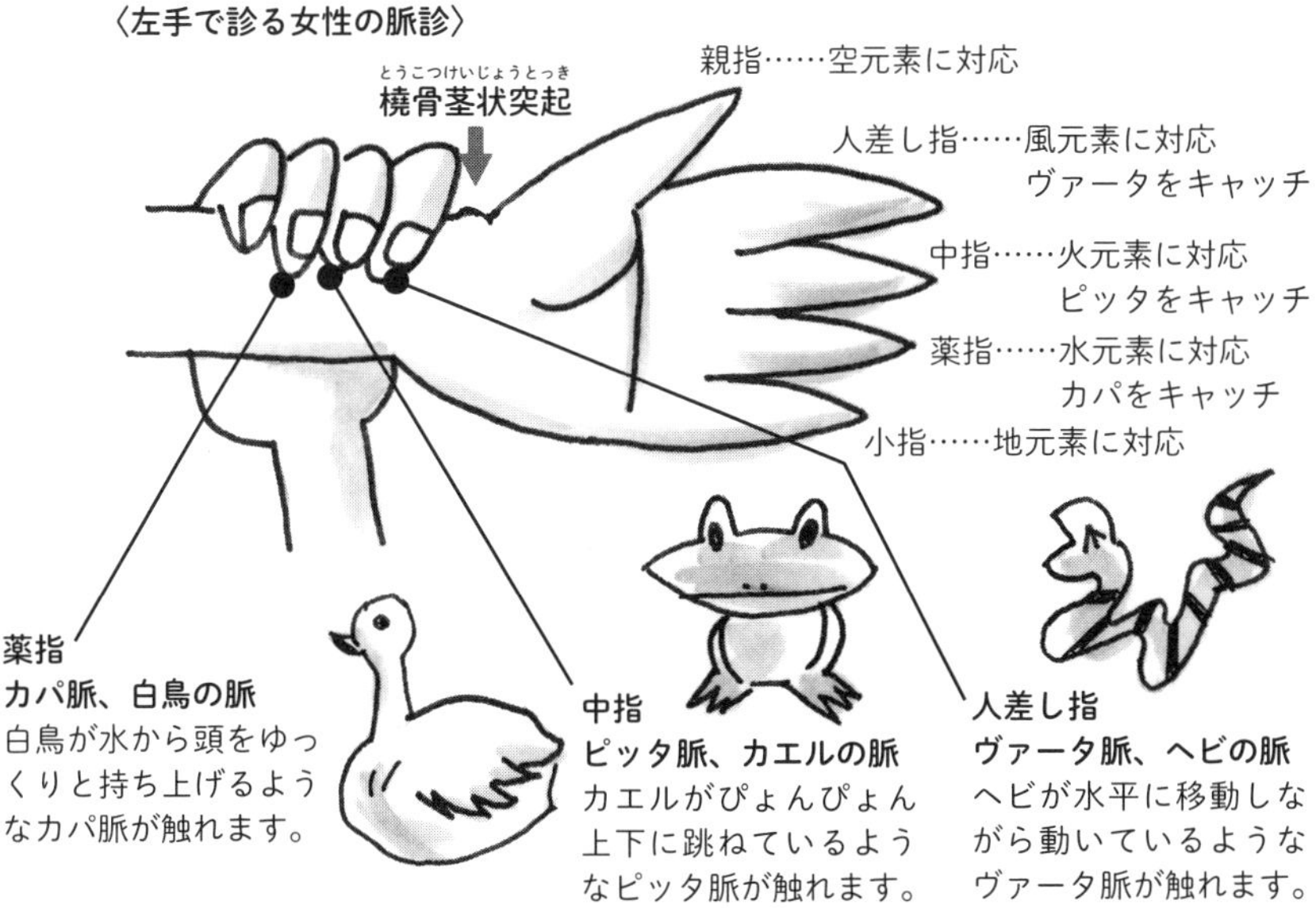

▶正常では、それぞれの指に、それぞれの脈が触れます。中指に触れるべきカエルの脈が、他の指にも触れれば、ピッタの過剰などと判定します。

[プラクリティチェック]

●ヴァータ度

1　動作が素早く早口で、歩くのも人より速い	5	4	3	2	1
2　新しいことを覚えるのが早いが、忘れるのも早い	5	4	3	2	1
3　好奇心が強く何事にも興味を示すが長続きしない	5	4	3	2	1
4　体型はやせている。また、もともとやせ型である	5	4	3	2	1
5　手足の静脈が浮きでてよく見える	5	4	3	2	1
6　便秘しがちである	5	4	3	2	1
7　何か決めるときに、くよくよしがちで決まらない	5	4	3	2	1
8　お腹にガスがたまりやすく、おならが多い	5	4	3	2	1
9　元来冷え性で手足が冷たい。寒さを感じやすい	5	4	3	2	1
10　座っていても手足や体をいつも動かしている	5	4	3	2	1
11　関節がボキボキなることが多い	5	4	3	2	1
12　歯の大きさが不揃いで歯並びもよくない	5	4	3	2	1
13　特に冬は、肌がかさつきやすい	5	4	3	2	1
14　新しい環境にたやすくとけ込める	5	4	3	2	1
15　お金を儲けるのが早いが浪費するのも早い	5	4	3	2	1
合計点数（ヴァータ度：　　　　）					

●ピッタ度

1　自分を主張し頭脳的、知的でリーダーに向いている	5	4	3	2	1
2　汗っかきで夏が苦手である	5	4	3	2	1
3　大食漢で、お腹がすくと機嫌が悪い	5	4	3	2	1
4　気が短いほうで、イライラしやすく怒りっぽい	5	4	3	2	1
5　話し方や行動に無駄がなく、雄弁家といわれる	5	4	3	2	1
6　若白髪、若ハゲやシワが若い頃から目立つ	5	4	3	2	1
7　胸やけや口内炎がよく起こる	5	4	3	2	1
8　顔色や肌の色の赤みや黄色みが強い	5	4	3	2	1
9　大便が毎日２回以上あり、便は柔らかいことが多い	5	4	3	2	1
10　冷たい飲み物や食物を好む	5	4	3	2	1
11　知的で鋭い目つきをしている	5	4	3	2	1
12　日に当たると日焼けしやすい	5	4	3	2	1
13　完璧主義者で、人にもきびしい。話し方がきつい	5	4	3	2	1
14　皮膚にホクロやそばかすが多い	5	4	3	2	1
15　目が充血しやすい	5	4	3	2	1
合計点数（ピッタ度：　　　　）					

ただし、欧米でのアーユルヴェーダの普及にともなって作られたこのプラクリティチェックは、自分への気づきの度合いに応じて結果が異なります。ですから、自画像を探るようなつもりで活用するとよいでしょう。

幼少期からの自分の性向を思い返しながら、5段階でチェックをしてみてください。最も点数の高いものがあなたのプラクリティだと考えられます。45点以上になるものが2つ以上あれば、2種類の複合体質ということになります。

プラクリティは、今の自分の体質（ヴィクリティ）と同じとは限りません。結果にとらわれて「自分はこういう性質だ」と思い込むのではなく、自分が持ちうる可能性として柔軟に捉えるといいでしょう。

このようにしてプラクリティチェックをしていくと、自身への気づきが深まります。さらに、アーユルヴェーダのセルフケアなどを行なうにつれ、ますます気づきが深まります。そうすると、プラク

●カパ度

1　生まれつきがっちりして体型が大きく腕力が強い	5	4	3	2	1
2　肥満しやすく、腕や足の血管が見えにくい	5	4	3	2	1
3　食事を抜いても我慢できる	5	4	3	2	1
4　毛髪が黒くて年齢以上にふさふさしている	5	4	3	2	1
5　どこでもよく眠れる	5	4	3	2	1
6　肌が柔らかくなめらかで、色白である	5	4	3	2	1
7　歯が白くて大きさが揃っており虫歯も少ない	5	4	3	2	1
8　激しい運動や労働によく耐えることができる	5	4	3	2	1
9　歩行や食べ方がゆっくりしている	5	4	3	2	1
10　イライラすることは少なく集中力がある	5	4	3	2	1
11　覚えるのは遅いが、いったん覚えると忘れにくい	5	4	3	2	1
12　ひっこみ思案で、恥ずかしがり家	5	4	3	2	1
13　湿気が多くて寒い気候が苦手で、すぐに鼻水が出る	5	4	3	2	1
14　食物に興味が強く、食事によくお金を使う	5	4	3	2	1
15　心が穏やかで怒ることは少ない	5	4	3	2	1
合計点数（カパ度：　　　　）					

※当てはまる…5、まあまあ当てはまる…4、どちらともいえない…3、あまり当てはまらない…2、当てはまらない…1

リティチェックの結果も変化することがあります。その場合、気づきが深まったためだと考えるとよいでしょう。

心の基礎となるエネルギー「トリグナ」

体のエネルギーである「ドーシャ」に対し、心の基礎となるエネルギーは「グナ」と呼ばれます。

グナには、純粋性を意味する「サットヴァ」、動性の「ラジャス」、惰性の「タマス」という3つの性質があり、3を意味する「トリ」という言葉をつけて「トリグナ」と呼ばれることもあります。グナの変化はドーシャにも影響を与えます。

ラジャスの性質は動性のため、増加しすぎると活動的になりすぎたり、怒りの感情があらわれたりします。また、ヴァータとピッタを増加させるという働きもあります。

タマスの性質は惰性のため、増加することによって怠惰になり精神活動が沈滞します。肉体的には、カパを増加させるという影響を及ぼします。

このようにラジャスとタマスは、増大することが健康を害することにつながります。一方、サットヴァには純粋性という特徴があるため、増大することで体のドーシャバランスを整えるように働きます。また、精神的には愛情や優しさ、正しい知性などをもたらすという好影響があります。

●トリグナとグナ

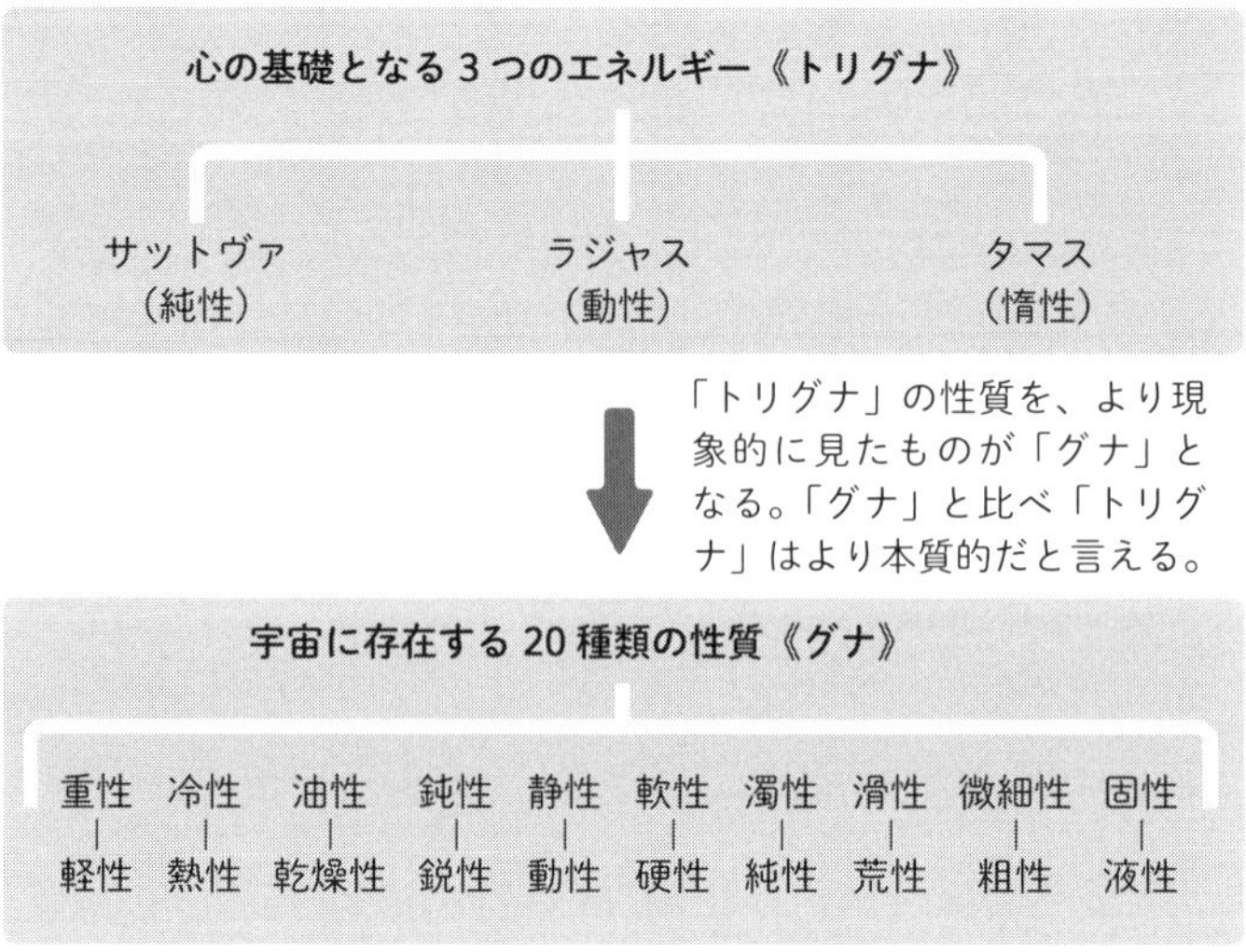

●「グナ」と「トリグナ」

グナという言葉は、前述のように心の基礎となる3種類のエネルギーを意味すると同時に、宇宙に存在する20種類の性質を示す言葉でもあります。

これらは同じ言葉を使うので混同されがちですが、別の概念を指しています。「トリグナ」は純性・動性・惰性という本質的な性質をあらわすものであり、「トリグナ」をさらに現象的にあらわしたものが「グナ」なのです。そのため、「トリグナ」と「グナ」は横並びに解釈されるものではありません。

ただし「トリグナ」について語られる際、3を意味する「トリ」を除いて「グナ」という言葉を使うことがあるため、同じ名称にもかかわらず異なる概念を指すという事態が発生します。2つの言葉の意味を混同することなく理解しましょう。

ではここで、トリグナのアンバランス度から心の状態を調べてみましょう。

ドーシャと同じく5段階で診断します。

合計点が30点以上のもの、もしくは4点以上が3つ以上あるものが、乱れているグナの種類を示していると考えられます。

ただし、ドーシャの結果と同じく、自分への気づきの度合いが低い場合は、必ずしも正しい結果が得られるとは限りません。無意識のうちに願望や自己否定などに左右された回答をしてしまい、正確に採点できないことがあるからです。

トリグナのバランスの乱れは、メンタル・ドーシャ（心のドーシャ）とも呼ばれるラジャスとタマスの過剰により起こります。サットヴァは、純粋性という健幸的な状態を示しますので、病的な状態の判定には必要ありません。そのためここでは、ラジャスとタマスの程度を評価する問診表を載せました。

ラジャスとタマスは、ボディリー・ドーシャ（体のドーシャ）とも呼ばれるヴァータ・ピッタ・カパのバランスに反映されます。ですから、メンタル・ドーシャを是正するには、ボディリー・ドーシャのバランスをとる生活、あるいは、心にサットヴァを増やすような生活を心がけるとよいでしょう。

この問診表の結果は、今のあなたの自画像に違いなく、今後の健康生活に大きな意味を持つことは確実です。なぜなら、自分の解釈次第で心身への影響は異なるからです。自分の思いや解釈が反映された結果ですから、真摯に受け止めてください。

はじめのうちはこうした問診表などを使って、自身の体と心について気づくことが大切です。そのうち何も使わなくても自分の状態を知ることができるようになるでしょう。

●ラジャス度

1　優柔不断で、気持ちが常に変化する	4	3	2	1	0
2　休みなく動いたり、おしゃべりしすぎたりする	4	3	2	1	0
3　神経質で不安感が強い	4	3	2	1	0
4　分裂的で、判断や行動が正反対のことがある	4	3	2	1	0
5　野心的で、攻撃的、批判的である	4	3	2	1	0
6　権威主義で、権威に弱い	4	3	2	1	0
7　怒りっぽくて激怒することが多い	4	3	2	1	0
8　自尊心が強く見栄っぱりである	4	3	2	1	0
9　新しいことをすぐに取り入れられない。排他的である	4	3	2	1	0
10　物事によくこだわる	4	3	2	1	0
11　よく感傷的になる	4	3	2	1	0
12　快適や贅沢を求める傾向が強い	4	3	2	1	0
合計点数（ラジャス度：　　　　）					

●タマス度

1　恐怖感が強い	4	3	2	1	0
2　うそをよくついたり、よく秘密にする	4	3	2	1	0
3　抑鬱的になり自殺を考えることがある	4	3	2	1	0
4　自己破壊的（自虐的）になる	4	3	2	1	0
5　人をすぐに憎んでしまう	4	3	2	1	0
6　執念深い	4	3	2	1	0
7　破壊的である	4	3	2	1	0
8　人がいない所で不正なことをよくする	4	3	2	1	0
9　何事もおおざっぱである	4	3	2	1	0
10　怠惰である	4	3	2	1	0
11　鈍感で無感情である	4	3	2	1	0
12　人のものや意見などをよく盗む	4	3	2	1	0
合計点数（タマス度：　　　　）					

ラジャス度　合計（　　）点　　タマス度　合計（　　）点、24点以上が異常となる
※当てはまる…4、まあまあ当てはまる…3、どちらともいえない…2、あまり当てはまらない…1、当てはまらない…0

3つのドーシャがあらわす体と心の特徴——プラクリティ

自分のドーシャが判定できたら、その傾向をチェックしてみましょう。ドーシャのバランスの状況によって、心身にあらわれる反応に特徴があります。あくまでも傾向として、参考にしてみてください。

心と体の特徴（つまりプラクリティ）は、通常、3つのドーシャの組み合わせによって7種類に大別されます。単一のドーシャが優勢であることはまれで、ほとんどの人は2つのドーシャが優勢な複合体質だと言われています。

ヴァータ体質——機敏で活発、ときに気まぐれ

ヴァータ体質の特徴は、軽さや冷たさ、動性が強くあらわれることです。風のように軽やかに行動する力や、型にはまらない柔軟さを持ち合わせています。

体格はやせ気味で、皮膚は冷たく乾燥ぎみ。髪もパサパサしていることが多いでしょう。目が小さく鷲鼻で歯並びが悪いことが多いようです。筋肉質ではないため、血管や靭帯が浮き出て見えることがあります。

ヴァータのバランスが崩れると、冷たさや乾燥といった性質が助長されるため、手足が乾燥して冷たくなったり、ガスがたまりやすくなったりします。緊張性頭痛や腰痛などの体の痛みも起こり、不眠にも陥りやすいでしょう。循環器疾患や脳・血管疾患（狭心症や心筋梗塞、脳卒中）、神経系疾患などにかかりやすい傾向もあります。

心の面では、ヴァータのバランスがとれているときには活発さや敏捷さが際立ち、頑張りがききます。新しい物や変化を好み順応性が高く、早口な人が多いのも特徴です。想像力が豊かで理解力がよく、記憶力にも優れています。

ただし、トリグナのひとつであるラジャスが増加するなどして、ヴァータの

ドーシャの特徴①
「バカ野郎！」と起こる上司に対し、自己嫌悪に陥るAさん、負けるものかと奮起するBさん、転職を考えはじめるCさん。それぞれの体質を想像してみよう。
上司…怒りっぽいピッタ体質、Aさん…内向的なカパ体質、Bさん…競争心が強いピッタ体質、Cさん…心変わりが早いヴァータ体質

緊張型頭痛
片頭痛が「血管性頭痛」であるのに対し、緊張性頭痛は「筋収縮性頭痛」。首筋から頭部にかけての筋肉の緊張が原因で起こる。

●ヴァータ体質の人

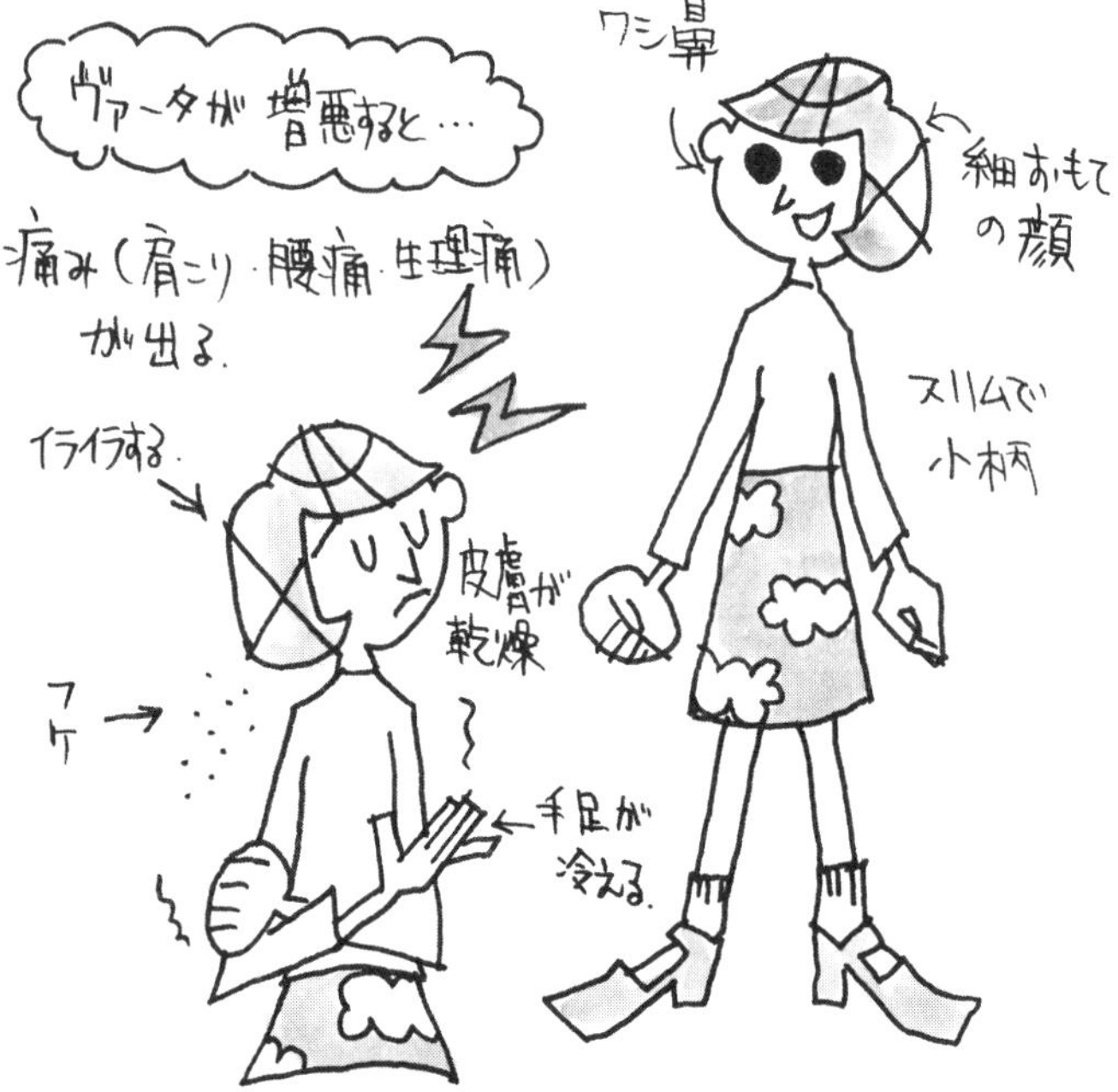
ヴァータが増悪すると…
痛み（肩こり・腰痛・生理痛）が出る。
イライラする。
フケ
皮膚が乾燥
手足が冷える。
ワシ鼻
細おもての顔
スリムで小柄

性質	体
機敏で快活。順応性があり、理解が速い。想像力が豊か。気分が変わりやすい。ストレスを受けやすい、緊張しやすい。	便秘しがち。寒がりで冷え性。腹部膨満、不眠、乾燥肌になりやすい。頭痛、脳卒中、高血圧になりやすい。
アンバランスになりやすい季節、年齢	**適している仕事**
晩秋～冬、老年。	ダンサー、デザイナー、教育者、著作者、写真家。

バランスが崩れると不安感が強くなり、気分が変動しやすくなることもあります。衝動的になる、集中力が落ちる、緊張しやすくなる、忘れっぽくなるなどのマイナス面があらわれやすくなります。恐れの気持ちが出やすくなって心配症になり、空虚感を伴った抑欝症状が見られることもあります。率先して行動するこ

とが多いものの、信念が変わりやすくて長続きしなかったり、住所や仕事をすぐに変えたり浪費をしたりする傾向もあります。

ピッタ体質――知的で情熱的、ときに怒りっぽい

ピッタ体質の心身の特徴は、熱性と鋭さ、強烈さです。情熱的な火のエネルギーと、それを調整する水の力をあわせ持っています。

体は中肉中背で均整がとれており、黄色みがかった温かくてやわらかな肌をしています。日焼けしやすいため、つやのある小麦色の肌をしていることもあります。髪は細くて軟らかく、関節は柔軟です。体内に熱のエネルギーを多く持っているため、寒さに強いものの暑さには弱く、汗をかきやすい体質です。便秘をすることはめったにありませんが、下痢をすることは多くあります。鋭い目つきには知性があらわれ、闘志や敵対心が浮かんでいます。

ピッタのバランスが崩れると汗っかきになり、赤い湿疹やじんましんなどにもなることがあります。目が充血しやすく、口臭や体臭、若はげ、白髪が目立ちやすいのも特徴です。肝臓や胆嚢、胃腸の病気を発症し、胸やけが出やすい傾向もあります。肝疾患や胃・十二指腸潰瘍、心疾患、アルコール依存症、皮膚病などになりやすいとも言えるでしょう。

心の面では、ピッタのバランスがとれている状態のときは知的で情熱的です。勇敢で機転がきいています。チャレンジ精神が旺盛で、集中力も高く、行動や話に無駄がなく、リーダーに最適な人物です。

しかし、ラジャスなどが増えてピッタがバランスを崩すと、短気で怒りっぽい性格になります。見栄や嫉妬が強くなることもあります。なにかと批判的になったり、完璧主義がいきすぎて敵をつくりやすいという傾向もみられるでしょう。

ドーシャの特徴②
掃除をするときの特徴を手がかりに、体質を想像してみよう。Aさんは重箱の隅までピカピカにするタイプ、Bさんはゴミがあっても気にならないタイプ、Cさんは素早く掃除をこなすものの見落としが多いタイプ。
Aさん…完璧主義なピッタ体質、Bさん…鷹揚なカパ体質、Cさん…せっかちなヴァータ体質

十二指腸潰瘍
自らが分泌した胃液によって胃の粘膜を消化してしまう病気。ストレスによる胃酸過多などが原因。比較的若い人に多くみられる。

●ピッタ体質の人

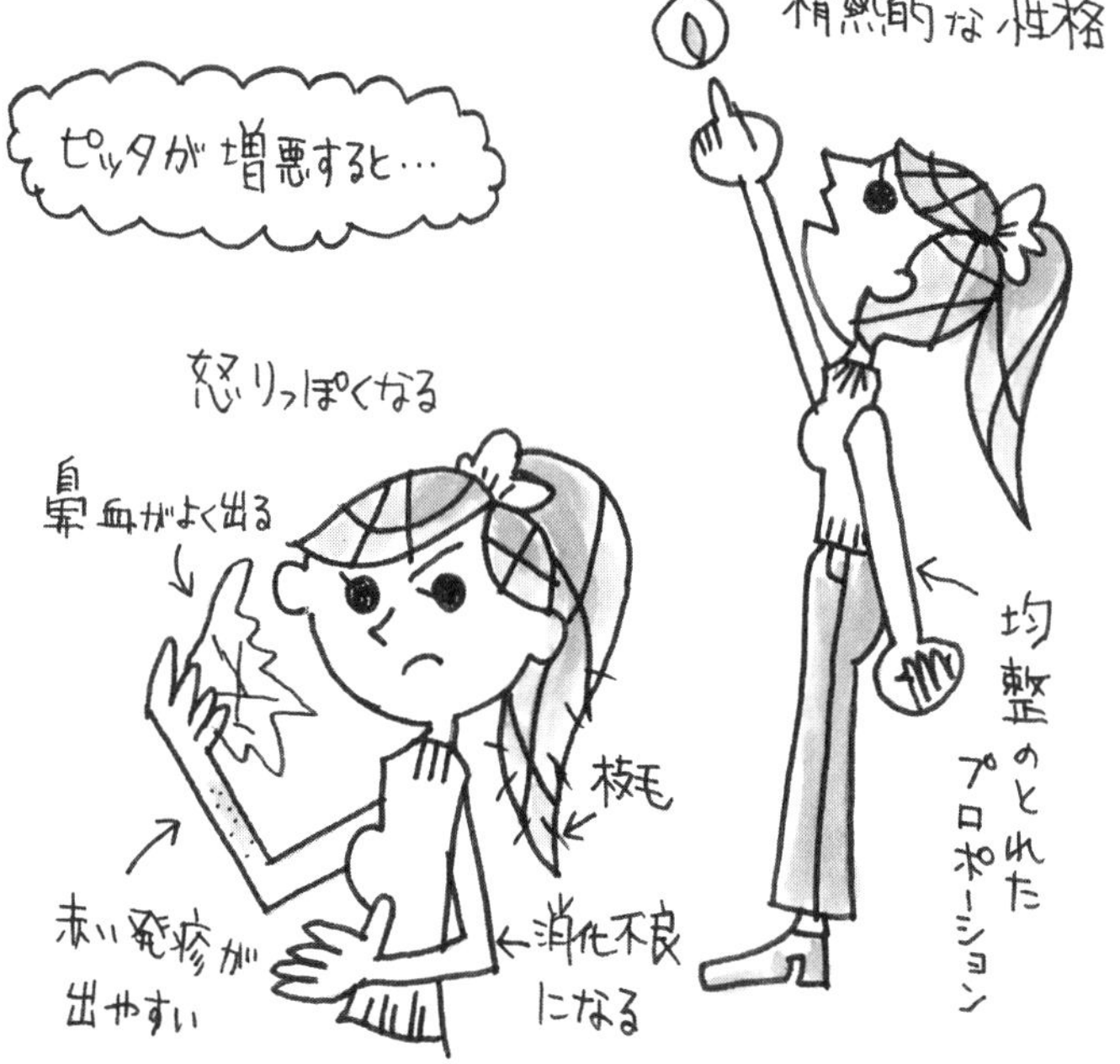
ピッタが増悪すると…
情熱的な性格
怒りっぽくなる
鼻血がよく出る
枝毛
均整のとれたプロポーション
赤い発疹が出やすい
消化不良になる

性格	体
情熱的で知的。勇気がある。リーダーに適する。怒りっぽい。完璧主義で見栄っ張り。	快食、快便。体が柔らかい。皮膚が輝く。髪にこしがない。皮膚発疹や出血、目の充血、下痢、消化器疾患を起こしやすい。
アンバランスになりやすい季節、年齢	**適している仕事**
夏〜秋、壮年。	経営者、政治家、外科医、法律家、弁護士。

カパ体質——穏やかで寛大、ときに大雑把

カパ体質の心身の特徴は、安定と重さ、滑らかさです。大地のようにどっしりと構えた、安定感が持ち味です。

体格はがっしりとしており、体力や持久力に優れています。色白な肌は冷たく

てしっとりとなめらか。体臭は強くありません。大きな目と長いまつ毛、黒くて艶がある髪が特徴です。歯は大きく、歯並びが整っています。

●カパ体質の人

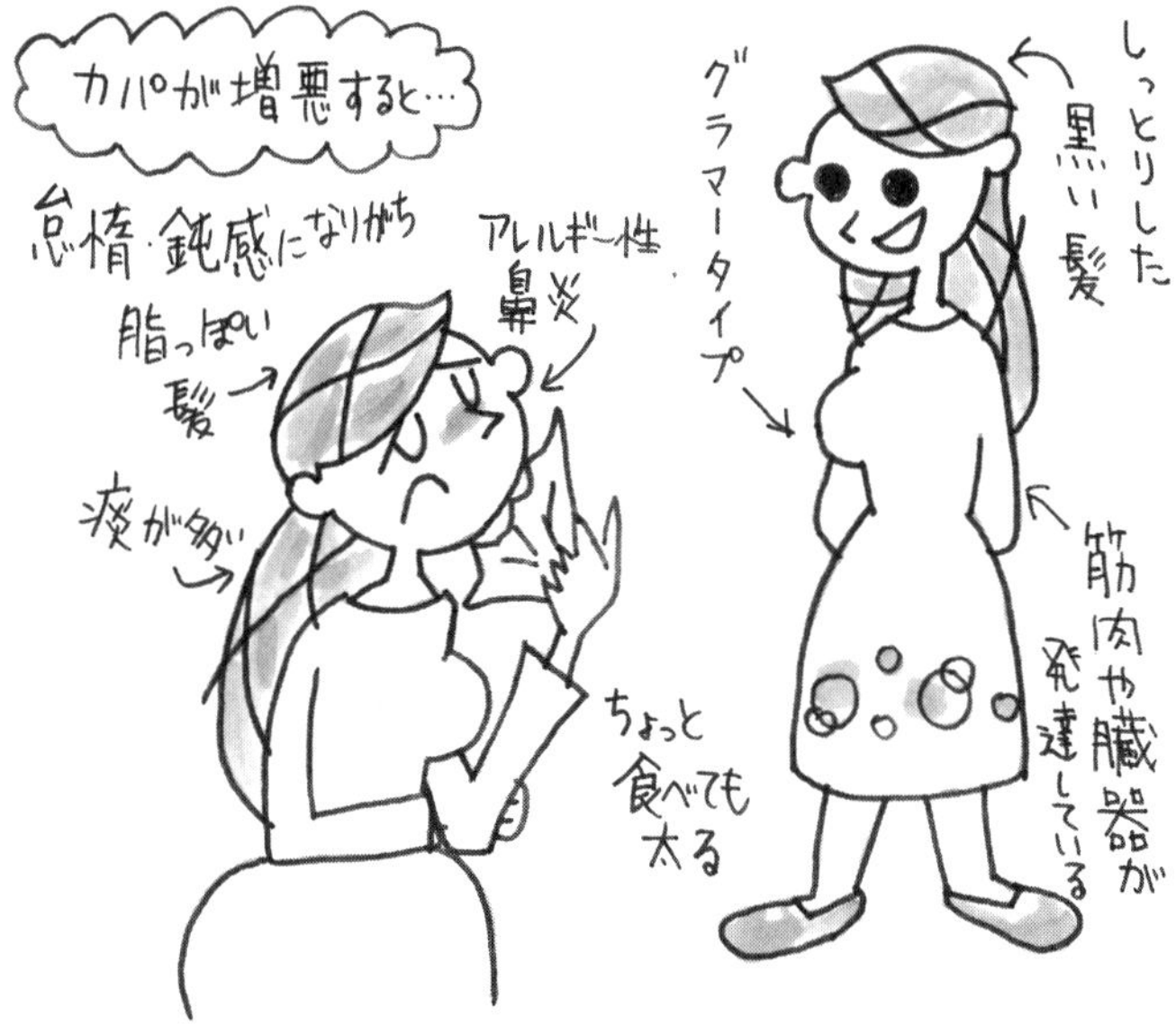
カパが増悪すると…
怠惰・鈍感になりがち
脂っぽい髪
アレルギー性鼻炎
痰が多い
ちょっと食べても太る
グラマータイプ
しっとりした黒い髪
筋肉や臓器が発達している

しかし、カパのエネルギーがバランスを崩すとだるさや眠気が起こります。口内が甘ったるくなったり、痰が増加したりすることもあります。太りやすくなる

性格	体
心が落ち着いている。辛抱強く着実。慈愛に満ちて献身的。鈍感で、おおざっぱ。頑固で保守的。	体力、持久力がある。体格がよい。肥満しやすい。痰、鼻水、鼻づまり。糖尿病、気管支炎になりやすい。
アンバランスになりやすい季節、年齢	**適している仕事**
春、若年。	看護師、管理者、コック、建築家、カウンセラー、肉体労働者。

ドーシャの特徴③
皮膚トラブルのあらわれ方にも、体質によって違いが見られる。冬になると乾燥しがちなAさん、赤い湿疹やにきびに悩まされがちなBさん、日焼けをしてもすぐに色が戻るCさん。それぞれの体質を想像してみよう。
Aさん…ヴァータ体質、Bさん…ピッタ体質、Cさん…カパ体質

のも特徴的です。また、アレルギー性鼻炎や鼻水・鼻づまりに悩まされ、気管支炎や喘息など気管支疾患にかかりやすくなります。湿気に弱いため、関節のトラブルを起こしやすいでしょう。

心の面では、バランスがとれているときには慈愛深く献身的で、穏やかさと寛大さに溢れています。情にもろく、波風が立たないことを好む傾向もあります。心がゆったりと落ち着いており、辛抱強く着実に物事をやり遂げることができます。物覚えがよくはないもののいったん覚えると忘れにくく、物事をやりとおすタイプです。なにごとも蓄積するという性質を備えているので、お金などを貯めるのが上手です。

ただし、タマスやラジャスが増えてカパがアンバランスになると、物事へのこだわりが強くなり、執念深くなります。思考が鈍くなって大雑把になり、活動する意欲がなくなって抑鬱症状になることもあります。愛欲に溺れたり、独善的な面や保守的な面が出てしまうこともあります。

複合体質
──複数のドーシャがアンバランスになりやすい

複数のドーシャが合わさった複合体質は、いずれのドーシャともアンバランスになりやすく、個性においてもいずれもの長所と短所を兼ね備えています。こうした複合体質の場合、あわせもったドーシャのうち、優勢になりやすい季節や時間帯などの法則を知る（52頁参照）ことで、そのときの体質を推測しやすくなります。

ヴァータ・ピッタ体質

ヴァータとピッタに共通する「軽さ」が強調された性質があらわれます。冷え性にもかかわらず、暑いのも苦手です。ヴァータ体質の特徴であるスリムな体と、敏捷さ、友好的な性格を備えています。食欲が旺盛で大食をする傾向にあり、すぐに胃腸が悪くなります。また、ストレスに対する不安と怒りが交互にやってくるという傾向もあります。ヴァータの創造性とピッタ特有の意欲の強さを持ち合わせた性格の持ち主だといえるでしょう。

ピッタ・カパ体質

ピッタとカパに共通する「油性」や「湿性」が強くあらわれます。カパの特徴である安定感とピッタの特徴である抜かりなさが発揮され、どの分野においても成功する人が多いでしょう。カパの影響による頑強な肉体にピッタの特徴である代謝のよさが加わるため、寒さにも暑さにも強くタフです。精神的には、カパの注意深さによってピッタの怒りっぽさが中和されています。ただし、自信過剰と自己満足に陥りやすいため、仲間をつくりにくいでしょう。ストレスがある状況では、恐怖や怒りによって自らを緊張させ、厳しく追い詰める傾向もあります。

ヴァータ・カパ体質

ヴァータとカパの双方に共通する「冷性」という性質が際立つため、体も心も冷たさに弱いという傾向があります。体格は、背が高いか低身長で細めです。冷え症や便秘、鼻炎、気管支炎などに悩まされやすい体質です。カパの特質である頑強さや慈愛深さを備えていますが、カパとヴァータの質が相反するため、分裂した精神状態になりやすいのも特徴です。ものごとを十分に調べたり検討したりせず、いきなり結論を出しがちです。

ヴァータ・ピッタ・カパ体質

ヴァータ・ピッタ・カパの3つが同じ割合になっている体質です。まれに見られるこのタイプの人には、各ドーシャの良い面があらわれています。あるときはヴァータのもつ軽やかさと発想の豊かさ、あるときはピッタの柔軟性と知性の鋭さ、あるときはカパの持久力の強さと慈愛深さがあらわれます。免疫力が高く、健康で長命な傾向があります。ただし、どのドーシャも乱れやすいというマイナス面もあります。

ドーシャからひもとく相性と適性

ドーシャをもとに、人間関係の相性を考えることもできます。たとえば相性のよい夫婦は、妻がヴァータ・ピッタ体質、夫がカパ・ピッタ体質など、相補的な体質であることが多いようです。

また、ドーシャによって仕事における適性も見えてきます。たとえばヴァータ体質の人は、創造力を働かせて製品開発などに尽力できる人材です。単純作業でなく新規事業の開発などが適していいます。ピッタ体質の人は、リーダーとしてグループを率いる立場が最適です。頭脳的にテキパキと仕事をこなしてくれるでしょう。カパ体質の人は、リーダーを支えるような仕事や、忍耐力が必要な仕事において長所が生きてきます。

このように、ドーシャを知ることは適性を考えるうえでも役に立つと言えるでしょう。

第2章 ドーシャの乱れが病気を起こす

アグニ（消化の火）とオージャス（活力素）の働き

健康から病気に至るまでのグラデーション

病気と健康の間には、どのような線引きがあるのでしょうか。アーユルヴェーダでは、白黒つけて明確な一線を引けるようなものではなく、グレーゾーンがあるグラデーションになっていると考えています。

アーユルヴェーダでは、エネルギーのバランスがとれた健康な状態から、病気が進展し慢性化するまでの過程を7段階に分類しています（①健康→②蓄積→③増悪→④播種→⑤局在化→⑥発症→⑦慢性化）。

現代医学で「病気」として捉えられるのは、6段階目の「発症」以降のことです。しかし、その前段階にあるすべての人が、本当に健康的だと言えるでしょうか。検査をすれば正常値の範囲内であったとしても、100％健康とは言いきれない「やや健康」にすぎない人が多くいるのではないでしょうか。

中医学では「やや健康」を「未病」という概念で捉えています。そして

●病気と健康の位置づけ

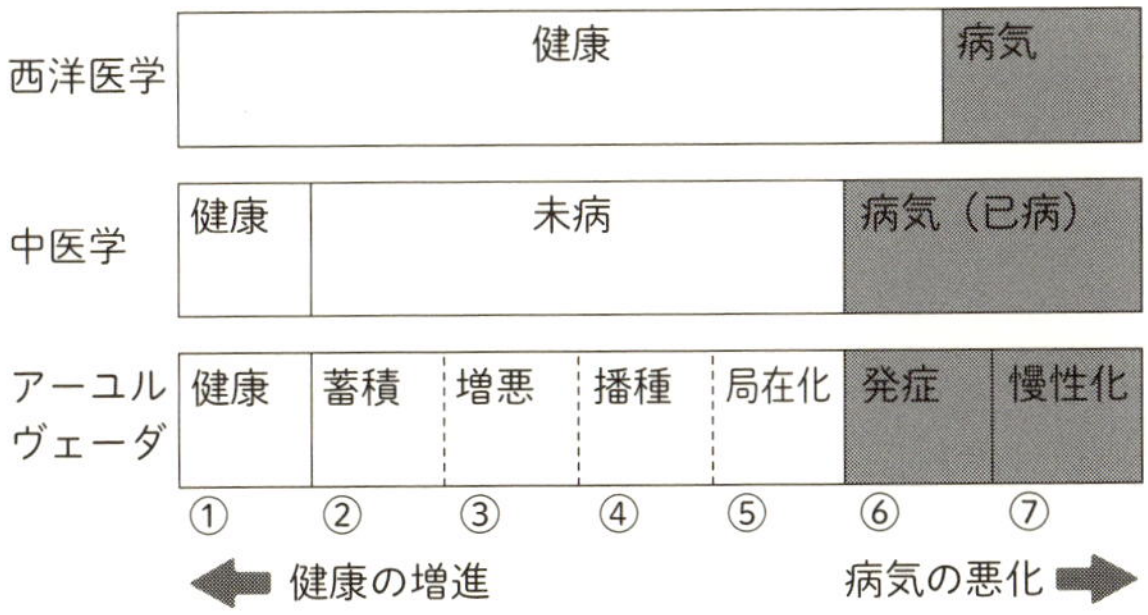

アーユルヴェーダでは、それをさらに細かく分類しています。

病気は、前触れもなく突発的に出現するものではありません。エネルギーがアンバランスな状態が長く続く中で、段階的に病気へと発展するのです。

ではここで、アーユルヴェーダが考える病気の6段階を具体的に見ていきましょう。

病気の第1段階は「蓄積」。食事やライフスタイル、思考、感情などの乱れによってドーシャのバランスが崩れ、アンバランスになったエネルギーが体の特定の部位に集積している状況です。症状の程度としては、軽度の便秘や不眠などがこれにあたります。

第2段階は「増悪」と呼ばれ、「蓄積」がさらに進行した状態です。それは、緩んだ蛇口の下にあるバケツの水が少しずつあふれはじめる様子をイメージするといいでしょう。ドーシャの乱れが進み、わずかながらも病気の兆候があらわれはじめる段階です。腹部の痛みやガスの増加、便秘の悪化などの症状が当てはまります。

第3段階は「播種」です。過剰になったドーシャが体の中を動き回るこの段階では、体のあちこちに症状があらわれます。ただし、症状がそれほど明確には見えないため、本人や医師が原因を突き止めるには困難な状況です。症例としては、肌の乾燥や関節の硬化などが該当します。

第4段階は「局在化」と言われ、増大したドーシャが特定の箇所に定着して症状が深刻化しはじめます。この段階では、関節の痛みなどわかりやすい不調があらわれます。

第5段階は「発症」。未病の範囲を越え、現代医学で病気として扱われるのはこの段階以降のことです。過剰なドーシャが患部に定着し、特定の病気として診断できるほどに進行した状態を言います。

そして、第6段階は「慢性化」。病気が明らかになり、その症状が長期的に続

アグニとオージャスの語源
アグニとは、火の意味を持つサンスクリット語。オージャスとは、活力素のこと。心臓に蓄えられ、色はわずかに黄色いと言われている。アーマの「ア」は否定語で「マ」は熟すの意。したがってアーマとは、熟していないものという意味となる。

未病
半健康・半病気状態、あるいは健康と病気の中間という概念。中国の後漢時代の医学書『黄帝内経《こうていだいけい》』に「未病の時期に治すのが聖人(名医)」との記述がある。江戸時代の貝原益軒による『養生訓』にも「病が未だ起こらない状態で養生が必要だが、そのまま放置しておけば大病になる」と書かれている。
日本未病システム学会によると、未病には西洋医学的未病と東洋医学的未病があるとされる。前者は、自覚症状はないが検査で異常が

くという最終段階です。

アーユルヴェーダでは、病気が深刻化してからはじめてケアを行なうのではなく、2段階目の「蓄積」など、小さな芽が出たときからアプローチをしています。アーユルヴェーダは治療だけではなく、健康の維持・増進までもを視野に入れたメソッドなのです。

消化や代謝を司る火のエネルギー「アグニ」

アーユルヴェーダにおける病気を理解するうえで、特に重要なものが「アグニ」と「オージャス」です。

アグニとは、「消化の火」「代謝の火」などと訳され、胃内の消化液などが持つエネルギーです。現代医学では酵素活性とも言うことができますが、酵素そのものというよりも、酵素にその作用を与えているエネルギーをイメージするといいでしょう。体内における「変換」の働きを担うものと言うこともできます。

アーユルヴェーダでは、13種類のアグニが存在すると考えられています。胃で食物を消化する「ジャータラ・アグニ」、肝臓で5元素に働きかける「ブータ・アグニ」などが、その一部です。さらに、ダートゥ（血漿や血液、肉などをはじめとする体内の組織）にもそれぞれのアグニがあり、その変化を担っています。

アグニは、食べたものが代謝・分解されてダートゥを生成する過程で働きます。たとえば、食べたものが血漿のダートゥへと変換される際にも働きますし、血漿のダートゥから血液のダートゥへと変換される際にも、アグニの力が働いています。

アグニが好調であれば組織はうまく生成されますが、アグニが不調になれば生成が滞り、各組織の蓄積や萎縮が起こります。

7つの組織は、血漿→血液→筋肉→脂肪→骨→神経→生殖器の順で生成されるため、たとえば脂肪を骨に変換するアグニが不順になった場合、脂肪が蓄積して太りやすくなります。また、筋肉から脂

確認された状態。後者は、自覚症状はあるが検査で異常がない状態のこと。

酵素
生体内におけるあらゆる生化学反応（消化・吸収・分布・代謝・排泄など）に対し、触媒として機能する。多くの酵素は、生体内で作り出されるタンパク質を基にして構成されている。

肪への生成が進まないときには、脂肪が萎縮してやせてきます。このことから、アグニが不順になった場合には、太るか痩せるかのいずれかの症状があらわれる可能性があります。

アグニが働く変換の過程では、活力素である「オージャス」、未消化物である「アーマ」、完全燃焼したあとの燃えかす「マラ」も発生します。

エネルギーのアンバランスなどによってアグニが順調に働かなくなると、アーマが全身に蓄積され病気の引き金となります。

また、アグニが消化するのは食べ物だけではありません。たとえば、食べ物を消化するアグニは、トラウマなどの心の経験を消化・解消する働きも兼ね備えています。そのほか、得た情報をもとにして戦略をたてたり、難しいトラブルを処理したりする作用もあります。胃で食べ物を消化する「ジャータラ・アグニ」が不良のときには体のアーマが生成されますが、それと同様に、心の経験が消化しきれない場合には、心のアーマが生成され、これは、解消しきれない精神的なストレス（PTSD〈心的外傷後ストレス障害〉などの原因にもなり得る）と捉えることができます。

心身を整える活力素「オージャス」

続いて、病気を理解するためのもうひとつの重要な要素である「オージャス」について、見ていきましょう。オージャスとは「活力素」と訳されるエネルギーのことを言います。

ちなみに、ヨーガでは「プラーナ」と呼ばれる生命エネルギーの存在を重視しています。アーユルヴェーダではこれに加え、オージャスにも着目しています。

オージャスは、ドーシャのバランスを維持させてダートゥ（組織）の変換を助け、免疫力を高める働きを持っています。心身の健康には必須といえるオージャスは、中医学でいう水穀の気（食物から摂取されるエネルギー）に相当する

マラ
大便、小便、汗、爪、頭髪、体毛などを指す。アーユルヴェーダで頭髪は「マジャマラ」と呼ばれており、中国に伝わる「髪は血餘なり」という考え方とも通じる。頭髪を健康にしたいならマラの生成を順調にする必要があり、アーマを溜めないライフスタイルを実践するとよい。

プラーナ
気のことであり、ヴァータの5つのサブドーシャのひとつとも考えられる。

と考えられます。ちなみにプラーナは、天空の気（呼吸によって摂取されるエネルギー）に相当すると言えるでしょう。

　オージャスは、ダートゥの変換の過程で作り出されます。その力を高めるためには、食物の消化はもちろん、心の体験も消化できるような生活が大切です。

　オージャスが低下するとドーシャが乱れ、病気の引き金となります。

　オージャスの低下などによる異常は、タバコやアルコールの摂りすぎなどが主な原因となって起こります。そのほか、怒りや悲しみなどの否定的感情、過労、過剰な性行為なども原因となり得ます。

　また、食生活の乱れもオージャスの生成を妨げると言われています。牛肉、鶏肉、魚肉、卵、チーズ、加工食品、油分の多いもの、調理後に長時間放置したものなどは、オージャスの生成を邪魔します。さらに、必要以上に食べすぎたり、酸味や塩味が強いものを過剰摂取したりすることも、消化を阻害すると考えられ、オージャスに悪影響だとされています。

　オージャスを増やす方法については86頁を参照してください。

●食物の組織への変換とアグニ、マラ、アーマ、オージャス

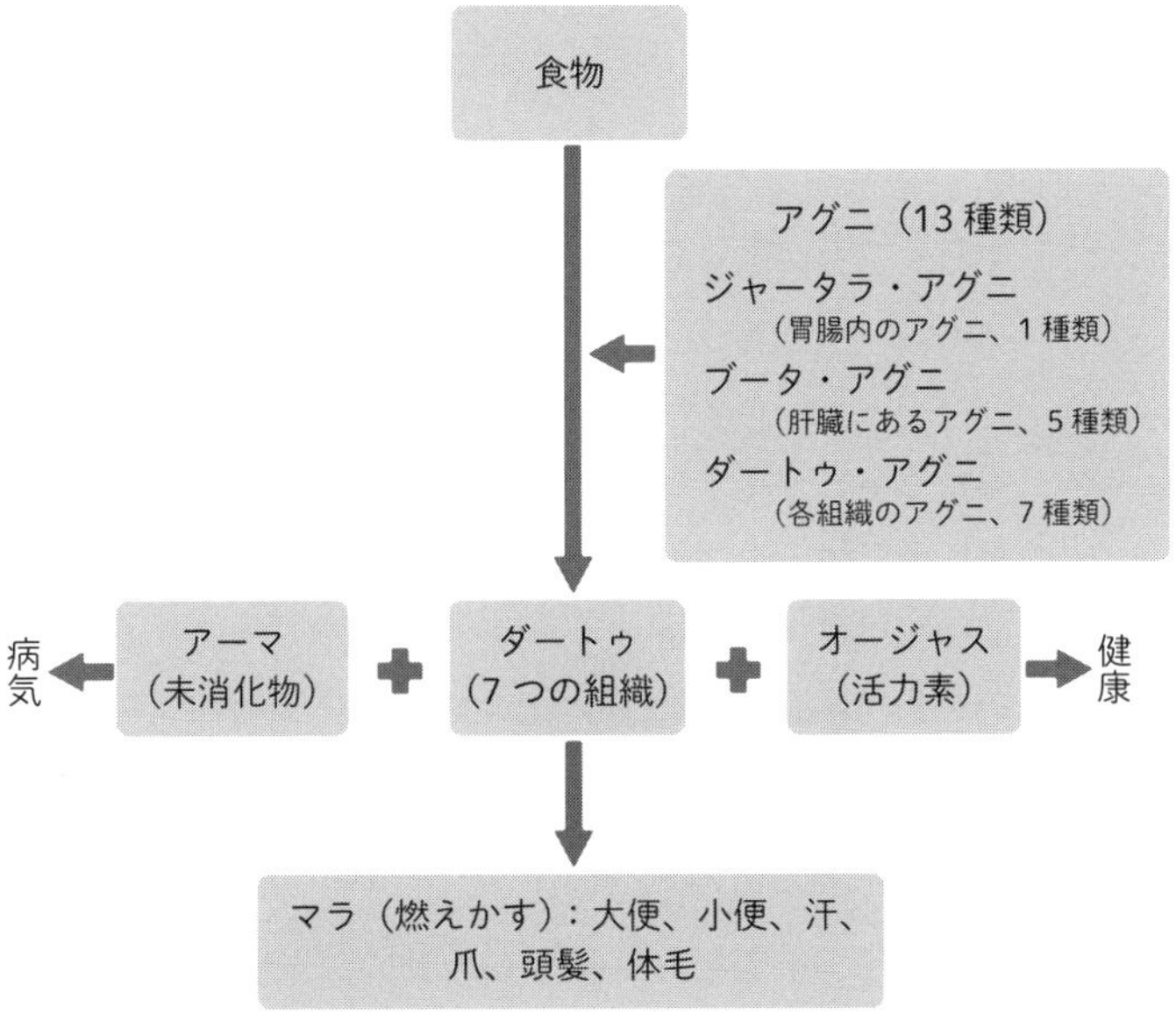

ドーシャのバランスと消化の仕組み

アーユルヴェーダでは、〝自然界にあるすべてのものは「地」「水」「火」「風」「空」の5つの元素（エネルギー）で構成されると考える〟ということは、第1章で述べました。

さらに、自然界の一部である私たちの体も同様に5つのエネルギーで構成され、その影響を受けているということ、「ヴァータ」「ピッタ」「カパ」というドーシャ（体質）に分類されることなども説明してきました。

ここでは、私たちの体の中でこれらのエネルギーがどのように作用しあい、種々の生化学的・生理学的反応を起こしているのかを見ていきましょう。アーユルヴェーダでは、エネルギーのアンバランスが病気を引き起こすと考えています。いずれかのエネルギーが増えすぎて全体のバランスが崩れると、病気の引き金になるというわけです。

例として、体内におけるエネルギーの反応と病気の関係を、飯盒炊飯にたとえて説明してみましょう。体内のエネルギーを、野外で木を燃やして炊飯しているシーンに置き換えて考えてみると、

◎「風」のエネルギー・「ヴァータ」→吹いている風

◎「火」のエネルギー・「ピッタ」→燃えている火

◎「水」のエネルギー・「カパ」→飯盒の中の米と水

となります。

エネルギーのバランスがとれて健康を保っている状態は、飯盒炊飯で言うところの「ちょうど良い加減でおいしいごはんが炊けている状態」。おいしいごはんは、オージャス（活力素）に相当します。これを食べると体内ではアグニ（消化のエネルギー）が十分に働き、アーマ（未消化物）が蓄積することがありません。

しかし、いずれかのエネルギーが

●ドーシャのバランスと健康

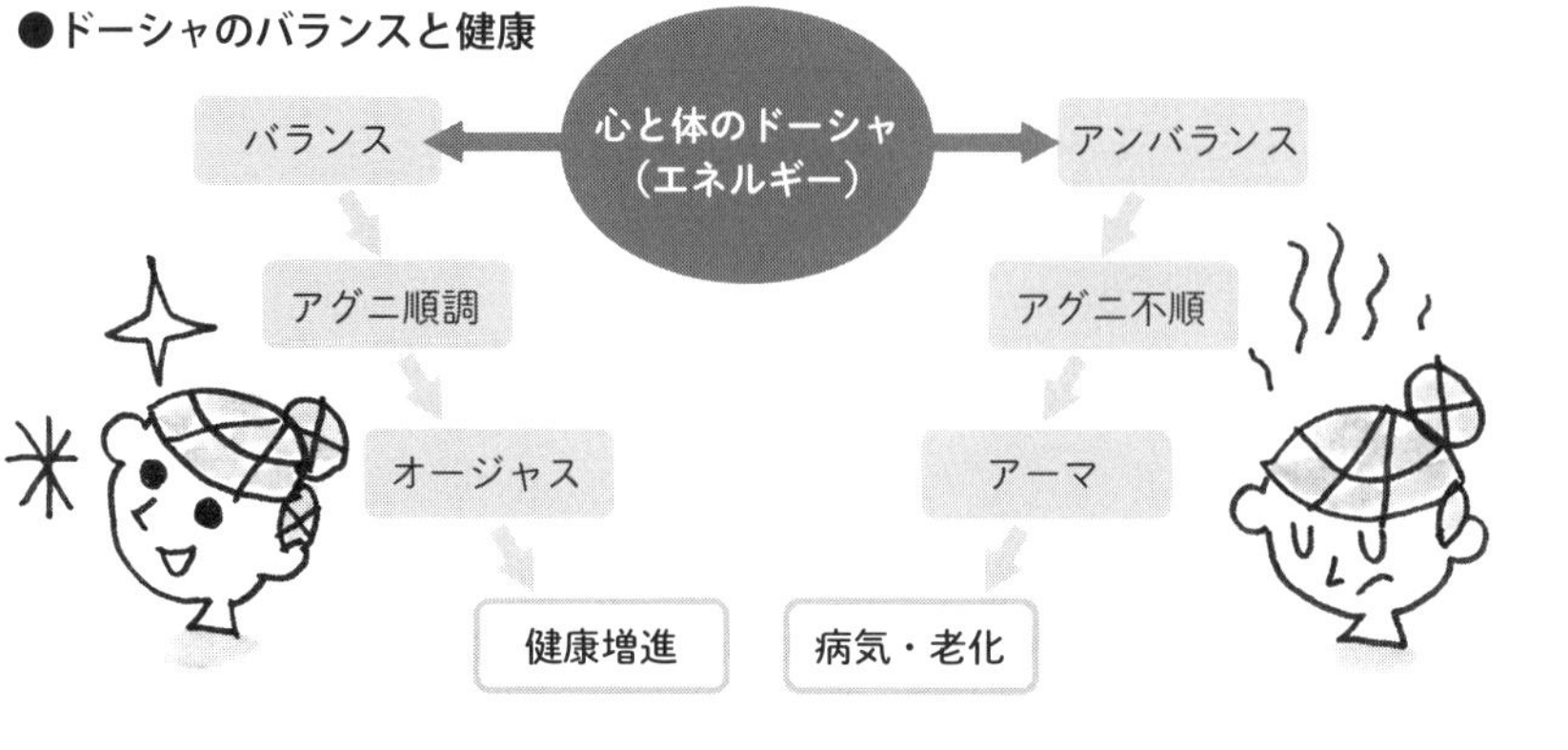

増えすぎたりしてバランスが崩れると、その影響はすべての要素に及びます。

たとえば、火をたきつける風が強くなりすぎると、炎が大きくなりすぎて焦げたり、加熱のムラができたりするため、ごはんがうまく炊けません。また、無風、つまり真空状態でも火力が足りないため水分がとばず、半煮えの状態になってしまいます。

こうした炊き加減のごはんはおいしくないだけでなく、食べた後に体の中に未消化物を残します。栄養にならないばかりか、吸収されると体内の通路を閉塞させ、病気や老化の原因となるのです。

つまり、アグニ（消化力）が十分に働かないことで、アーマ（未消化物）が蓄積しオージャス（活力素）も生成されないという状況に陥り、病気や老化を招くというわけです。

この結果は、心身の不調に置き換えて解釈することができます。

「風」のエネルギーが増えすぎると、ヴァータの性質である乾性・軽性・冷性

●栄養食物の組織への変換とマラ・オージャスの産生

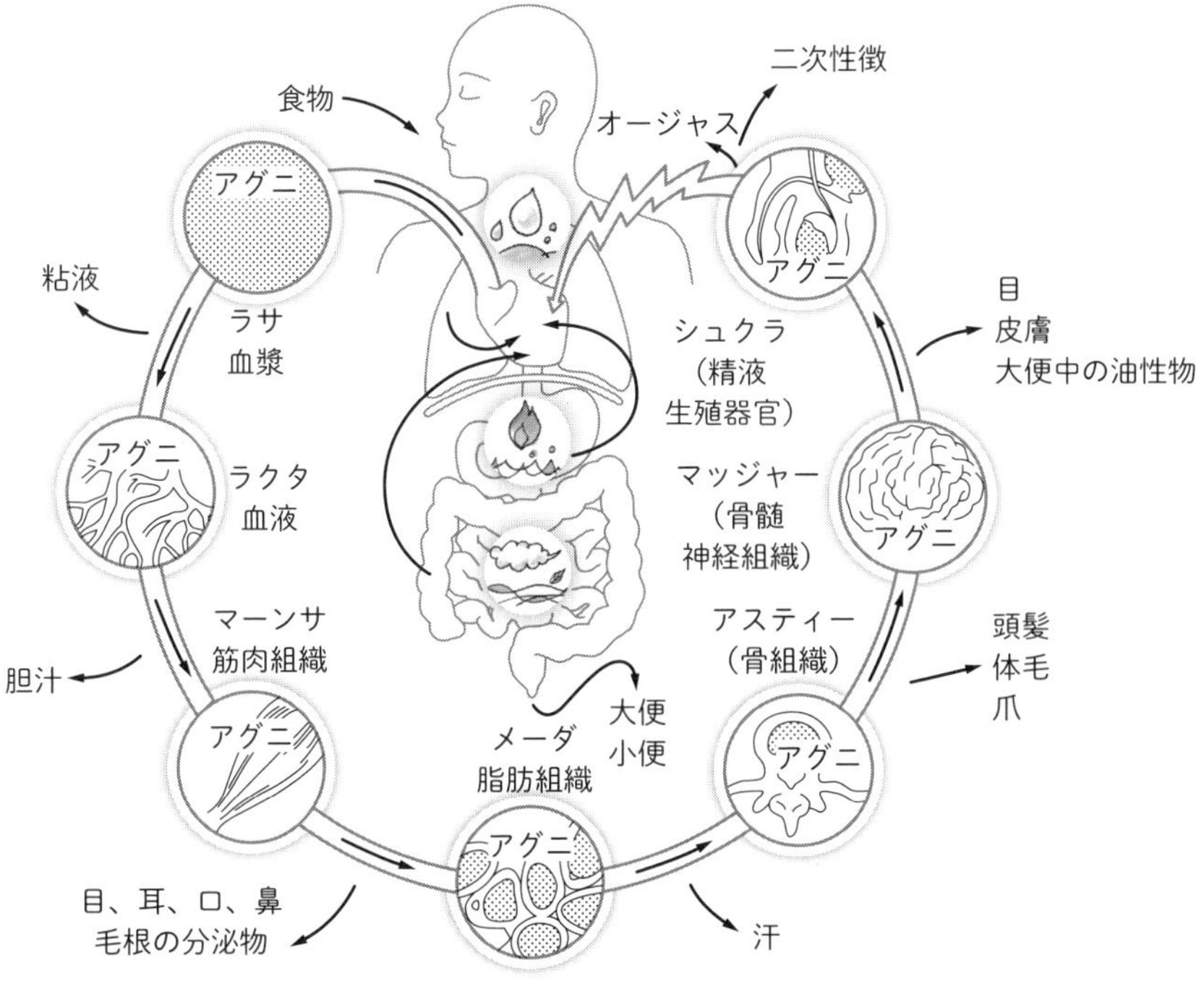

が増加します。すると、手足や髪などが乾燥したり、痛みが出たりすることがあります。気分が変わりやすくなったり不安感が強くなったりすることもあります。また、アグニの変動によってアーマが蓄積すれば、スロータスが閉塞して循環機能や神経系の障害が引き起こされることもあります。

また、「風」の影響を受けて「火」のエネルギーが増大すると、そのマイナス面も表面化します。体内には熱性・鋭性・強烈性という性質が増加するため、熱が出たり炎症が起きやすくなったりします。そのほか、胃潰瘍・十二指腸潰瘍などを招くこともあります。これは、「火」はアグニ（消化力）と同質のため、アグニが強くなりすぎて自分の臓器までも消化してしまうためです。さらに、精神面では怒りっぽくなるなどの変化がみられます。

そして、「風」「火」のエネルギーが弱すぎるなどの理由で「水」のエネルギーが過多になると、冷性・重性・油性・遅性などの性質が増長されます。また、脂肪組織などがアーマ（未消化物）となって蓄積し、肥満症や糖尿病を招くことがあります。メンタルにおいては、執念深くなったり活動意欲がなくなったりする

●飯盒炊飯にたとえた体内

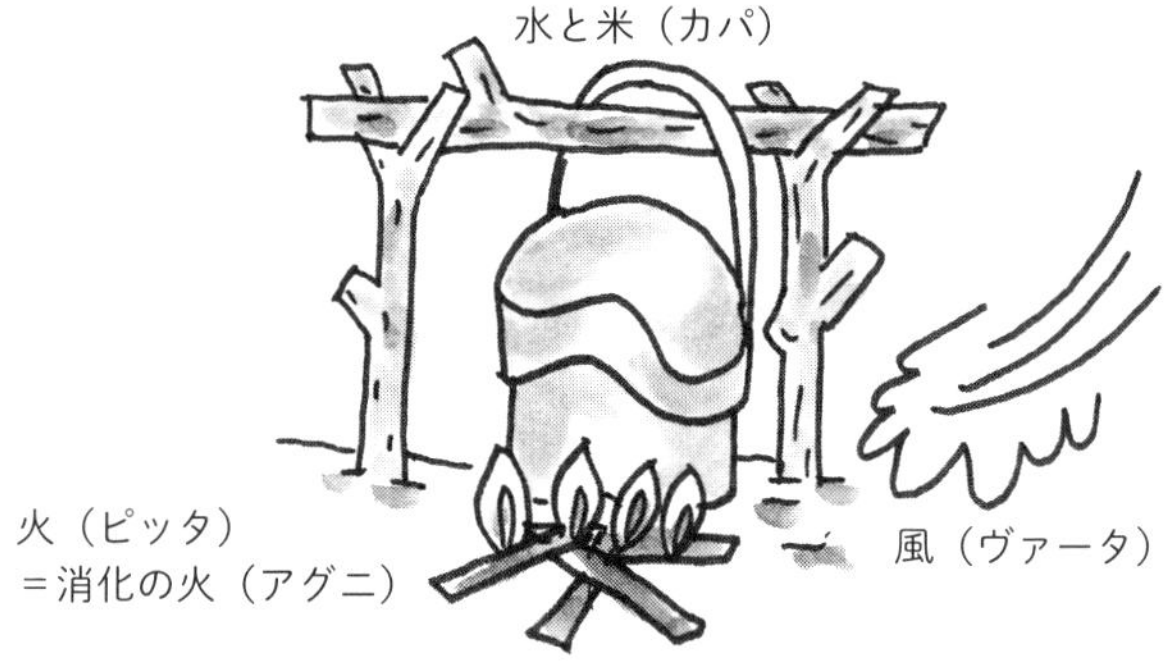

	増大	バランス	減少
ヴァータ	強風	そよ風	無風
ピッタ	強火	中火	弱火
カパ	水と氷	お湯	蒸気

→ 消化の火（アグニ）

おいしいごはん

増大	バランス	減少
アーマ	オージャス	アーマ
病気	健康	病気

注：エネルギー・栄養はオージャス、未消化物はアーマと考える

こともあります。

このように私たちの心身は、５元素の揺らぎによって常に影響を受けているのです。

ドーシャを変動させる５つの要因

健康を保つためには、アグニやオージャスが順調に働き、アーマを蓄積させずにオージャスを充実させることが重要です。そしてそのためには、ドーシャのバランスがとれていることが求められます。

ドーシャのバランスに影響する要因は、①生まれ持った体質、②時間と季節、③日常生活の暮らし方、④場所および土地、⑤天体の運行、の５つに分類できます。ドーシャには「似た性質のもの同士が影響を与え合って増殖する」という性質があり、この５つの要因によってバランスを変化させていきます。

①生まれ持った体質（プラクリティ）

５つの要素の中で、ドーシャのバラン

●アーマとオージャス

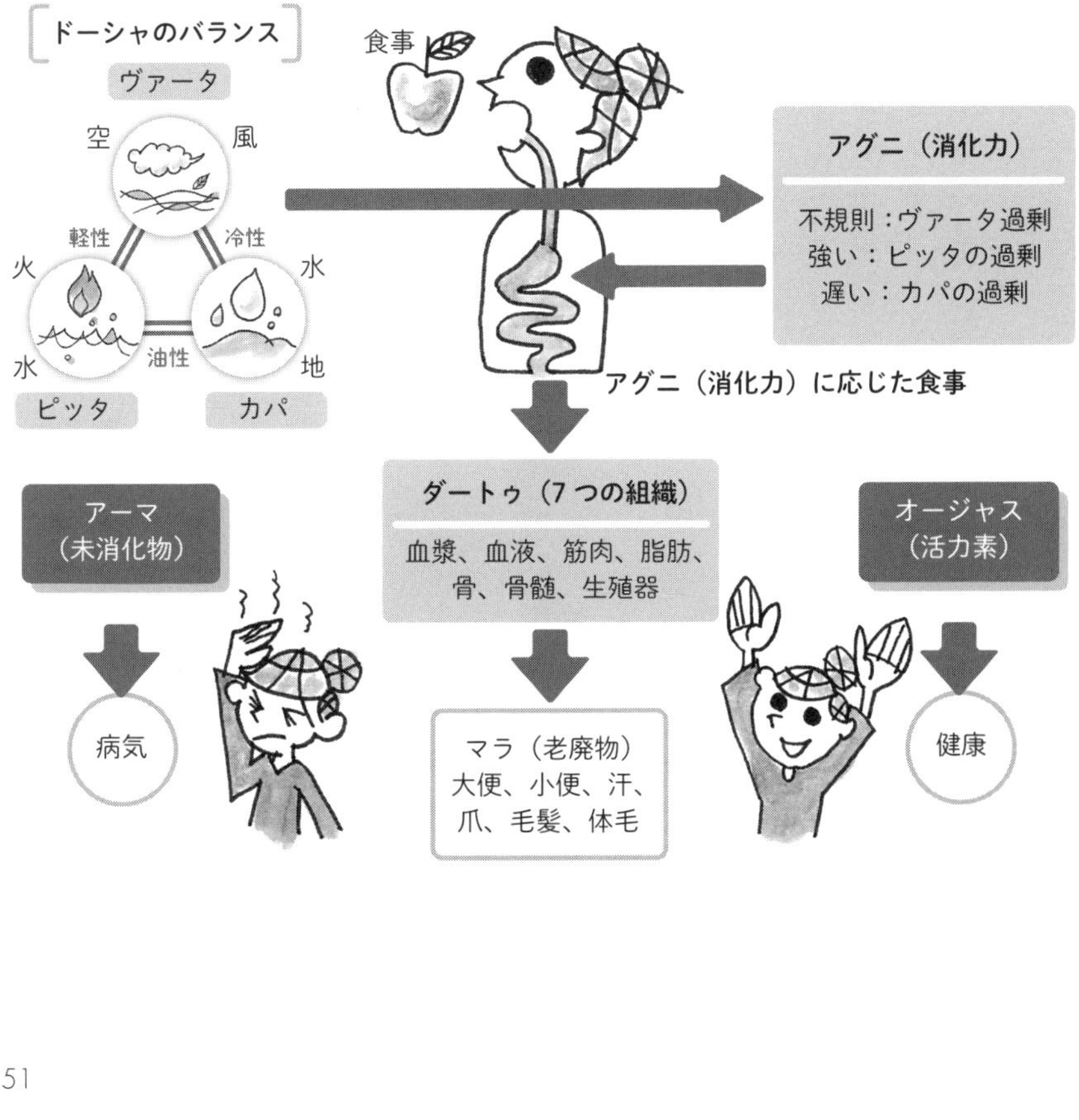

スにもっとも大きな影響を与えるのがプラクリティ（生まれつきの体質）です。

前述のように、ベースとなる体質は3種類（ヴァータ・ピッタ・カパ）、その組み合わせも含めて合計7種類の体質があります（35頁参照）。

②時間と季節

時間もまた、ドーシャのバランスに影響を及ぼします。

この影響には法則があり、カパ↓ピッタ↓ヴァータの順に増加するというサイクルになっています。たとえば1日の中では、6～10時がカパ、10～14時まではピッタ、14～18時まではヴァータが増えやすい時間帯です。同じサイクルで夜半からのドーシャバランスも変化し、18～22時まではカパ、22～2時まではピッタ、2～6時まではヴァータの時間帯となります。

これと同様に、季節においては、春にカパ、夏にピッタ、晩秋から冬にかけてヴァータが増えやすくなりますし、人の一生においては、30歳までの若年期にはカパ、30～60歳の成壮年期にはピッタ、60歳以上の老年期にはヴァータが増えやすくなります。

そのほか、食後に経過した時間によってもドーシャのバランスは変動します。食後1時間はカパ、1～2時間はピッタ、3時間目以降はヴァータが増加すると言われています。

ちなみに、心の質であるグナも、1日の中で変動があります。

8時から16時まではラジャスの時間帯であり、人間だけでなく動物や植物など全ての生物は、この時間帯に主に活動します。20時から4時まではタマスの時間帯のため、体を休めて眠ります。4～8時と16～20時はサットヴァの時間帯なので、瞑想をしたり真言（マントラ）を唱えたりするのに適しています。

③日常生活の暮らし方

宇宙には、グナと呼ばれる20種類の性質があり、ドーシャに影響を与えると考

●ドーシャの変動

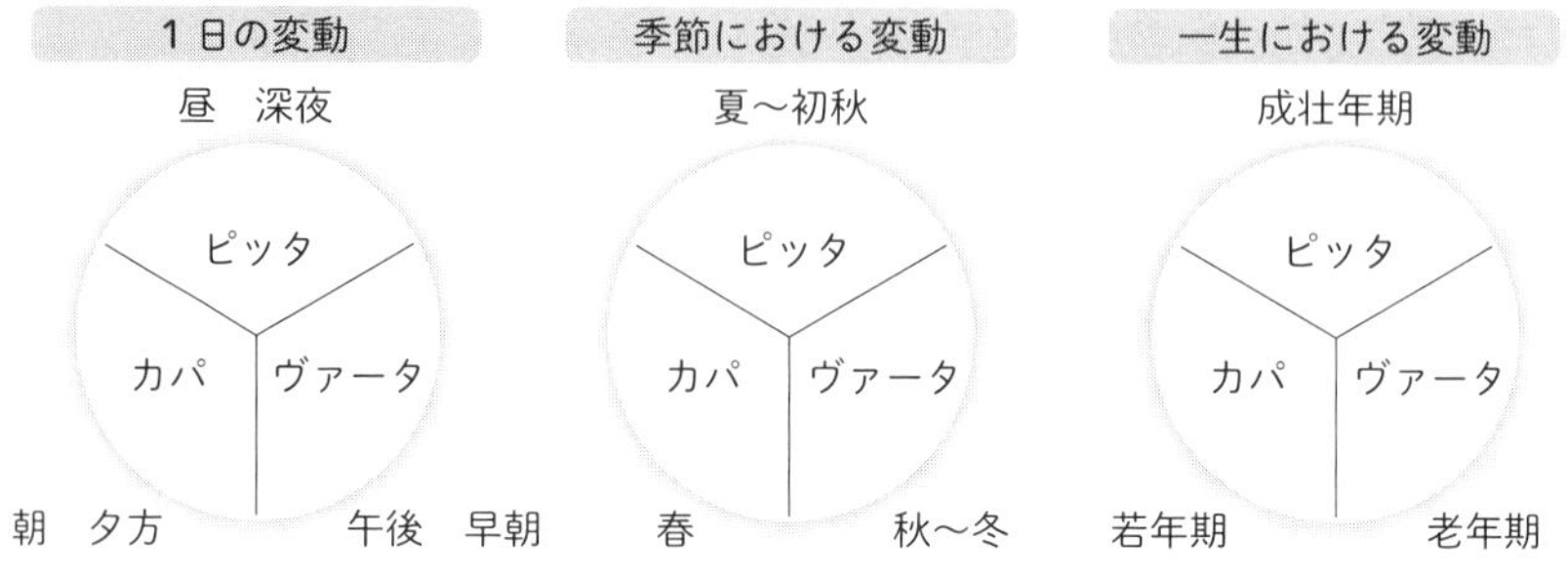
1日の変動
昼　深夜
ピッタ
カパ
ヴァータ
朝　夕方
午後　早朝
季節における変動
夏～初秋
ピッタ
カパ
ヴァータ
春
秋～冬
一生における変動
成壮年期
ピッタ
カパ
ヴァータ
若年期
老年期

●1日の性質やエネルギーの移り変わり

1日24時間の中には、3つの性質とエネルギーが移り変わるサイクルがあります。

日中のピッタ

攻撃的な火と水の特徴があらわれ、イライラしがち。行動的で頭脳的になる時間。

朝のカパ

地と水の緩慢さから、体が重く眠気がとれにくい。気分が憂鬱になり食欲もない。あわてない朝の過ごし方が大切。

日中のヴァータ

風と空のもつ不規則性から、発作的な行動やまとまりのない思考に翻弄されることも。

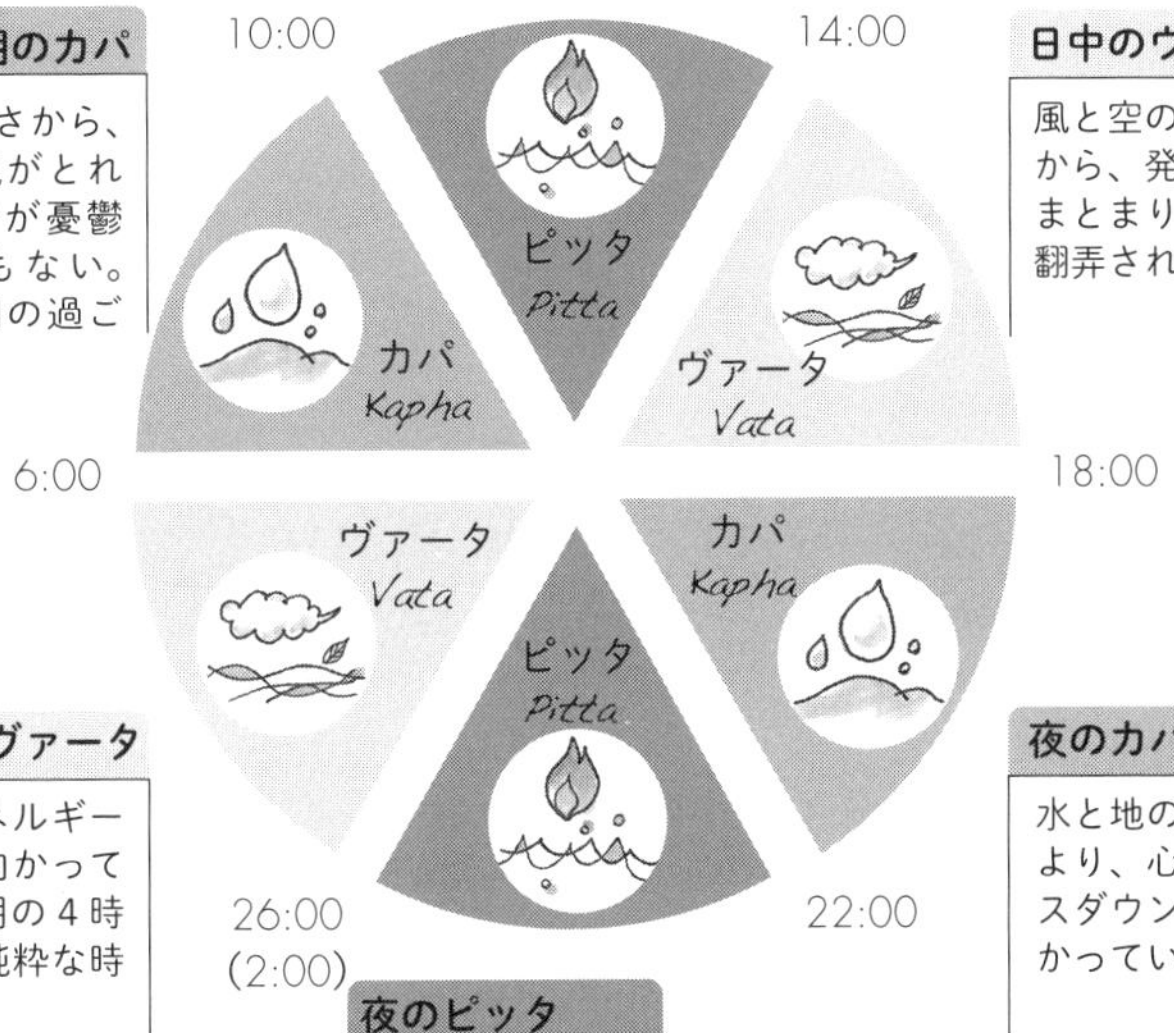

朝のヴァータ

風と空のエネルギーで目覚めに向かっていく。特に朝の4時から6時は純粋な時間。

夜のカパ

水と地のエネルギーにより、心身ともにペースダウン。眠りへと向かっていく時間帯。

夜のピッタ

火と水のエネルギーで代謝と変換が行なわれる。熟睡し、美肌をつくる時間帯。

●年齢による性質やエネルギーの移り変わり

年を重ねることでも性質やエネルギーのバランスは変化します。年齢に合わせたライフスタイルを送りましょう。

ヴァータ *Vata*

風と空の影響を受け、肌も髪も乾燥するようになる。潤いが足りなくなるので、水のエネルギーをとり入れたい。

ピッタ *Pitta*

火と水のエネルギーがみなぎり、活動的な年代。ただし、闘争心を燃やしすぎないように注意。

カパ *Kapha*

構造作用をもつ地と水が優勢で、体が作られる期間。カパの過剰で気管支炎や小児ぜんそくになりやすい。

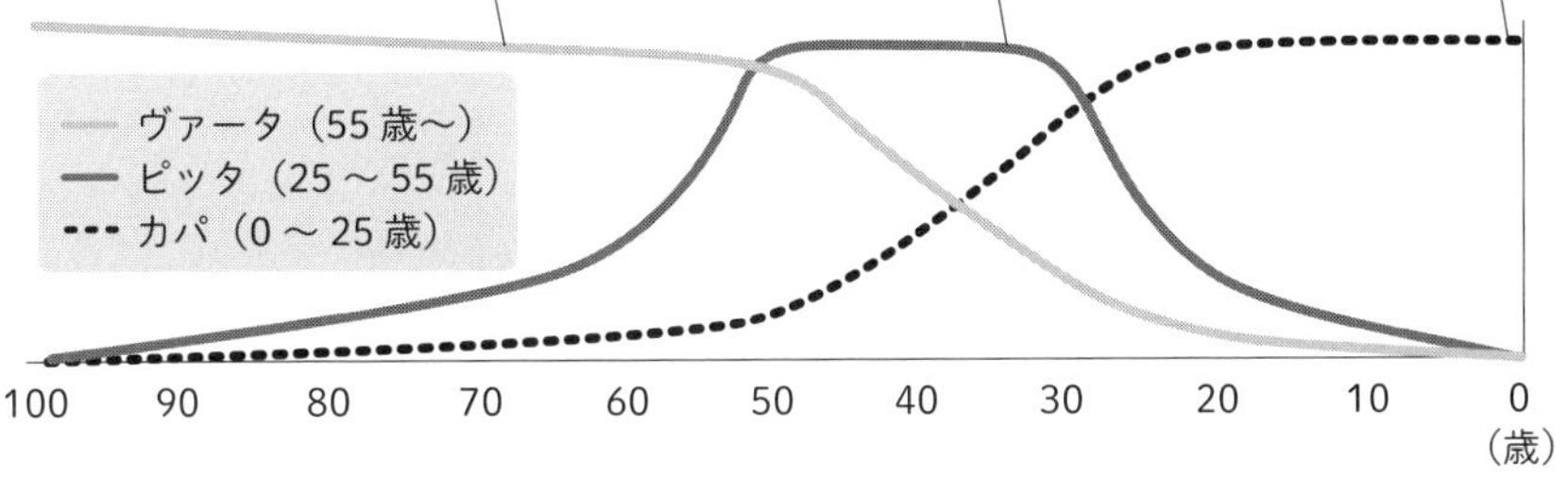

えられています。20種類の性質とは、軽性・重性・熱性・冷性・乾燥性・油性・鋭性・鈍性・動性・静性・硬性・軟性・純粋性・濁性・荒性・滑性・粗性・微細性・液性・固体性のことを言います。

その際に、「似た性質のものは影響を与え合って増大し合う」という反応が起こります。それはたとえば、ヴァータと似たような性質や構成要素を持ったものがヴァータを増やす……といった形であらわれます。つまり、ひとたび過多になったドーシャは、ますます増えやすい状況になるというわけです。

グナがドーシャに及ぼす代表的な影響には、

◎動性・軽性・冷性・動性→ヴァータとラジャスを増加させる
◎熱性・鋭性・軽性・油性→ピッタとラジャスを増加させる
◎重性・鈍性・油性・冷性→カパとタマスを増加させる

などがあります。

これらから導き出されるのは、五感でキャッチするあらゆる感覚が、体と心のドーシャに影響を与えるということです。つまり、食べる・見る・嗅ぐ・聞く・触るといった五感に働きかけるすべての行動が、ドーシャに影響を与えるのです。

さらに言えば、「どのように行動するか」「どのように心で思うか」といったことも、ドーシャのバランスに関わります。アーユルヴェーダでは、日常生活の一挙手一投足すべてが、ドーシャのバランスに影響すると考えるのです。

④場所および土地

生活する場所の環境条件も、ドーシャに影響を与えます。③と同じく「似た性質のものは影響を与え合って増大し合う」という法則が働きますから、たとえば熱帯地方であれば熱などの性質があるため、ピッタが増えます。また、乾燥して寒い場所であればヴァータが増えやすくなります。

日本の場合は、四季に応じたバランス

●10組20種のグナ

軽	熱	乾燥	鋭	動	硬	純	荒	粗	液
重	冷	油	鈍	静	軟	濁	滑	微細	固

●似たものが似たものを増やす

動・軽・冷・速性のもの	ヴァータを増大	ラジャスの増加と関係
熱・鋭・軽・微油性のもの	ピッタを増大	ラジャスの増加と関係
重・遅・油・冷性のもの	カパを増大	タマスの増加と関係

の変化（春はカパ、夏はピッタ、秋はピッタとヴァータ、冬はヴァータ）が起こります。

⑤天体の運行

大宇宙と小宇宙は、フラクタル構造（一部を拡大すると、全体と相似する形を見つけられるような構造）になっています。そのため、大宇宙である天体は、小宇宙である人体のドーシャのバランスを決める要因のひとつだと考えられています。

たとえば、火のエネルギーを持つ太陽は、同じ性質を持つピッタを増加させるため、昼間の体内ではピッタやラジャスが増加します。季節性感情障害などの鬱状態（タマスの増加症状）が、日照のよい南の島に行くと治ることがあるのは、タマスのバランスがとれるためでしょう。

また、月は水のエネルギーを持っているため、カパとタマスを増やす一方、ピッタやラジャスを減少させます。月齢によって水分代謝や精神状態が変化するのは、その影響だと言われています。痔ろうの手術で使われることもあるスヌヒーという薬草やヘチマ水は、アーユルヴェーダでは満月の日に採取されます。それは、カパの性質が増える満月のとき、多く採取できるからです。

そのほか、満月は出産が多くなる、満月と新月は精神異常や犯罪が多くなる、などの現象も、天体とドーシャの影響によるものだといわれています。

●天体とドーシャのバランスの関係

	増大させる	減少させる
太陽	ピッタ・ラジャス	タマス・カパ
月	カパ・タマス	ピッタ・ラジャス
火星	ピッタ	
水星	カパ	
木星	ヴァータ	
金星	カパ	
土星	ヴァータ	

痔ろうの手術
スヌヒーを使ったクシャラスートラと呼ばれる手術がある。お釈迦さまは、主治医であるジーヴァカからこの手術を受けたとされている。

満月
プールナチャンドラと呼ばれている。プールナは完全な、満ちたなどの意味。ピッタが過剰なときに月を鑑賞すると、冷静で落ち着いたエネルギーが与えられるとされている。
インドには、満月は死者の魂が満タンな状態であり、その魂が徐々に雨とともに地上にふってきて植物を育て、その植物を人間や動物が食べることで再生が行なわれて輪廻《りんね》していくという話がある。ほかにもインドでは、月にまつわる話が多く伝えられている。

●ヴァータは下腹部、ピッタは臍（へそ）付近、カパは胸を主座としている

各ドーシャには、主座となる体の部位があります。体の特定の部位に、該当するドーシャが多く存在しているのです。

具体的には、ヴァータの主座は下腹部、ピッタは臍からみぞ落ちまで、カパは胸腔から鼻までのエリアです。これらに加え、ヴァータは循環系や神経系、ピッタは胃、十二指腸、肝臓、脾臓、心臓などの臓器、カパは関節、鼻、気管支系などにも多く存在し、この概念はサブドーシャと呼ばれています。

各ドーシャがもともと多い主座は、「似たものが似たものを増やす」という性質が働くため、アンバランスになりがちで病気にかかりやすいことを覚えておきましょう。

●ドーシャの主座

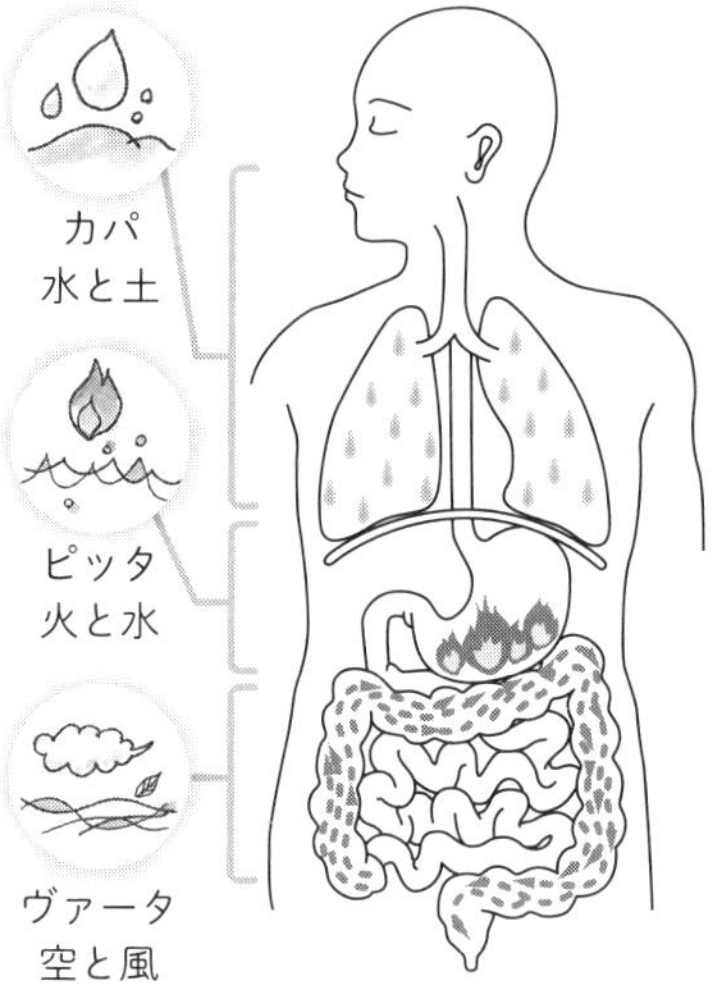

自身のコンディションを知るためのチェックリスト

アーマの蓄積度をチェックする

ここからは、病気と健康の度合いをはかるためのチェックを行なってみましょう。まずは、アーマ（未消化物）の蓄積度から調べてみます。

ドーシャが過剰になって乱れたときに生成されるアーマは、病気の原因になります。

アーマには、体に関するボディリ・アーマと、心に関するメンタル・アーマがあります。それぞれに対するチェック

●ボディリ・アーマ蓄積度

1	食物への興味がわかず、食事時でも腹がすかない	4	3	2	1	0
2	食べても味がしない	4	3	2	1	0
3	胸やけがしたり、酸っぱいものがこみ上げてくる	4	3	2	1	0
4	舌に苔がある、あるいは口内がねばねばする	4	3	2	1	0
5	発疹やにきび、他の化膿病変ができて治りにくい（歯槽膿漏も含む）	4	3	2	1	0
6	尿の濁りが強い	4	3	2	1	0
7	慢性の便秘や下痢がある	4	3	2	1	0
8	おならの臭いや体臭、口臭が強い	4	3	2	1	0
9	関節や足の裏、かかとなどが理由もなく痛む	4	3	2	1	0
10	寝て起きたとき、体がだるくこわばっている	4	3	2	1	0
合計点数（ボディリ・アーマ蓄積度：　　　）						

※よくある…4、まあまあある…3、ときにある…2、ほとんどない…1、まったくない…0

●メンタル・アーマ蓄積度

1	いろいろ思い浮かぶけれども集中力や注意力がない	4	3	2	1	0
2	怖い夢や不安な夢をみて、疲れてしまう	4	3	2	1	0
3	心配で気持ちが落ち着かないことが多い	4	3	2	1	0
4	理由もなく腹がたち、人の欠点が目につく	4	3	2	1	0
5	何事をするにも気が進まなく、しりごみしてしまう	4	3	2	1	0
6	物に興味がむかず、投げやりな気持ちになる	4	3	2	1	0
7	不安やあせりなど否定的な気持ちばかりが浮かぶ	4	3	2	1	0
8	過去を思い出したりしては、いつまでも後悔する	4	3	2	1	0
9	目がさえて眠れないことが多い	4	3	2	1	0
10	何かと死にたい気持ちになる	4	3	2	1	0
合計点数（メンタル・アーマ蓄積度：　　　）						

※よくある…4、まあまあある…3、ときにある…2、ほとんどない…1、まったくない…0

●オージャス充実度

1	体の存在感や痛みを感じることはない	4	3	2	1	0
2	やる気に満ちて疲労を感じない	4	3	2	1	0
3	食べたものがおいしく、胃の調子がよい（快食）	4	3	2	1	0
4	傷口の治りがよい	4	3	2	1	0
5	快便である	4	3	2	1	0
6	体力があり、持続力も十分である	4	3	2	1	0
7	幸福感に満ちている	4	3	2	1	0
8	いまが楽しく、過去も将来も気にならない	4	3	2	1	0
9	ぐっすりと眠れる（快眠）	4	3	2	1	0
10	悪いことも良いことも受け入れられる	4	3	2	1	0
合計点数（オージャス充実度：　　　）						

※当てはまる…4、まあまあ当てはまる…3、どちらともいえない…2、あまり当てはまらない…1、当てはまらない…0

6 体に痛いところがありますか

6 痛いところはまったくなく、調子よい。
5 多少痛いところはあるが、まあこんなものだと思っている。
4 病院にいくほどではないが痛いところがあり、貼り薬や市販の痛み止めを使う。
3 痛みのため、病院や、マッサージ、針、灸に通っている。
2 痛みで寝たり起きたりしている。
1 痛みで寝たっきりであり、楽になるのなら死にたい。

7 性生活はうまくいっていますか（既婚者あるいはパートナーのある人だけお答えください）

6 パートナーと非常にうまくいっており、性生活に満足している。
5 まあ満足している。
4 時に性生活を行なう場合があるが、パートナーとの疎通は十分とはいえない。
3 性生活をしたいという欲求はあるが、余裕がなくてできなかったりパートナーとの意志の疎通がうまくいかない。
2 性生活ができるが、性生活をしたいという欲求が起きない。
1 性生活の欲求も起きないし、できない。

8 仕事（家事、勉強）は順調ですか

6 思うようにはかどっている。現在の地位にも満足している。
5 やる気がでている。まあまあうまくいっている。地位にも満足している。
4 やりがいもサラリーも普通である。まあまあである。
3 仕事がきつい。ミスが多くイライラする。地位やサラリーにも不満がある。
2 地位やサラリー、待遇に不満で転職したい。
1 地位やサラリー、待遇に不満で仕事をする気が起こらない。

9 家庭生活はどうですか

6 家庭生活で幸福感を感じる。
　一人暮らしであるが、知人や友人とはよく会話し、その時には幸福感を感じる。
5 まあまあ楽しい。
　一人暮らしであるが、ときどき知人や友人と会食する。
4 家族との会話はいつも同じで特に変わりない。
　一人暮らしで寂しいが、そのことについて何も思わない。
3 家族と一緒に食事や会話をするのは面倒である。
　一人暮らしでよかったと思う、家族がいると面倒だ。
2 家族はきらいだ。
1 家族と一緒にいるのはいやだ、一人で部屋に籠もっている。
　一人暮らしで他人との交際はまったくしない。
　家族から相手にされずおもしろくない。

10 毎日の生活はどうですか

6 毎日が楽しくて充実しており、幸福を実感する。
5 ほぼ充実している。
4 平凡な毎日である。
3 何をするのもおっくうだ。
2 生きていても仕方がないと思う。
1 死にたいといつも思っている。

●生活の質（QOL）問診票

以下の６から１までで当てはまるものに印をしてください。

1 いまの状態は気になりますか

6 体が軽やかで、まったく気にならない。
5 ほとんど気にならない。
4 薬を飲んだり、何かのきっかけでふと気になる。
3 ときどき気になり不安を感じる。
2 いつも気になり不安を感じる。
1 この症状のために死ぬのではないかと思う。

2 食欲はありますか

6 三食とも大変おいしく食べるのが楽しい。
5 ほぼおいしい。
4 食欲は特に意識しない。
3 毎食おいしく感じるとは限らない。
2 １日１回程度は食欲がなく、味がしない、食事が楽しくない。
1 いつもごはんがおいしくない。味がしない、食事が楽しくない。

3 睡眠についての質問

6 寝つきもよくぐっすり眠れる。朝はさわやかである。
5 ほぼよく眠れる。睡眠不足は感じない。
4 ときどき夢をみるが、ほどほどに眠れる。
3 ときどき寝つきが悪かったり、嫌な夢をみたり、朝早く目覚める。あるいは、睡眠不足を感じることがときどきある。
2 ときどき睡眠薬や精神安定剤を飲んでいる。
1 寝つきが悪く、いやな夢をみることもあり、朝早く目覚めるため、ほとんど眠れない。寝起きが悪く、１日中ボーッとしている。あるいは、ほとんどいつも睡眠薬や安定剤の世話になっている。

4 大便についての質問

6 毎朝きちんと、よい便がでる。便がでた後は気持ちよい。
5 一応毎朝排便はあるが、気持ちよいというほどではない。
4 時に出にくかったり、便が硬かったり、臭かったり、また軟便だったりする。
3 ときどき便秘や下痢があり、ために薬を飲むことがある。
2 便秘や下痢がひどくてよく薬を飲んでいる。
1 便秘や下痢が毎日で、薬を飲まないと耐えられない。

5 尿についての質問

6 尿のことは気にならない。排尿後は気分がよい。
5 特に気にかかることはない。
4 尿の回数が多くあるいは尿の出が悪く、時に気にかかる。
3 尿の回数が多くあるいは尿の出が悪く、いつも気になる。また、時に排尿時に痛みや不快感が残るが、薬を飲むほどではない。
2 尿の回数が多くあるいは尿の出が悪く、眠れなかったり日常生活ができないため薬を飲んでいる。
1 尿の回数が多くあるいは尿の出が悪く、排尿時にいつも痛みや不快感がある。薬がなければ眠れなかったり日常生活ができない。

をしてみましょう。

オージャスの充実度をチェックする

続いて、オージャス充実度を調べてみましょう。

活力素に満ちた健康的な状態かどうかを、10項目のチェックから導き出します。

アーユルヴェーダの健康観と生活の質（ＱＯＬ）チェック

アーユルヴェーダは、より高いバランスで健康と幸福を増進させる「健幸増進」を目標にしています。

アーユルヴェーダが考える健康とは、①ドーシャのバランスがとれている、②食欲がある、③排尿や排便が快調、④組織の生成が正常、⑤自我と五感と魂（意識）が至福に満ちている、という5項目を基準に捉えることができます。このとき、①から④は体の健康状態、⑤は心や心のさらに奥にある意識や魂のレベルの健康について述べています。

また、アーユルヴェーダでは健康のことを「スッカ」（幸福、安楽の意味）とも呼んでいます。健康であることは、幸福であることです。肉体ばかりでなく、幸福感や満足感も健康の条件なのです。

では、現在の生活における幸福度を、生活の質（ＱＯＬ、Quality of Life）問診表によってセルフチェックしてみましょう。あなたの幸福度が、60点満点のうちの何点なのかを知る目安になります。

これは、前述のドーシャのバランス度を現代的な用語で表現したものであり用途は同じですので、いずれかを活用すればよいでしょう。

第3章 ドーシャのバランスを整えるために

鎮静療法と浄化療法

一人ひとりに合った対処法を見極める

アーユルヴェーダには、「薬にならない草根はない。役に立たない人間はいない。マントラ（真言）にならない言葉はない」という教えがあります。

インドに伝わる医学書である『チャラカ・サンヒター』には、医学校を卒業するときに教官から「薬にならないものを持ってきなさい」という卒業試験が出され、何も持ってこなかったことが正解とされたというエピソードが紹介されています。

「すべてのものに意味がある」という考え方は、アーユルヴェーダの根底にある原理です。まさにその原理が時代を超えて近年、証明されはじめています。現代医学においても、ウジムシや尿や便といった一見すると活用できそうにないものまでもが治療に生かせるということが、認められるようになってきたのです。

アーユルヴェーダにも、現代医学と似たような診療科分類があります。具体的には、治病医学8部門（内科・外科・耳鼻咽喉科などに相当）と予防医学2部門

マントラ（मन्त्र [mantra]）サンスクリットで、文字・言葉を意味する。真言と漢訳され、大乗仏教（特に密教）では仏に対する讃歌や祈りを象徴的に表現した短い言葉を指す。日本では言《こと》霊《だま》とも呼ばれる。

●アーユルヴェーダの8部門

現代医学的表現	アーユルヴェーダにおける名称		分類
内科	カーヤ・チキッツアー	Kāya-cikitsā	治病医学
外科	シャーリヤ・タントラ、 シャーリヤ・チキッツアー	Śālya-tantra	
耳鼻咽喉科	シャーラーキヤ・タントラ	Śālākya-tantra	
精神科	ブータ・ヴィドヤー	Bhūta-vidyā	
小児科（産婦人科）	バーラ・タントラ、 カウマーラ・ブリトヤ	Kaumāra-bhrtya	
毒物学科（薬理学）	アガダ・タントラ	Agada-tantra	
強壮法科	ラサーヤナ 浄化・若返り法	Rasāyana	予防医学
強精法科	ヴァージーカラナ 不妊症の治療とよい子孫を残す方法	Vājīkarana	

●アーユルヴェーダの生命全体へのアプローチ

意識・精神のレベル	自我の知性の誤りやメンタル・アーマを浄化する瞑想法（超越瞑想、光明マンダラ瞑想、各種瞑想法など）
肉体のレベル	a、五感を介するアプローチ—五感と対象の接触を正しくしドーシャをバランスさせる 聴覚—原初音療法、音楽療法 触覚—マルマ療法、オイルマッサージ 視覚—色彩療法 味覚—食事療法 嗅覚—アロマ・テラピー b、肉体へのアプローチ—心身を浄化する、ドーシャをバランスさせる パンチャカルマ 薬草（ラサーヤナ：強壮長寿薬など） 神経筋統合（ヨーガのアーサナ） 神経呼吸統合（プラーナーヤーマ：調気法）
行動のレベル	ドーシャのバランスを促す行動のしかた 自然界のリズムに沿い、体質に合ったライフスタイル
環境のレベル	集合意識へのアプローチにより、集団の意識を浄化する

（強壮法科・強精法科に相当）です。

それと同時に、治療原則として挙げられるのは、生命の構成要素（意識・精神・五感・肉体）へのアプローチが生命そのものに影響を及ぼすということです。つまり、系統別に分類をしているものの一つひとつのアプローチは独立したものではなく、生命全体に波及すると考えるのです。

また、アーユルヴェーダの治療法の特徴として、鎮静療法（シャマナ）と浄化療法（ショーダナ）に大きく分けられます。

第2章で述べたように、ドーシャが増大しはじめて病気へと発展するまでには、いくつもの段階があります。鎮静療法は、発病に至るまでの段階でも有効なアプローチであり、行なうことによって健康の維持増進をはかることができます。この方法は予防医学的アプローチであり、個人でも実践ができます。

それに対して浄化療法は、病気が発症した後の段階で排出によって治癒を促すもので、医療者に任せるパンチャカルマなどを指します。現代医学では発症後のアプローチに注力することに対し、アーユルヴェーダでは発症前から行なう鎮静療法を重視するという点は、大きな違いとも言えるでしょう。

これら2つの方法は、過剰なものを排出するという引き算の治療法が基本となっています。伝統医学全般における考え方として、食事などによって何かを摂取すること以上に、過剰なものを排出することが重視されているのです。

鎮静療法
——日常生活におけるコントロール

鎮静療法は、食事や運動などといった日常生活の行動をコントロールすることで、増えてしまったドーシャを鎮め、バランスを整えていく方法です。その際、「似たもの同士は増やしあい、異なるものは減少させあうように働く」というドーシャの性質を参照し、増大に対して配慮することが大切です。

鎮静療法（シャマナ）
現状の心身の状態を知り、そのアンバランスさに対して反対の性質のものを取り入れる方法。

浄化療法（ショーダナ）
心身の解毒法であり、アーユルヴェーダでは、パンチャカルマは、医療行為とされている。「汚れた布は洗ってきれいにしてからでなければ、きれいに染まらない」というのと同じ考え方で、治療のために心身をきれいにする方法。

ヴァータのアンバランスを鎮めるために

ヴァータと逆の性質をもつ行動を行なうことが求められます。ヴァータの性質には、軽性・動性・冷性・乾燥性・不規則性など（35頁参照）がありますから、適度な重性・安定性・温性・湿性・規則性などを無理なく取り入れ、心身の休息をとることや食事などの規則性を重視すること、体を冷やさないことなどがポイントとなります。

ピッタのアンバランスを鎮めるために

ピッタのもつ性質には、熱性・鋭性・軽性・液性・微油性などがあります（37頁参照）。バランスをとるためには、冷性・円滑性・重性・乾性などを無理なく取り入れ、心身の休息をとって冷静になることが効果的です。暴飲暴食や激辛食品の摂取など刺激の強い食事を控えること、闘争的な映像やゲームなどを避けることなどを心がけましょう。

カパのアンバランスを鎮めるために

重性・冷性・油性・遅性・安定性といったカパの性質（38頁参照）とは逆の軽性・温性・乾性・軽性・動性などの性質を、生活の中に取り入れることが効果的です。動くこと、糖分や油分を減らした食事を摂ること、体を冷やさないことなどを実践しましょう。

複合したドーシャのアンバランスを鎮めるために

複数のドーシャのうち、最もアンバランス度の高いドーシャを調整します。2つが同じように乱れている場合は、2つのドーシャを同時に鎮静化させる性質のものを摂ります。さらに、2つのドーシャにヴァータが含まれる場合は、まずはヴァータの鎮静から行ないます。また、それらのドーシャが乱れやすい時間帯や季節には特に、バランスを整えるような生活を心がけることです。

なお、ヴァータ・ピッタ・カパの3つが同等に増悪している場合は、もっとも

複合したドーシャのバランス

ヴァータ・ピッタは速性が共通なので、バランスを図るためには遅性をとりいれます。

ピッタ・カパは油性が共通なので、バランスを図るためには乾性をとりいれます。

ヴァータ・カパは冷性が共通なので、バランスを図るためには温性をとりいれます。

影響が大きいドーシャであるヴァータを優先的に鎮静しましょう。

浄化療法
——排出のためのメソッド

ドーシャは、どれだけ鎮静化しても再び増悪します。そのため、余分なドーシャやアーマを浄化する「浄化療法」が根本的な解決法となります。

浄化療法の中で代表的なのは、「パンチャカルマ」です。パンチャは「5」、カルマは「行為」という意味があり、病気の根を取り除くために推奨されている療法です。

5つの方法とは具体的に、①鼻に油などを点鼻する経鼻法、②胃内の毒素を排出させる催吐法、③下剤をかけて小腸からの毒素を排出させる瀉下法、④大腸から毒素を出す浣腸法、⑤皮膚からアプローチして血液から毒素を排出させる瀉血法、です。これらは医療行為であり、アーユルヴェーダのクリニックなどで行なわれています。

通常は、体への負担を減らしながら効率よく結果を出すために、アーマ・パーチャナを3～10日間行なった後にパンチャカルマを行ないます。

ここからは、アーマ・パーチャナとパンチャカルマの方法について説明していきましょう。

アーマ・パーチャナで
浄化の準備

アーマ・パーチャナは、アグニ（消化の火）を高めて胃腸の働きを順調にするというものです。パンチャカルマの前処置（プールヴァカルマ）の前段階で行なないます。

アーマ（未消化物）は、パーチャナ（熟成）させて消化しきってからでなければ、排泄できないとされています。パンチャカルマは、アーマ（未消化物）を直ちに排泄させるものと捉えられがちですが、アーマが蓄積している場合、パンチャカルマは禁忌だとされています。

未成熟な青い果実からはジュースがし

ぼれないのと同様に、熟成されない未消化物が残ったままでは効果的な浄化ができません。そればかりか、新たな病気を作ったり治療による反動が起きたりする原因にもなります（なかには、好転反応として起こる症状もあります）。

朝起きたときに体がだるい、硬いなどの症状がある人や、打撲したわけではないのにかかとや関節が痛むなどの人は、アーマが蓄積している可能性があります。これらの症状は、アーマ・パーチャナだけで治癒することも多いでしょう。

また、急性症状によって発熱がある人もアーマが蓄積していると考えられます。パンチャカルマを行なう前に、アーマ・パーチャナを行なうといいでしょう。

以下の①〜④のアーマ・パーチャナを2日間続けることを、毎月もしくは毎週くりかえすだけで、軽い体調不良が改善することもあります。ただし、①〜④のすべてを行なえない場合でも、できるものからはじめることをおすすめします。

①白湯を飲む

温かい白湯を飲みましょう。白湯は火と水のエネルギーをもっており、その中の火のエネルギーが、同じく火のエネルギーであるアグニを増進させます。そして、水は尿量を増やして毒素の排出を促します。冷たい飲食物を摂るとアーマが生成されますので、温かいものにしましょう。

白湯の作り方については「もともとの水が半量〜1／4量になるまで煮詰める」などの方法が示された古典もあります。しかし実際には、10分間以上沸騰させて塩素を飛ばせば十分です。その後は、快適な温度に冷まして少しずつ飲むとよいでしょう。特に、食事中にするように飲むと甘露の液体になるといわれており、これは消化酵素が作用しやすくなるためだと考えられます。ペットボトルや缶などに入った市販の飲料よりも、白湯を選ぶことをおすすめします。

②食事の量を減らす

食事のときは、糖分（特に小麦製品）や脂肪分を控え、量は腹半分から八分目にとどめるようにしましょう。週に1日は、野菜ジュースや野菜スープ、お粥、白湯のみで過ごすのもおすすめです。弱っていたアグニが立ち直り、アーマを消化する力が蘇ります。できれば週に1度、1日断食をすることも効果的なアーマ・パーチャナになります。ちなみに、お釈迦様は「ウポアズ」という小断食によって体調を整えたと伝えられています。

ただし断食には、ヴァータやピッタを増大させる副作用もあります。その結果、胃十二指腸潰瘍によって穿孔するという例もありますから要注意です。ピッタ体質やヴァータ体質の人は完全な断食をするのではなく、食べる量を減らす程度にするとよいでしょう。

③アグニの変動に応じた食事をする

アグニが低下する朝と夕は、食事を少なくすることをおすすめします。特に、朝方に体が硬いなどの症状がある人は、軽めの夕食を早い時間帯（日没後3時間まで）に済ませます。また、夕食には揚げ物や肉など消化力の強さが求められるものを食べないようにするといいでしょう。

④アグニを高める薬草などを積極的に摂る

代表的な処方は、スライスしたショウガに塩とレモンを振りかけたものです。毎食前にとるといいでしょう。または、ショウガの絞り汁大さじ1杯に同量のハチミツを加え、レモン汁やコショウを振ってぬるめの白湯で薄めたものを食前に飲みます。

そのほか、ヴァータが乱れた冷え症の人などの場合は特に、ショウガのスライスを5～10分間煮出したものを飲む方法も効果的です。胃腸が軽くなるのを感じられることでしょう。肝臓機能が低下して消化力が弱まっている場合は、さらに

ウポアズ
お釈迦さまの断食法とも呼ばれている。1日断食が基本。翌朝に生野菜を食べて下痢を促す（お流しと呼ばれる）。2回ほどトイレに行ったら、その後、生野菜に味噌をつけたものやレモン水などをいただく。

ショウガ
インドでは、紀元前3000～5000年前にはすでに保存食や医薬品として使われていたとされている。日本には2～3世紀頃に中国から伝わり、奈良時代には栽培がはじまっていたと言われる。『古事記』に記載があることからも、早くから用いられていたことがうかがえる。

ターメリックを加えることをおすすめします。ショウガを加熱することによってショウガオールという成分が増え、血流促進などの効果を発揮するため、手足が冷えやすい人にもおすすめです。

●アグニを高めて浄化力アップ

アグニを高める行動はすべて、浄化を促す効果を期待できます。適度な運動や入浴もアグニを高めますし、排泄も浄化療法になります。

排泄を促すためには、ドーシャのバランスがとれている必要があり、特にヴァータの働きが順調であることが求められます。ヨーガやオイルマッサージを行なうほか、ヴァータを乱さない規則的な生活を送ることで排泄力を高めることができます。食物繊維が豊富な食品やフノリなどの海藻類、セルロース含有食品などを摂るのもよいでしょう。

さらに発汗には、ピッタの浄化効果もあります。普段から、うっすらと汗をかけるような運動をするのが理想的ですが、ピッタが増えやすい夏には特に、しっかりと汗をかくようにするといいでしょう。発汗のためにサウナに入るのも効果的です。ただしその際は、頭や顔の温度が上がりすぎないよう注意しましょう。顔などを覆わないようにしたり、濡れタオルを顔や頭にかぶせて入るのもおすすめです。

パンチャカルマによるデトックス（毒物の排出）の仕組み

パンチャカルマの作用については、人体がチクワのような筒状の構造であることをイメージすると理解しやすいでしょう。チクワの身の部分は、過剰なドーシャやアーマ（未消化物）、マラ（燃えかす）などが蓄積している場所であり、シャーカーと呼ばれています。チクワの身の内側の空洞になった部分はスロータス（通路という意味）と呼ばれ、シャーカーはこの部分を通って、チクワの穴に相当するコーシュータ（消化管内という

フノリ
紅藻スギノリ目の海藻。味噌汁の具・酢の物・刺身のツマなどに使われる。中国に伝わる薬草辞典『本草綱目』には「鹿角菜」という名で記載され、「解熱作用があり胆石等の結石を溶かす」とされている。含有されるフノランという成分には、コレステロールの吸収を抑制する働きがあるため、高血糖症や糖尿病、高血圧の予防にも効果的。煮詰めたものを肌に塗ると、美肌効果が期待できるとも言われている。

セルロース
穀類の外皮などに含まれる食物繊維。腸内で水分を吸収してふくらみ、腸管を刺激して有害物質を吸着する働きがある。この働きから、便秘の予防や解消、大腸ガンの予防、有害物質の排泄に効果を期待できる。また、腸内の善玉菌を増殖させる作用も。セルロースを多く含む食品には、ごぼ

意味）や鼻腔内、皮下に導き出されていきます。

　パンチャカルマには前処置・中心処置・後処置という3段階があります。パンチャカルマの前処置では、アーマを浄化した後、皮膚表面からオイルを染み込ませます。そして中心処置は、前処置によってアーマを浄化したうえで、固まってしまった毒素を剥ぎ出す効果を狙ったものです。オイルを使うことで、閉塞したスロータスや組織から毒素を取り除いていきます。オイルマッサージによって体表から、そして、ギー（171頁参照）を内服することなどによって体内からアプローチして、体の外からも内からもオイルを行き渡らせます。その後、発汗によってさらにスロータスを広げ、ドーシャや老廃物を消化しきることで排出しやすくするのです。こうして出てきた毒素を排泄させる方法が、5種類の中心処置です。

　そして後処置は、中心処置を終えて低下した体力や消化力を高めるためのものです。薬草処方を行なうなどしながら、

●パンチャカルマの原理

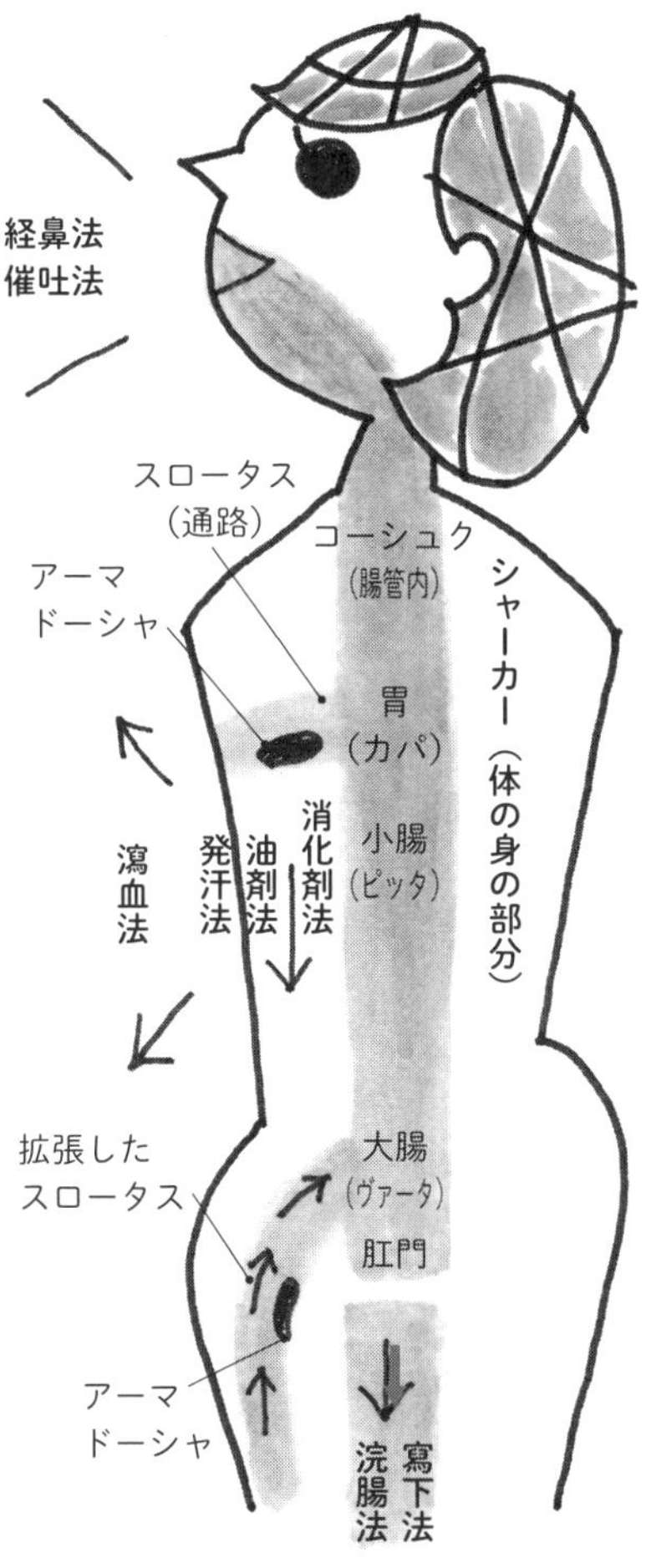

う、小麦ふすま、玄米、大豆などがある。

うっすらと汗をかく運動
うっすらと汗をかく程度で、呼吸を乱さずに行なえるような運動であればヴァータの乱れを起こさないとされている。

中心処置の2～3倍の期間にわたって行ないます。

アーマ・パーチャナの後に行なうパンチャカルマの前処置

ではここからは、アーマ・パーチャナの後に行なうパンチャカルマの前処置について具体的に見ていきましょう。

アーマ・パーチャナによってアーマを浄化した後は、スネーハナ（油剤法）によって体にオイルを浸みこませます。一般的に行なわれているのは、皮膚表面からオイル（主にゴマ油）を浸みこませるアビヤンガや額にオイルを垂らすシローダーラーです。

アビヤンガは、温かいオイルで30分ほど、1人もしくは2人の術者によって処置をするというものです。これは、ヴァータを鎮めるうえで特に有効な方法です。座位で頭部・顔・背中・胸・腕などを処置するほか、仰臥位になって胸・腹部・手足などをケアします。その後、側臥位（横向き）と腹臥位（うつ伏せ）になり、胴体と手足をオイルマッサージします。

これは、アロマテラピーのトリートメントと類似していますが、アロマテラピーでは精油とキャリアオイルを使用するのに対し、アーユルヴェーダでは薬草成分を含むオイルとゴマ油（ギーや牛乳、ヨーグルトなど動物性のものの場合も）を使います。

アビヤンガは毎日行なうことによって、①老化を遅らせて長寿になる、②疲労回復する、③ヴァータの過剰による神経系の病気の予防と治療に効果がある、④視力を良くする、⑤睡眠の質を高める、⑥体力をつける、といった効果を期待できると言われています。

ただし、発熱や消化不良があるとき、栄養過多のときなどは、悪化させるおそれがあるので控えたほうがいいでしょう。

●オイルによる全身ケア——アビヤンガ

ゴマ油によるアビヤンガは、消化力アップ、発毛促進、皮膚や子宮の浄化、老化防止、知性の向上などに効果的だと言われています。そのほか、ヴァータのアンバランスに起因する症状（疲労、難治性皮膚疾患、耳や眼の疾患、頭痛、女性生殖器疾患、骨折、脱臼、火傷、皮膚外傷など）にも効果を期待できますし、ヴァータが過多になりがちな高齢者にもアビヤンガがおすすめです。ちなみに、セルフケアとしてのゴマオイルマッサージにおいても、類似した効果を期待できます。

アビヤンガでは、まずは、5～10分ほどかけて全身に余すところなくゴマ油を塗布します。その後、ヴァータとピッタを鎮静したい場合は、体毛の生えている方向（中心から末梢、上から下へ）でマッサージを行ないます。カパを鎮静したい場合は、鬱血やむくみを取り除くべく、静脈やリンパの流れに沿って心臓の方向へとマッサージを行ないます。関節部分は丸く軽く擦るようにします。さらに、後出のガルシャナもおすすめです。

この施術は、朝か夜の沐浴前に行なうとよいでしょう。ただし、紫外線によってゴマ油の不飽和脂肪酸が過酸化脂質に変わり、有害化する可能性があるため、外出前は顔などへの塗布は控えたほうがよいでしょう。

寒い場所で行なうとヴァータを増やしてしまいますので、適温に保たれた環境で行なうようにしてください。暑い場合であれば、アビヤンガ後に冷たい飲み物をとったり冷房で体を冷やしたりすることを避けたほうがいいでしょう。入浴したりサウナに入ったりして、体を冷やさないようにして汗を流すのがおすすめです。

また、肥満ぎみの人はカパが優勢になる傾向があるため、ガルシャナ（乾布摩擦）をしてからオイルを少量塗るとよいでしょう。さらに、オイルを拭き取った後で再びガルシャナを行なうと、カパとヴァータの乱れを一挙に調整することが

ゴマ油
ゴマの約50％は油分であり、その主成分は、体の組織が正常に機能するうえで欠かせないリノール酸と悪玉コレステロールだけを下げるオレイン酸である。

アビヤンガ
基本的に2人の施術者によって、左右同時に同じストロークで心臓から末端に向かってマッサージされるのが主流。これに対し、スウェーデンマッサージに代表される西洋のマッサージでは、体液の循環を促進するために末梢から心臓に向かって行なわれる。

●自己マッサージの方法

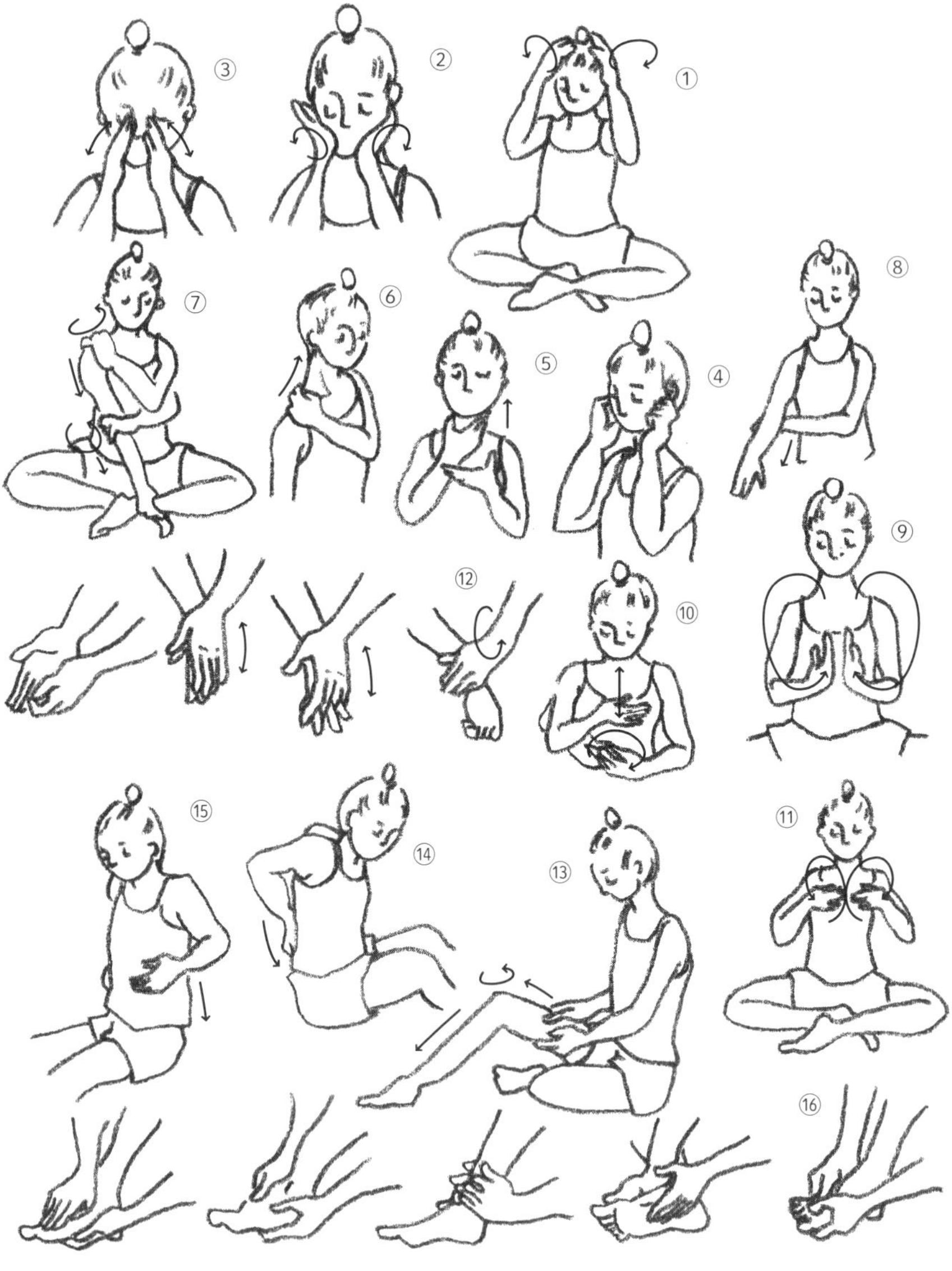

マッサージの方向は通常身体の中心部から末梢部に、上から下へ、あるいは心臓から遠ざかる方向に向けてマッサージしていきます。指圧のように圧迫する必要はなく、油を塗布する程度の押さえ方でマッサージします。関節部は、丸く軽擦します。自分へのいたわりの気持ちをもちながら行なってください。ポイントとなる部分は、頸部、耳、足底部ですので、忙しい場合にはこの３つの部分のみでもよいでしょう。

●アビヤンガにおけるマッサージの流れ

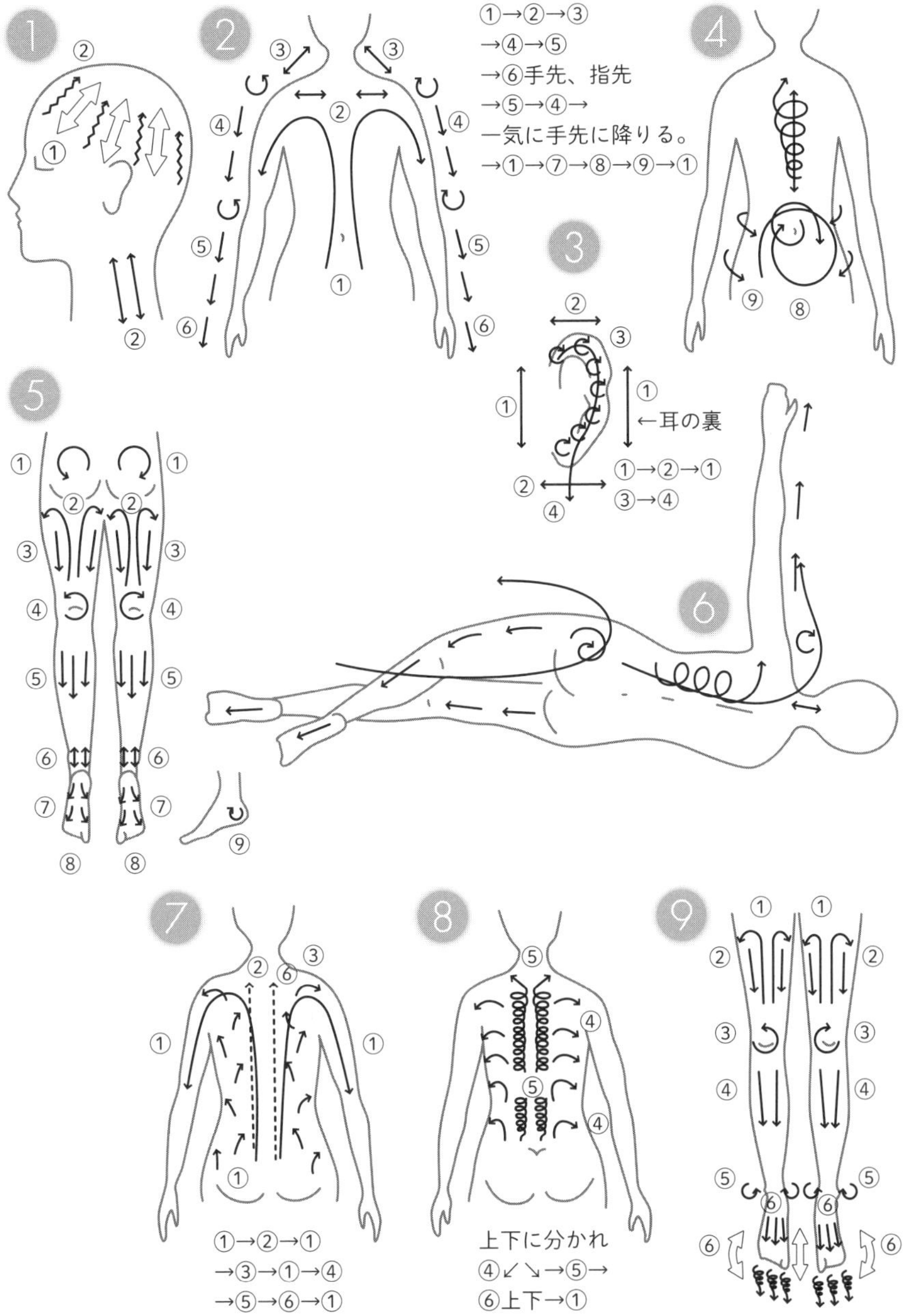

できます。

ちなみに、アビヤンガを行なうときに特に重視したい部位は、頭・耳・足の裏です。中でも頭部は、古典的にも最も優位な場所とされています。全身に107個あるマルマ（75頁参照）のうち、37個が頭部にあることからも、その重要性がうかがえます。また、頭頸部のヘッドケアは、心身へ大きな影響を与えることが知られています。
72、73、76頁の図には、自分で簡易的にアビヤンガを行なう場合の方法などを紹介しています。5分程度行なうだけでも、手足が軽くなり、肩や腰の動きが楽になるのを感じられるでしょう。こうしたセルフアビヤンガの効果を、鍼灸による効果を評価する経絡テストで確認したところ、経絡の流れを促すという結果も得られています。
さらに、家族やパートナー、患者さん同士などでアビヤンガをしあえば、体内の循環ばかりでなく、意識の交流を促す効果があり、生命エネルギー全体の循環を促すことができるでしょう。

アビヤンガを自宅で行なう場合は、お風呂場にタオルを敷いて行なうなどの工夫をしてみてください。そうすることで、床のベトベト感を防ぐことができます。

●額にオイルを垂らすシローダーラー

アビヤンガの後には、静かな環境で20～50分ほどシローダーラーを行ないます。シローダーラーとは、37～40℃程度に温めたゴマ油や薬用オイル、ときには薬草の煎じ液や牛乳などを20～50分間程度、額や頭部に垂らす施術（「ダーラーカルマ」とも呼ばれている）です。

その後、スウェーダナ（発汗法）として、20分ほどの薬草蒸気浴を行ないます。これは、頭以外の全身をドーム状のサウナで温めることで体内のスロータス（通路）を開放させ、オイルに溶けだした過剰なドーシャをスロータスを通じて流すことで、皮膚や消化管の中に分泌させる効果があると言われています。

現代医学的に正確な機序は不明ですが、蒸気浴によってヒートショックプロテイン（ＨＳＰ）などが生成され、それが細胞内外で毒素を融解させ、胃腸管の中に排出されることと通じていると推定されます。

こうした油剤法（アビヤンガやシローダーラー）や、スウェーダナなどの発汗法は、静寂のもとで行なわれます。そのため、心地よく行なうと施術中は瞑想状態になり、深い静寂を体験することができます。それにより、心身ともに浄化することができると思われます。また油剤法は古典的には、その後の中心処置（浣腸法や瀉血法など負担の強いものもある）によって起こりがちな体内のヴァータの乱れを防ぐ効果があるとも言われています。

●アーユルヴェーダ的ツボ・マルマ

アーユルヴェーダには、鍼灸医学のツボに類似する「マルマ」という概念があります。ツボと同じように全身に点在し、急所という意味を持っています。全身には１０７個のマルマがありますが、うち19か所が即死に至らせることができる急所です。特に、フリダヤマルマと呼ばれる両乳頭を結んだ線の中心あたり直径4横指の範囲へのダメージは、年間6名程度の子どもたちが、野球をしているときなどに急死する原因となっています。この場合、ＡＥＤを使えば急死を避けられるかもしれません。

マルマとは意識と肉体が交流する点であるとも考えられています。そのため、適切な刺激を与えることによって意識の変容が進み、心地よさを体験することができます。ただし、急所という意味を持つことからもわかるように、強く押しすぎると即死するほどの威力を発揮するものもありますから要注意です。

額のスタパニマルマ、心臓部のフリダヤマルマ、臍のナービマルマは三大マルマと呼ばれ、これらのマルマを強く傷害すると即死の危険性もあります。しかし、ダーラー（滴下療法）などのやさしい刺激を与えると意識の変容状態を簡単に体験させてくれます。

こうしたマルマにアプローチするとき

●アーユルヴェーダのマルマ

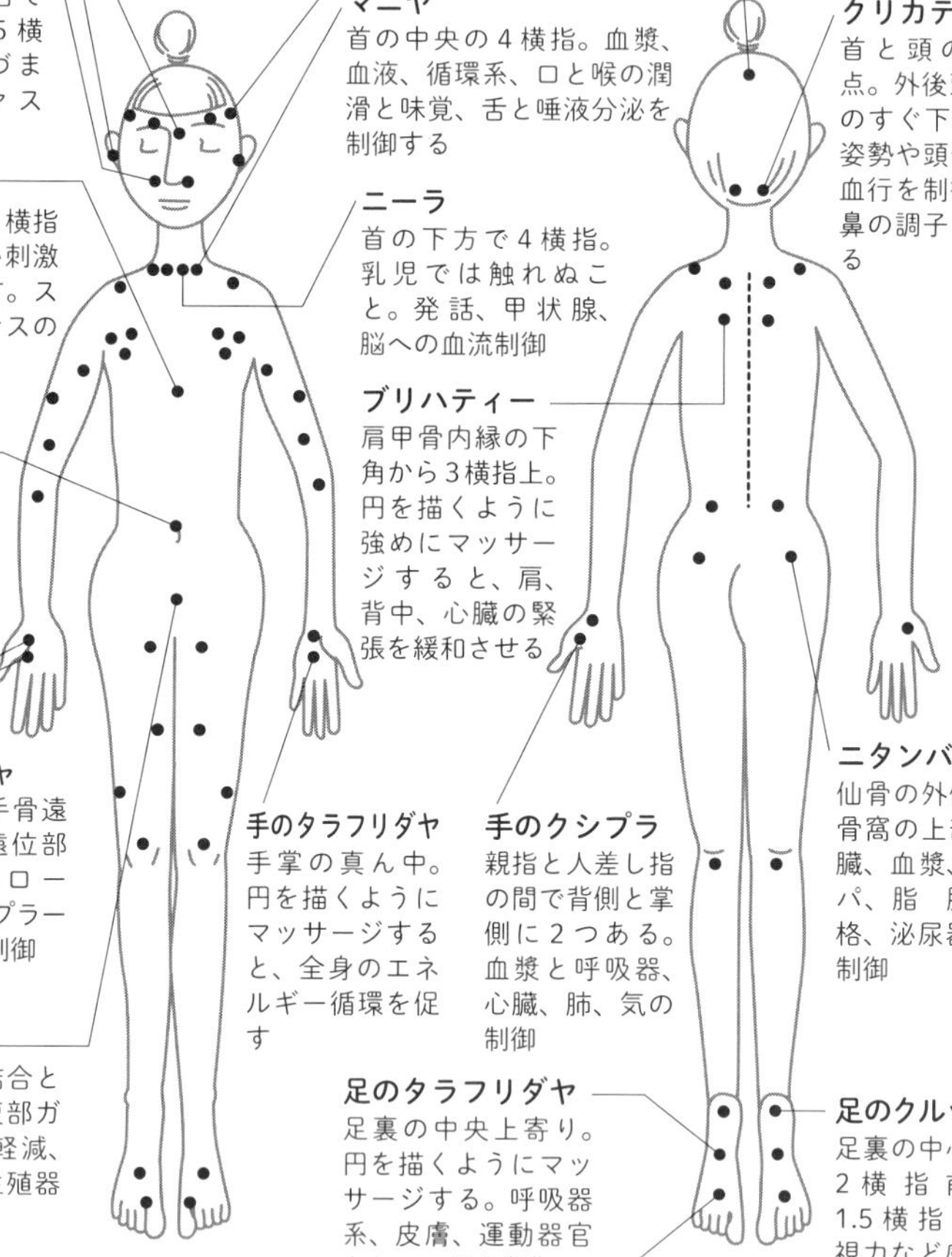

ヴィドゥラ
耳の後下方、乳様突起すぐ下。0.5横指。不安と精神的動揺を減らし耳閉感を癒す

スタパニ
眉間の0.5横指。気、心、感覚器官、脳下垂体を制御。心と感覚のアグニを支配

シャンカ
こめかみ、耳珠と目じりの間。円を描くようにマッサージすると、鎮静効果や睡眠を促す

アディパティ
頭頂、矢状縫合線上前泉門のすぐ後ろ。神経系、エネルギーなどを制御。心と気持ちを落ち着かせる

パナ
鼻孔の脇に左右で2個ある。0.5横指。頭痛、鼻づまりを治療。ヴァスティ

マニヤ
首の中央の4横指。血漿、血液、循環系、口と喉の潤滑と味覚、舌と唾液分泌を制御する

クリカティカ
首と頭の連結点。外後頭隆起のすぐ下。体の姿勢や頭部への血行を制御して鼻の調子を整える

フリダヤ
胸骨中央部で4横指の大きさ。強い刺激で即死を起こす。ストレスやマイナスの感情を緩和

ニーラ
首の下方で4横指。乳児では触れぬこと。発話、甲状腺、脳への血流制御

ブリハティー
肩甲骨内縁の下角から3横指上。円を描くように強めにマッサージすると、肩、背中、心臓の緊張を緩和させる

ナービー
へそ。やさしくマッサージ。ピッタを減らし、小腸に蓄積するのを止める

手のクルッチャ
両手の拇指中手骨遠位部。中手骨遠位部も含む。アーローチャカピッタ、プラーナ・ヴァーユを制御

手のタラフリダヤ
手掌の真ん中。円を描くようにマッサージすると、全身のエネルギー循環を促す

手のクシプラ
親指と人差し指の間で背側と掌側に2つある。血漿と呼吸器、心臓、肺、気の制御

ニタンバ
仙骨の外側、腸骨窩の上部。腎臓、血漿、リンパ、脂肪、骨格、泌尿器系を制御

ヴァスティ
下腹部の恥骨結合とへその中間。腹部ガスや膨満感を軽減、オージャスと生殖器系を強化する

足のタラフリダヤ
足裏の中央上寄り。円を描くようにマッサージする。呼吸器系、皮膚、運動器官としての足を制御

足のクルッチャ
足裏の中心から2横指前方、1.5横指内側。視力など感覚を鋭くする。気を制御

足のクシプラ
第1指と第2指の間で、尖端部。リンパ系と呼吸器系、心臓と肺の制御

体の表のマルマ

体の裏のマルマ

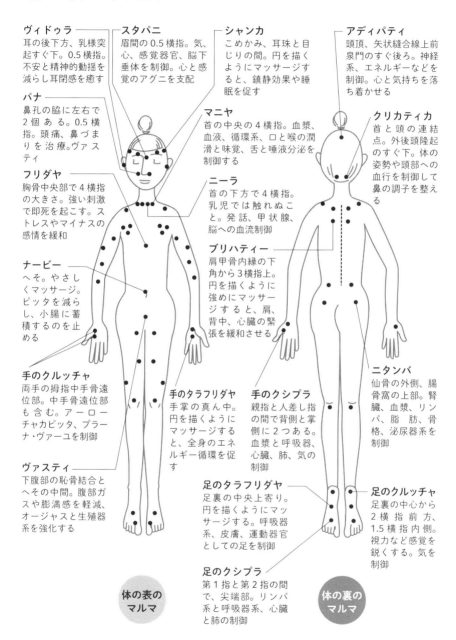

には、ダーラーのほか、キャリアオイルに精油を溶かしてマルマに塗布するといった微弱な刺激が適しています。これらの方法は、スピリチュアルヒーリングやレイキ、海洋療法などとも共通しており、世界中の伝統医療において行なわれています。

パンチャカルマの中心処置

パンチャカルマでは5つの方法（浣腸法、瀉下法、瀉血法、経鼻法、催吐法）を使い分けることによって、過剰なドーシャを排出します。

まず、過剰なヴァータを排出するバスティ（浣腸法）です。大腸から肛門を通じてヴァータを排出します。バスティには、ゴマ油と少量の岩塩からなる液を20～60㎖程度浣腸するアヌヴァーサナ・バスティと、薬草の煎液・蜂蜜・岩塩・ゴマ油・薬草の粉などを300～900㎖ほど浣腸するニルーハ・バスティがあります。

インドでは中心処置だけで最低7～8日間は必要といわれており、この間、毎日バスティを行ないます。アヌヴァーサナ（A）とニルーハ（N）をA→A→N→A→N→A→N→Aという具合に繰り返し、最初と最後にはアヌヴァーサナを行なうようにします。こうした処置によって、腸内フローラが変化することが報告されています。

また、コーヒー浣腸はインドに伝わる浣腸の代用として行なうことができます。コーヒー浣腸は、習慣的に安全に行なうことが可能であり、肝機能障害や難病の軽減などが報告されています。

コーヒー浣腸を行なうときは、まず浣腸液を作ります。水約700～800ccにコーヒーを大さじ1杯入れて、30分ほど弱火で煎じて400～500ccほどにします。これをフィルターで漉した後、40～43℃ほどになってから浣腸します。腸管内に浣腸液が入ったら、挿入したパイプを引き抜き、10～15分ほど待ってから排泄しましょう。浣腸液を落下させる高さは50㎝以下とし、自分の体の状態を観察しながら、無理のないように行なってください。

こうした処置には、体質・体調別の処置を加えて行ないます。

例えば、腰痛や筋肉の凝り、不眠や不安といったヴァータ増悪の症状が出ているときであれば、ヴァータを鎮静化するゴマサラダ油や薬用ゴマ油を使ったアビヤンガやシローダーラーがすすめられます。中心処置としてバスティを行ない、部屋にはヴァータを鎮めるアロマを香らせたり、浴剤として使ったりするとよいでしょう。

皮膚炎や手足の掌蹠膿疱症《しょうせきのうほうしょう》といったピッタ増悪による症状が出ていれば、小腸から過剰なピッタを出すヴィレーチャナ（瀉下法）がすすめられます。ピッタを鎮めるオイル（ココナッツオイル、オリーブオイル、薬用ゴマ油など）を使ってアビヤンガやシローダーラーを行なうのがよいでしょう。ピッタが乱れた人は目が疲れていることが多いので、ネートラ・タルパナ（目にギーを入れるケア方法）を加えてもよいでしょう。また、汚濁した血液やアーマを皮膚から排泄させるラクタ・モークシャ（瀉血法）も適しています。

ヴィレーチャナは、アーマパーチャナと連続して行なうことが多い処置です。白湯を飲んだり油分の摂取を少なくするなどした後、ギーを毎朝30－60－90㎖、あるいは50－100－150㎖と漸増させて飲みます（1日目に30㎖、2日目に60㎖、3日目に90㎖というように）。量については、ピッタやアグニの状況に応じて判断してください。ギーの匂いが気になる人は、レモンで軽く味付けするなどの対処をするとよいでしょう。ギーが体内にいきわたると皮膚が脂っぽくなり、便にも油分が増えます。これをスネーハパーナ（油剤飲用法）と呼びます。

スネーハパーナが十分にできた後、ひ

まし油やトリヴリッタ（285頁参照）などの峻下剤《しゅんげざい》を飲んで1日6～7回ほどの排便でピッタを浄化します。体への負担が大きい場合もあるため、専門家の管理下で行ないましょう。自身で簡易的に行ないたい人は、下剤を3日間程度飲んで行ないます。ギーが体内に行き届かない状態で下剤をかけても、十分な効果を期待できないかもしれません。しかし、何度か繰り返したり浣腸と併用したり、食事への注意を継続したりすることで、徐々に体調が異なってきます。

ラクタ・モークシャもまた、専門家のもとで行なうべき処置です。ですが、自身で吸角を使って行なうことも可能で、比較的安全性も高いと言えるでしょう。これは、韓国でブハンと呼ばれて、一般に行なわれている方法に類似しています。具体的には、アビヤンガと発汗法によって前処置をした後、痛みや湿疹がある箇所に吸角（吸い玉）を5～10分間ほど吸わせておきます（Dry Cupping）。もしくは、糖尿病患者が血糖測定用に使うファインタッチと呼ばれるランセット（穿刺針）で浅く刺した後、吸角を5～10分間ほど吸わせて瘀血を除去するのです（Wet Cupping）。

強い陰圧で吸角を15分以上かけると水疱ができることがあります。この水疱には毒素が出ていると言われていますが、その周囲には色素が沈着し、なかなか消えません。吸角をかける時間の目安は10分間以内とし、陰圧もあまり強くしないことが大切です。

私たちは、瘀血が蓄積している箇所に吸角を同定するために、オイルを使って刮痧《かっさ》（皮膚を水牛角や玉のヘラで刺激すること）をしています。数分間の刮痧によって皮膚が赤くなるところは、表皮の下の乳頭下静脈叢が鬱血していますので、その箇所にラクタ・モークシャナ（瀉血法）を行なえば効果が高いことと思われます。

全身的な浮腫や関節痛といった症状が出ているカパ増悪時には、ガルシャナ（乾布摩擦）を行なってから、カパを鎮めるゴマサラダ油や薬用ゴマ油を使ったアビヤンガを行ないましょう。代謝が促進され、汗が出にくい人でも発汗しやすくなります。中心処置としてはヴィレーチャナやバスティが適していますが、ナスヤ（経鼻法）もおすすめです。

ナスヤは、鼻周辺に蓄積したカパを浄化することで脳への入り口を開放させ、頭脳を明晰にしたり頭痛や眼の疲れを改善させたりすると言われています。その場合、前処置として、顔面から頭皮、後頸部までのオイルマッサージを行なった後、蒸しタオルで顔面を被い発汗を促します。その後、鼻孔に2～14滴のアヌタイラなどのオイルを滴下します。アヌタイラのほか、刺激の強さや症状に応じて、ブラフミータイラ、クンクマディタイラなどを使用することもあります。2滴ずつ行なうプラティマルシャ・ナスヤは、1日12回行なってもよい言われるほどに安全性が高いものです。ナスヤの直後は鼻汁が増えることがありますが、その後は鼻や頭がすっきりします。

ちなみに月経中は、ヴィレーチャナやラクタ・モークシャ、ナスヤなどは行ないません。また、適応と禁忌を守らないと副作用が出現することがありますので注意しましょう。

パンチャカルマを行なっている間は体内でアーマが動くため、体のだるさや痛み、心理的な変化などが起こることがあります。このような反応は通常、数日で消失して以前よりも体調がよくなります。もし長期的に症状が続くようであれば、副作用も考えられますので、対処が必要です。例えば発疹などは、ゴマ油が体に合わないことによってピッタが増えた副作用だとも考えられますから、ピッタを鎮静化するオイル（薬用ギーやココナッツオイル、チャンダ・ナディ・タイラなど）に変更するなどの対処をするとよいでしょう。

パンチャカルマの後処置

解毒効果の高い中心処置は、体に負担がかかります。そのため、前処置と中心

ナスヤ
点鼻浄化療法。パンチャカルマのひとつ。脳や意識の入り口とされる鼻からハーブのオイルや薬を入れ、体内や頭に浸透させる方法。治療後は頭がすっきりし、頭痛をはじめとする頭の症状に高い効果がある。鼻炎や気管支系などの予防にもよいとされている。

処置を同じ日に続けて行なったら、その後、数日間は心身を安静にし、軽くて消化しやすい食事をとりましょう。治療最終日以後も、中心処置にかかった2倍程度の時間をかけて食事の量や質、日課などをもとに戻します。

治療中は、服用している西洋医学の薬は中止しなくても構いません。ただし、ハーブの製剤を使用している場合は中断し、療法後、数日してから再開するとよいでしょう。

家庭でできるパンチャカルマ

このようなパンチャカルマは、1年に3回、季節の変わり目に、滞在型施設などで集中的に受けるとよいと言われています。しかし、時間を捻出することが難しい場合などは、家庭で行なえる範囲で実践してみるとよいでしょう。特に、ヴィレーチャナ（瀉下法）やスネーハパーナ（油剤飲用法）などは家庭でも行ないやすい療法です。

そのほか、家庭でできるものには、アビヤンガ、ガルシャナ、ゴマ油を使ったナスヤ、ゴマ油を使ったうがい、ゴマ油を使った歯肉マッサージ、ネトラ・タルパナ（目にギーを入れる）などがありますが、これらは浄化効果よりも、体と心のドーシャを鎮静化させる効果が大きいと言えます。

そのほかに直接的な浄化療法として、塩湯による鼻洗浄（184頁参照）、塩とターメリックによるうがいなどがあります。いずれも安全で簡単にできます。

塩
ヴァータのバランスを整えるが、ピッタとカパを増やす。ただし例外として、岩塩はピッタを増やさないとされている。

●ガルシャナの方法

体が冷えている、重くだるい、むくみがある、汗をかきにくい……などの悩みがある人は、カパが乱れている可能性があります。その場合は、アビヤンガの前に、絹（麻や木綿でもよい）の手袋やタオルでガルシャナ（乾布摩擦）をすると効果が高まります。発汗しにくい人は、20～30分ほどガルシャナを行なうと汗が出やすくなります。

昔から日本で行なわれていた乾布摩擦もまた、カパを減らす作用があります。カパの病気である喘息などが乾布摩擦でよくなったというのは、現代医学的には、擦過することによって皮膚だけでなく全身の血流が促進されるためだと考えられます。

●ガルシャナ（乾布摩擦）の手順

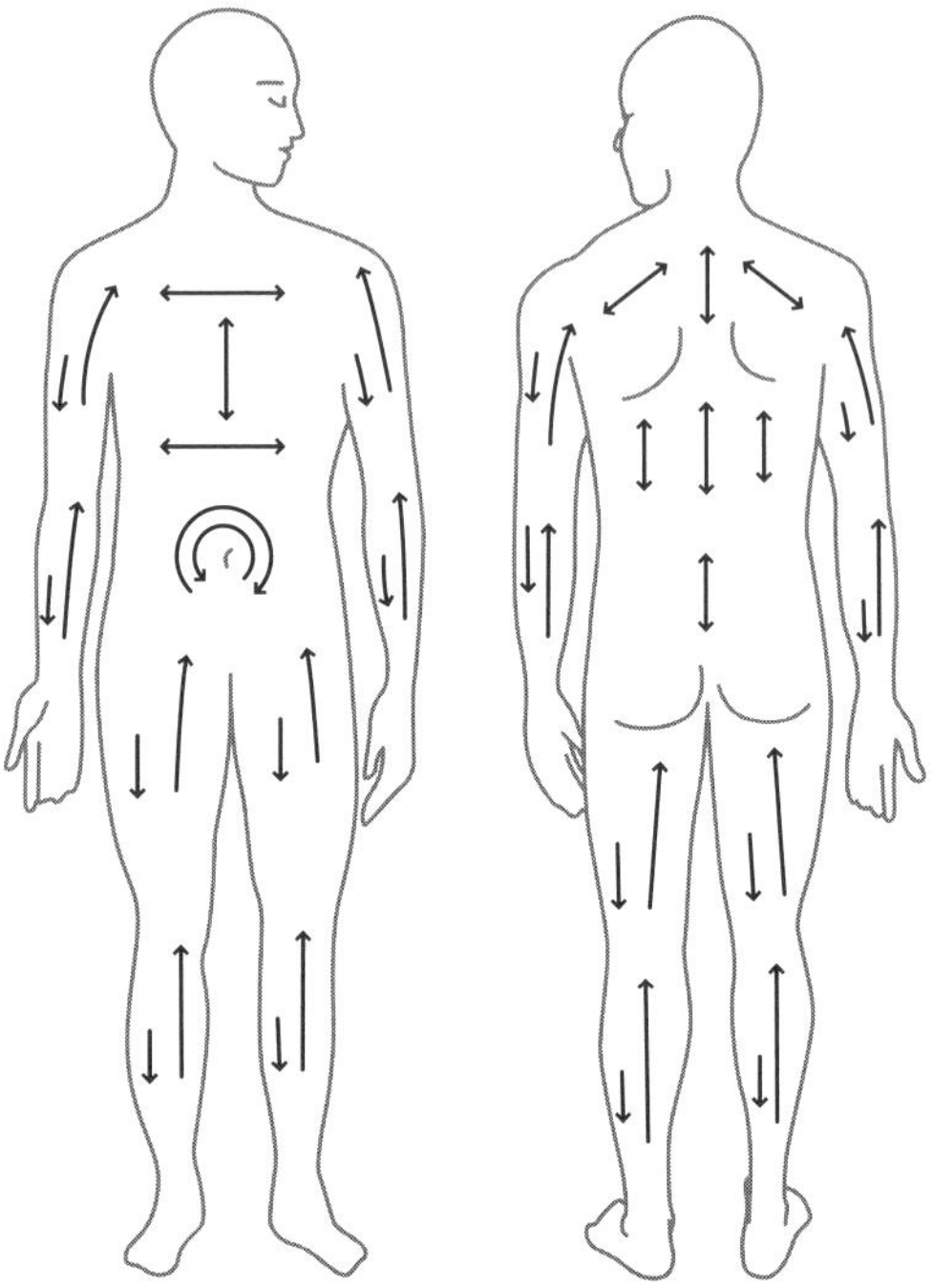

矢印はマッサージの方向。オイルマッサージの前に右のような手袋で乾布摩擦をすると、より効果的。

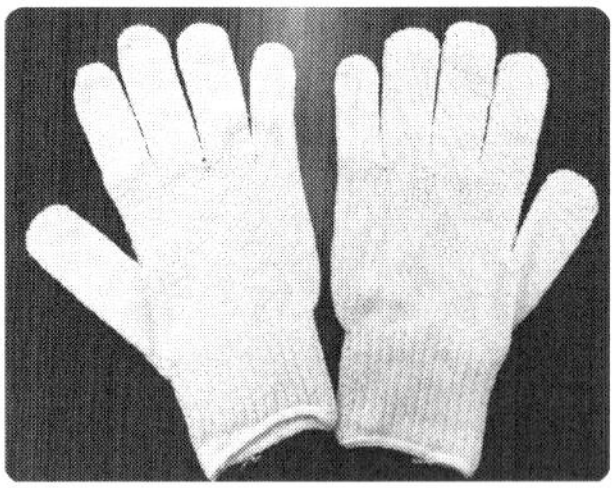

ガルシャナ用手袋

乾布摩擦
日本でも古くから行なわれている乾布摩擦は、アーユルヴェーダのガルシャナが起源だと言われている。効果としては、末梢から皮膚への刺激が延髄を介し、迷走神経に影響を及ぼして自律神経の働きを高めるとされている。気管支喘息発作の予防や皮膚鍛錬法として有用だとされ、その作用機序には、鍼灸治療と同じく軸索反射や体性内臓反射が関わっていると考えられている。

心の鎮静と浄化

サットヴァを高めるために

サットヴァを高めることはメンタルアーマ（未消化物）を浄化することであり、また、体のドーシャのバランスを整えることにもつながります。つまりは、メンタルストレス対策と言うことができるでしょう。メンタルアーマを浄化することで、サットヴァが高まると、体のドーシャも自然とバランスよくなります。これは、心身相関になっているためです。

サットヴァを高める代表的な方法として、①沈黙や瞑想などにより「純粋な静寂」を体験する、②無判断により心の静寂を体験する、③自然に触れる、④オージャスを増やす、という4つがあります。

純粋な静寂を体験する

忙しく過ごす時間が続くと、心に余裕がなくなります。「雑念が増えてストレスが溜まっているな」と感じられるかもしれません。呼吸が速くなり、さまざまな思いが走馬灯のように駆け巡ることもあります。

呼吸や思いは、休みなく連続しているものと思われがちです。しかし、インドの叡智によると、呼気と吸気の間には息をしていない状態があり、思いと思いの間には無念の状態があると言われています。そして、その間（ギャップ）が、雑念のない純粋な静寂の場なのだと考えられています。

こうした間（ギャップ）に触れるためには、まず、自分の内外の音を減らしましょう。テレビやラジオを消し、電話なども鳴らないようにして、静かな環境を作ります。

続いて、自分の好きな姿勢で座り、目を閉じて自分の内側を眺めます。最初の

静寂
サンスクリット語で「心の平安」を意味するシャンティと同義。

●ギャップの構造

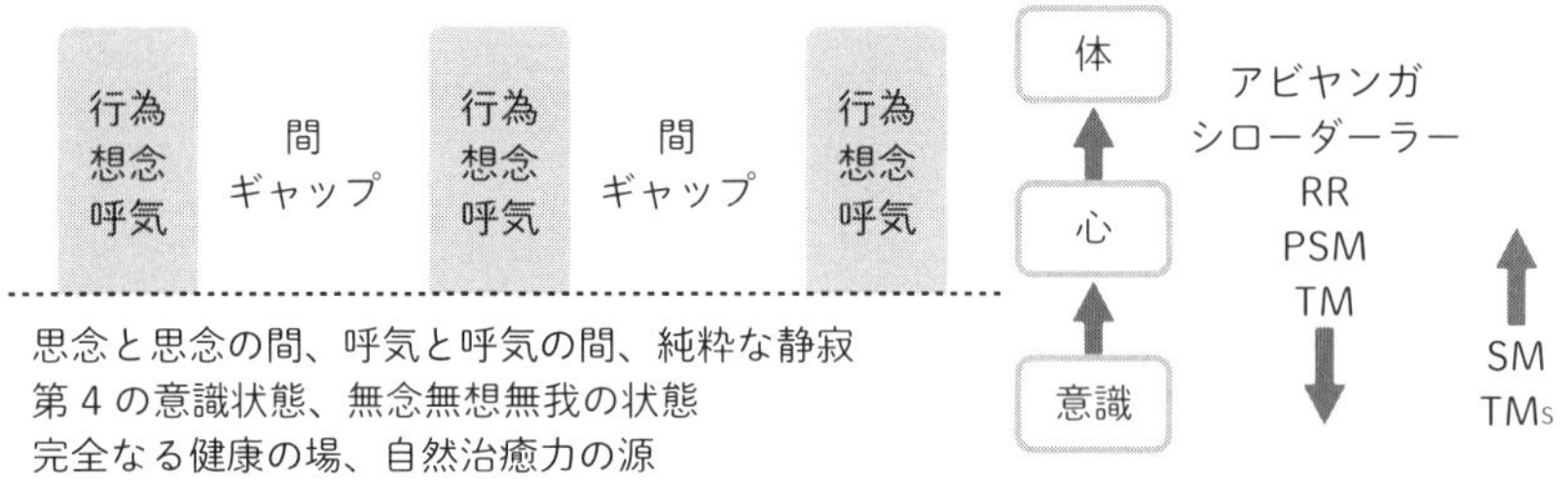

TM：超越瞑想 Transcendental Mediation
RR：リラックス反応（ベンソン法）Relaxation response
PSM：原初音瞑想 Primordial sound meditation
SM：スートラ瞑想 Sutra meditation
TMs：TM シッディー・プログラム TM Sidhi program

うちは、心がおしゃべりをしたがるかもしれません。しかし、そのような雑念も出るにまかせながら、自分の呼吸を眺めてみてください。そして「息を吸っている・吐いている」という状況を、ただ眺めます。これは、アナパーナサティ（呼吸観瞑想）という仏教の瞑想法の一種で、「マインドフルネス」の状態を体験するために有効な方法です。

その後は、集中瞑想（サマタ瞑想）などの瞑想法を行なうとよいでしょう。この瞑想法は、楽な姿勢で座り、マントラ（真言）を心の中で繰り返すなどの方法で行なわれることがあります。こうした瞑想は、何事も忘れてもいい…と思える「無邪気」、こうあるべき…などと決めつけない「無判断」、じっとしていなければいけない…といったこだわりを持たない「無拘束」で臨むとよいでしょう。朝・夕それぞれ20〜30分ほど行なうのがおすすめです。

マントラを使った瞑想を行なううち、繰り返すマントラが乗り物となり、私た

アナパーナサティ
五木寛之氏の『下山の思想』には、「『アナパーナ・サティ・スートラ』という教えは、中国で『大安般守意経』と訳された。ひらたくいえば、これは『呼吸のしかた』『息をする上での注意』『呼吸の心得』といった意味だ」と書かれている。

ちの意識が純粋な静寂の場へ降り立つことを促してくれます。そうして、言葉と言葉、思いと思い、呼気と吸気の狭間（ギャップ）を体験したとき、心は安らぎ、故郷に帰ったような安心感や至福感に満たされます。このような体験によってサットヴァは増加し、メンタルアーマ（心の未消化物）も浄化されるのです。

さらに深い静寂がおとずれるときには、至福感さえも超えた無念無想の状態に至るといわれています。至福を感じている段階ではまだ残っている「私」という意識さえもなくなった、無我の状態を体験できるのです。それが「純粋な静寂」です。純粋な静寂の場は、完全なる健康の場であり、自然治癒力の源です。

純粋な静寂では、「くつろぎの機敏さ」を体験することができます。これは「第四の意識状態」とも言われ、くつろいでいるけれどもボーッとしているわけではない状態であるとも言われます。

このときの呼吸はケーバラクンバカといわれ、呼気と吸気の狭間で休止するのが特徴です。この状態は、意識の最小励起状態であり、代謝がきわめて低下しています。アルファ波からシータ波までの脳波が脳の中心部から前頭部にまで広がり、左右と前後における脳波が同期します。さらに、脳内モルヒネの分泌も盛んになっていると考えられています。

また、純粋な静寂は、時間と空間のない体験（timeless, spaceless）です。時間がどれだけ経ったのか、自分はどこにいるのかを忘れてしまうこともあります。これは意識が変容した「変性意識状態ＡＳＣ：Altered State of consciousness」とよばれる体験です。ＡＳＣは、瞑想に限らず、たとえば無我夢中で趣味を楽しむことなどによっても体験することができます。好きなことに没頭すると時間を忘れてしまいますが、このときはマインドフルネスの状態になっており、ストレスが解消されるということが分かってきました。さらに、脳内の海馬組織も活性化されるということが推定されています。

第四の意識状態

第一の意識状態は、肉体意識と呼ばれ、日常的な活動に従事しているときのもの（脳波はβ波）。第二の意識状態は夢の意識であり、アストラル体での体験や目が覚めた状態でメンタルな活動に従事しているときの意識（脳波はα波）。第三の意識状態は、夢を見ない熟睡時の意識（脳波はデルタ派）。そして第四の意識状態が、純粋意識であり〝トゥーリヤ〟と呼ばれるもの。先の３つの意識を超えた意識状態であり、その他の意識の源。永遠にして歪みのない無限の意識。刷り込みや思い込みといった個の意識を超えた超意識であり、宇宙の叡智のみの意識である（脳波はシータ波）。

無判断に徹する時をもつ（マインドフルネス）

判断とは、物事の良し悪しを評価することです。私たちは日常生活において、自分の価値観において判断をしています。評価・分類・分析などを行なうとき心の中には乱れが起こり、想念と想念のギャップが狭まります。

そこで判断をやめると、心を静寂にすることができます。こだわりのない広い心を保てるようになるのです。まずは、「今日はすべての出来事を判断しない」という言葉から1日をはじめてみましょう。そして、何事も判断しないよう注意し、無判断の時間を徐々に長くしてください。

休息をとって自然に触れる

山や海などの自然と触れる機会が不足すると、ラジャスやタマスが増大します。特に山の緑は、心を鎮めてサットヴァを増やしてくれます。いきりたったり焦ったり、自信をなくしたりしてしまった心が、純粋性を取り戻す助けとなることでしょう。また、自然の中で数日間ほど規則正しい生活を送れば、休息がとれて体内リズムの狂いを戻すことができるはずです。

自然の中では、すべての生き物の内なる知性を、ただ黙って目撃してみましょう。静かに座って夕日を眺めたり、小川のせせらぎに耳を傾けたりするうち、自分が大宇宙の中で生き、生かされていることを実感できることでしょう。

オージャスを増やす

オージャスを増やすには、①オージャスを増やす食物をとる、②オージャスを増やす方法で食事をする、③ラサーヤナ（強壮長寿法）を行なう、という3つの方法があります。

①オージャスを増やす食物を摂る

アーユルヴェーダでは、食物が心に作用を及ぼすと考えています。食物からはオージャスも産生されますから、適切な食物をとることは体と心の双方に必要なことなのです。

甘いものや果物、牛乳、ゴマなどはサットヴァを増やす食物です。甘くおいしく、消化しやすくて栄養バランスがとれているものは、すべてオージャスを増やします。

ただし牛乳に関しては、古代インドと現代における摂り方が異なっていることを知る必要があります。イギリス人学者のジェイン・プラント氏は、著書『乳がんと牛乳』の中で、自身の乳がんが再発した後に、牛乳をやめたことにより、以降は再発しなくなったという事例を紹介しています。このことは、牛乳に含まれるIGF-1（Insulin-like growth factor）やエストロゲンが、がんの原因のひとつであるということを示唆しています。

また、果物についてもオージャスを増やすと言われていますが、豊富な果糖が血中でタンパク質と結合してAGEs（165頁参照）をたくさん生成するので、食べ過ぎには気をつけましょう。AGEsは、老化を促進する毒素の一種です。

一方、激辛食品はラジャスを増やします。レトルト食品も、タマスやラジャスを高める食品の代表だと言われています。

【サットヴァ・ラジャス・タマスに富む食べ物の性質】

- サットヴァ（純粋性）に富む食べ物…生命力・勇気・健康・幸福・喜びを増大させる、腹持ちがよい、油質、食べておいしく心地よい
- ラジャス（動性）に富む食べ物…苦味・酸味・塩辛味などが過度であり刺激が強い、油気がない、苦痛と災いと病気をもたらす
- タマス（惰性）に富む食べ物…新鮮さに欠ける、味を失っている、悪臭がある、調理されて時間が経っている、食べ残しで不浄

食事中は牛乳は摂らない
肉や魚、酸味のあるフルーツ、卵、酵母パンなど、米以外のものは、牛乳との食べ合わせが悪く、アーマを作る原因となる。

AGEs
最終糖化産物と呼ばれる一種の毒素。グルコースや果糖がタンパク質のアミノ基と結合して酸化・縮合することで生成される物質で、血管内皮細胞やコラーゲンなどの機能を障害し、老化や種々の病気の原因になるとも言われている。

②オージャスを増やす方法で食事をする

何を食べるかだけではなく、どのように食べるのかも重要です。オージャスの生成は、消化をよくすることで高まると考えられているからです。

ディーパック・チョプラ氏の著書『パーフェクトヘルス』には、オージャスを増やす食べ方のポイントが紹介されています。

【オージャスを増やす食べ方】

- 落ち着いた空間で座って食べる
- 食事中は会話をせずに集中する
- よく噛んで食べる
- できたての温かいものを食べる
- よく調理されており半煮えでないもの、適度に油分を含むものを食べる
- 食べたものが消化されるまで次の食事をしない（次の食事までに4～6時間空ける。軽食の場合は2～4時間）
- 食事中にお湯をすする
- 加熱したハチミツを摂らない（アーマのもとになるため）
- 食事と合わせて牛乳を摂らない（ミルクのみで飲むか、甘い食品と合わせて摂る）
- 毎食、6種類の味をすべて摂る（甘味・酸味・塩味・辛味・苦味・渋味）
- 満腹まで食べず、2／3～3／4の腹具合にする
- 食後はすぐに動かず、数分間は静かに座って過ごす

③ラサーヤナを行なう

ラサーヤナとは、強壮長寿法のこと。方法としては、ラサーヤナ（滋養強壮薬）を飲むことと、アーチャーラ・ラサーヤナ（倫理的な生活を守ること）が挙げられます。

滋養強壮薬には、トリファラー、チャヴァナ・プラーシュやアムリット・カラーシュなどがあり、インターネットなどで個人輸入することも可能です。また、アシュワガンダやシャタバリ、ムクナなどの単一素材もラサーヤナ薬になります。

アーチャーラ・ラサーヤナ

ヨーガの聖典『ヨーガスートラ』にある禁戒（ヤマ）・勧戒（ニヤマ）とは共通点がある。

◎禁戒（ヤマ）…他人や物に対し、5つの行動を禁じてあり方を説いたもの。①アヒムサ（非暴力である）、②サティヤ（正直である）、③アステーヤ（盗まない。人物を盗るだけではなく、人の言葉や思いを自分のもののように語ることも盗みにあたる）、④ブラーマチャリヤ（無駄遣いをしない）、⑤アパリグラハ（貪らない）。

◎勧戒（ニヤマ）…自分に対して積極的に行ないたい5つの行動。①シャウチャ（清浄にする）、②サントーシャ（足るを知る）、③タパス（精進する）、④スワディヤーヤ（読誦をする）、⑤イシュワラプラニダーナ（神祈念をする）。

一方、ハーブ製剤を使うだけではなく、生活習慣を整えることにも不老長寿作用があります。これは、アーチャーラ・ラサーヤナ（行動のラサーヤナ）と呼ばれています。アーチャーラ・ラサーヤナには10の項目があり、これらを実践する人には滋養強壮薬は必要ないとさえ言われています。

【アーチャーラ・ラサーヤナの10項目】

- 真実を語る
- 休息と活動のバランスがとれた規則的な生活を送る
- 気候や季節に従った生活をする
- 健全な食事法を実践する
- 人に与える（お金や食べ物、知識、優しさなどを人に施す）
- 霊的理解を持つ（魂のレベルで物事を考える）
- 暴力をふるわない
- 怒りや攻撃を避ける
- 酒や性行為に溺れない
- 他人を傷つけない（非暴力）

心身の消化力とストレス

ここまで述べてきたアーユルヴェーダの治療原則に従って、具体的な対処法をご紹介しましょう。ただし病気には、些細な症状に見えても重度なケースがあり得ますので、心配なときにはきちんと現代医学的な検査を受けることをおすすめします。そのうえで特に問題がなかった場合は、これからご紹介するようなセルフケア（自己治療）を行なってみるとよいでしょう。

まずは、あらゆる症状の原因となるストレスと心身の関係について、アーユルヴェーダ的に解釈してみましょう。

現代日本の三大死亡原因である、がん・心臓病・脳卒中は、ストレスが大きく関与しているといわれています。また成人病も、精神的ストレスが発症の引き金となり得ることが明らかになってきました。

アーユルヴェーダの考え方に当てはめると、肉体的ストレスは体のドーシャの

ストレスと心身の関係

『バガヴァッド・ギーター』には、ストレス反応についての記述を見つけることができる。主人公であるアルジュナが敵陣を前にして「髪が逆立ち、皮膚は燃えるように熱く、口は渇き、その場に立つこともできず、手に持っている武器も手から落ちる」とあり、これが最古のストレス反応についての記述とも言われている。

2012年に行なわれた研究では、ストレスが健康に影響を与えると認識している群の死亡率が43%高まることが見出された。近年、ストレスの認識についての研究が進められている。

乱れ、精神的ストレスは心のドーシャの乱れに相当します。

しかし、だからといってストレスがまったくない状態が理想的というわけではありません。

たとえば、足が痛むからといって使わずにいると筋肉が萎縮して骨も細くなり、次第に歩けなくなります。肉体的ストレスである運動をしなければ、成長に偏りが生じ、肉体は弱体化してしまうのです。生命が生きていくためには、ストレスもまた不可欠なものであるといえるでしょう。

精神的ストレスに関しても同様です。いつも良いことばかりで甘やかされていては、人格的に鍛えられることがありません。肉体と同じく、適度なストレスが必要なのです。

適度なストレスはユーストレスと呼ばれ、ユーストレスがあるときにはドーシャのバランスは崩れません。消化力も充分に働いて、アーマが蓄積しない状態を保つことができます。食べ物が消化されて栄養になるように、ストレスを体験することで成長できるのです。

それに対し、害になるほどの過度なストレスはディストレスと呼ばれています。ディストレスは、ドーシャのバランスを崩し、アーマを蓄積させてしまいます。57頁のメンタル・アーマ蓄積度では、アーマとしてストレスがどれだけ溜まっているかをチェックすることができます。

ディストレスがあるということは、ストレス解消能力以上のストレッサー（ストレス要因）がかかっている状態です。ドーシャが乱れてアーマが蓄積することになり、体と心、さらには行動の面にストレス反応が起こります。

体の面では、疲労や肩こり、頭痛、胃腸障害、成人病といった症状が出ることがあります。心の面では不眠、鬱、神経症などの症状、行動の面では酒やタバコの摂りすぎ、大食といったライフスタイルの乱れがもたらされる可能性があります。

ユーストレスとディストレス
生理学者のハンス・セリエによって造られた言葉。ネガティブなストレスをディストレス、ポジティブなストレスをユーストレスと言う。
ストレスは、「ある刺激（ストレッサー）によって反応している心の状態」のことで、活動するエネルギーのもととなる有益な反応を「ユーストレス」、不快な感情をもたらす反応を「ディストレス」と呼ぶ。ユーストレスになるかディストレスになるかは、個人差がある。

これは、解消しきれないストレスがアーマを生み、人間が本来もっている知性を狂わせてしまうためだと言えるでしょう。寂しがりやの女性は太りやすいと言われますが、これは、ストレスを解消しきれないために間食をとりすぎたり、大食いになったりという食行動の異常を起こすためだと考えることができます。

ストレスに強くなるには

このようなストレス反応に強くなるためには、体の負担に対する消化力（ボディリ・アグニ）のほか、心の体験に対する消化力（メンタル・アグニ）が重要になります。この消化力が、ストレス解消能力となるのです。この力を高めるには、純粋な静寂を体験することがもっとも有効です。近年になってマインドフルネスが注目されるようになりましたが、マインドフルネスはまさに、無判断で今を受け入れて純粋な静寂を体験するものです。そのことによるストレスの効果が実感されているということでしょう。

また、ストレスについては、その要因をどのように受け取るかということも大切です。ある人にとってはストレス要因になるような嫌なことでも、別の人には快適なこともあります。

例として、しょうのうを嗅がせたネズミの実験で考えてみましょう。あるネズミにはしょうのうを嗅がせ、その後で免疫を亢進させる物質を投与します。別のネズミには同様に、しょうのうを嗅がせた後で免疫を低下させる物質を投与してストレスを与えます。すると2匹のネズミはその後、しょうのうに対してまったく違う反応を示すようになります。

また、人から百円をもらった際に「百円しかくれなかった」と考えるとストレスになります。しかし「百円ももらってありがたい」と考えると、感謝の念によってストレスが解消するでしょう。ひとつの現象をどのように解釈するかで、ストレスが発生するか否かが分かれるのです。

では、発生してしまったストレスを解消するには、どうすればよいでしょうか。

体のストレスは多くの場合、ヴァータやラジャスの乱れによって心身のアーマが溜まっている状態と考えられます。そのため、対処法としては、①体の鎮静療法（ヴァータをバランスさせるための充分な休息をとる）、②心の鎮静療法（ヨーガの瞑想や呼吸法、ポーズなどによって純粋な静寂を体験したり自然に触れるなどして、サットヴァを増やす生活をする）、③心身の浄化療法（食事などに気をつけてアーマを溜めないようにしたり、純粋な静寂を体験することで心や意識を浄化する）の3つがポイントとなります。

心のストレスについて私たちは、生命の構成要素の中で、記憶・情報（つまり理知鞘）によってストレスを解釈すると考えています。意識の情報場（232頁参照）にインプットされた記憶を正すことで、ストレス解消能力を高められると考えているのです。

情報場を浄化して知性の誤りを正すために、有効な方法は3つあります。①純粋な静寂を体験すること（237頁参照）、②よい言葉を話すこと（つまり、言霊を意識するということ）、③生命の法則（アーユルヴェーダ）を学び実践すること、です

症状別対処法と症状に共通した食事法——GCフリー

続いて、ストレス反応によって起こる諸症状について、食事を通して対処する方法をご紹介しましょう。それは、グルテンとカゼインをとらない食事法・GCフリーを実践することです。

まず、現代人に共通して、小麦グルテンとアミロペクチンαを避ける必要性を述べることができます。小麦グルテンは、粘性が高く消化しにくいため、アーマ（未消化物）を発生させやすいと考え

よい言葉を話す
ハワイに伝わる「ホー・オポノポノ」でも、現状解決法として4つのよい言葉（ごめんなさい、許してください、ありがとうございます、愛しています）を使うとよいとされている。

られます。

また、近年の食事は、糖質（特に砂糖類）が過剰になっていることも問題です。砂糖の摂取量と生活習慣病との関連は周知のこととなっていますが、とりわけ小麦は血糖値の上昇度が高い食品です。血糖値が上昇するスピードを測ったグライセミックインデックス（GI値）は、小麦100に対し砂糖88とされています。小麦は血糖値スパイク（血糖値が急上昇してから正常値に戻ること）を発症してAGEsを増やす要因となるため、おすすめしにくい食品です。

ちなみに、1960年代の小麦は古代小麦と称され、遺伝子組み換えである近年の小麦とは異なるものです。これらと比べ、現代人の多くが食べている小麦は、グルテンの構成タンパク質であるグリアディンの抗原性が高いと言われています。

また、乳製品の中のカゼインタンパク質も抗原性が高く、摂取すると食物アレルギーの症状が発症することが多くなります。これは、小麦グルテンと乳製品が未消化物のアーマを生み、種々の異常症状を来たす原因になるということです。乳製品（特に牛乳やチーズ）は、含まれる乳脂が消化しにくいことからアーマを生みやすくなるのです。

ですから、各種症状に共通して食事の際には、グルテン+カゼインを2週間はやめてもらうようにおすすめしています。

また、知性の過誤によって自身の体に対する自己免疫疾患を発生させることもあります。そうした症状に対するアーユルヴェーダの抗炎症作用ハーブの作用機序を図に示しました。

ボスウエリア酸（*Boswellia serrata*）、クルクミン、トゥルシー（Holy basil）といったものに、LOX系とCOX系を介した炎症を阻害する機序が報告されています。実際に、全身的な痛みや炎症所見に対してはトゥルシーやウコン（クルクミンが主成分）、関節炎に対してはボスウエリア酸が効果を発揮するという例が多くあります。

　また、アーユルヴェーダに菜食主義のイメージを持ち、玄米菜食をすれば万病が治ると考えている人も多くいます。しかし、アーユルヴェーダの古典にはそのような説明はありません。『チャラカ・サンヒター』では、体質や疾病に応じてさまざまな動物の肉がすすめられています。また、現在のインドの菜食主義はラクトヴェジタリアンと呼ばれる方式で、カルシウムや動物性のタンパク質と脂質をたっぷりと摂取するというものです。しかし、現代日本で玄米菜食や精進料理を摂る場合は、カルシウムなどのミネラル摂取が極めて少なくなる傾向があり、その結果として骨粗鬆症や腰痛、関節痛なども多くみられます。

　ですから、症状がある人は特に、ミネラルやビタミンなどを十分に摂取できるよう食事のバランスに留意してください。特に冷え症の方の中には、肉を食べはじめたら一挙に楽になったという例も多くあります。

●アーユルヴェーダの抗炎症作用ハーブの作用機序

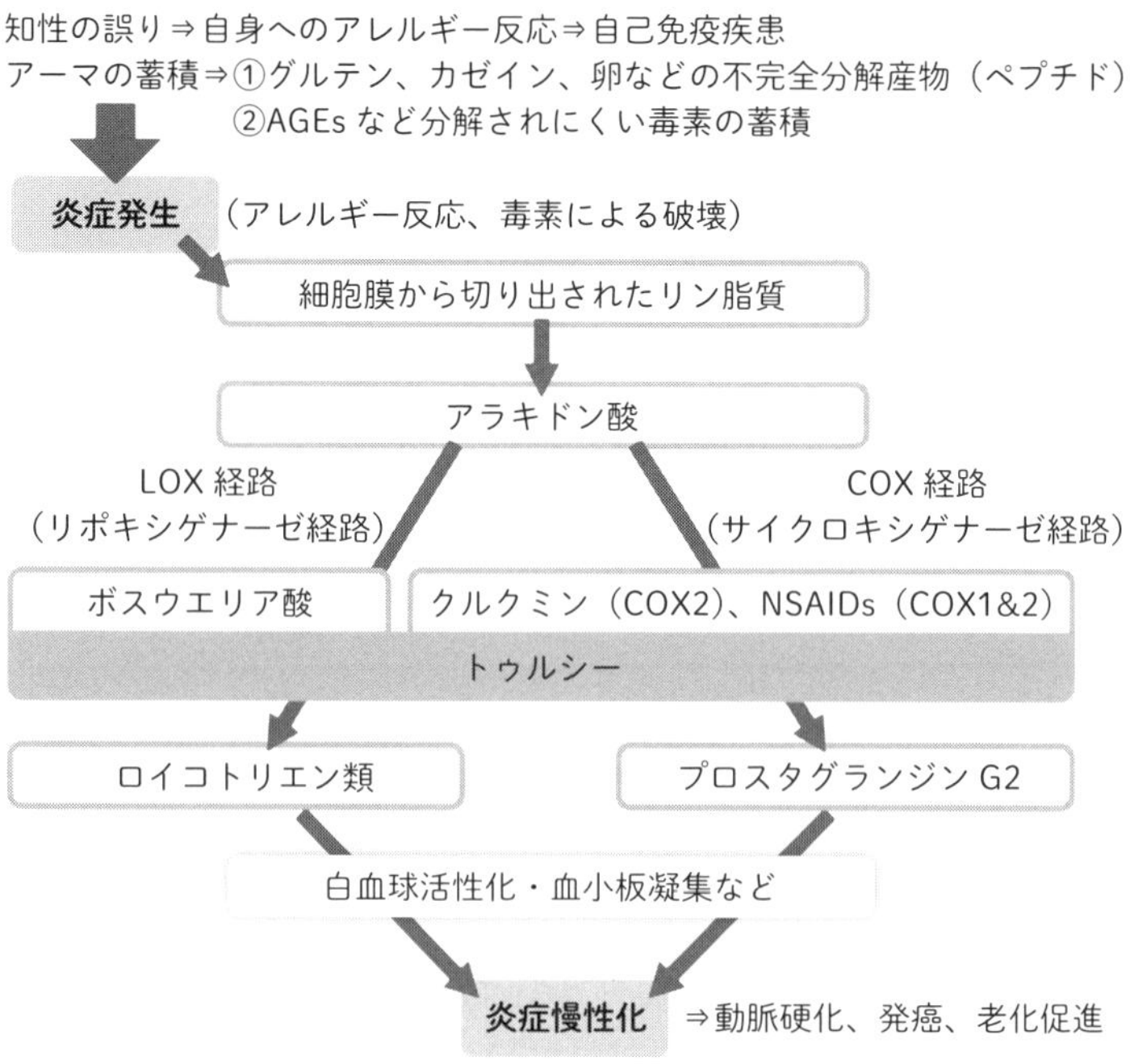

　このように、小麦グルテンや乳製品の摂取を控えながら、動物性たんぱく質やミネラルを十分に摂取すること、砂糖は

控えても穀物としての米（胚芽米から7分づき玄米）やそば、キヌア、雑穀、海藻、野菜（根菜類も）は控えず、バランスのよい食事をすることが大切です。これらは、あらゆる症状を訴える方々に共通して守っていただきたいことです。ただ、個々の差が大きいので、「自分自身に聴く」という姿勢を守り、五感から六感をヨーガなどで鍛えていただくことが有効でしょう。

かぜ

ヴァータやカパの乱れによってアーマが蓄積し、そのアーマが浄化される過程で風邪の症状が出ます。ですから、むやみに薬を飲まず症状を経過させるようにするとよいでしょう。寒気や関節痛がある場合はカパやヴァータの異常、体熱感が強く咽頭の灼熱感がある場合はピッタの乱れが考えられます。それぞれの状況に応じた鎮静療法と浄化療法を行なうとよいでしょう。

鎮静療法

ヴァータを鎮めるには休息が必要です。体を冷やさないよう、食事は温かい液状のものだけにして胃腸を休めます。ゴマ油や塩湯を使ったうがいがおすすめです。

食欲がない場合には、ショウガジュースにハチミツを加え、レモン汁やコショウ、クミンなどを振りかけたものを飲むと、消化の火を促せることでしょう。

また、ピッタを鎮めるために冷ました白湯をたっぷりと摂ります。コップ1杯の牛乳（できれば豆乳）にターメリックを小さじ4分の1ほど加えて温めたものを、1日2回空腹時に飲むのもよいでしょう。そのほか、ターメリックかコリアンダーを浸出させたティーを飲むか、そのティーでうがいすることも効果的です。

熱がなくて咳や痰、鼻水が出る場合は、絶食するか、ナスヤ（オイルを鼻に垂らして浄化する方法、185頁参照）、ジャラネーティ（塩湯で鼻を浄化する方

かぜ
野口整体の創始者である野口晴哉氏は、かぜは不調を調整するものであり、自然治癒力の働きのひとつであると考えた。かぜによって、身体は本来の健康な状態を取り戻していく。例えば、筋肉が硬かった人であれば緊張が弛み、骨格が歪んでいた人であれば正常な位置に正されて痛みや凝りなどが軽減される。

法、184頁参照）などで対処してみましょう。頭痛がある場合は、ぼんのくぼの周辺にある天柱や風池のツボにアプローチする処置が効果的です。

　そして、感冒時にはオイルマッサージを控えましょう。これは、感冒そのものが浄化の過程なので、オイルマッサージで浄化を進めると体に過剰な負担をかけることになるからです。

浄化療法

　胃腸に負担をかけないよう、白湯やショウガなどで消化を促します。スープや白湯を摂ることでできるだけ水分を補い、夜遅くには食事をとらないようにしましょう。

不眠症

　ヴァータやピッタの乱れがあるか、ラジャスが増大したときに症状があらわれると考えられています。

　精神的ストレスや神経症による入眠困難、途中覚醒などは、ヴァータの異常が原因だと言えるでしょう。また、深夜に目覚めるのはピッタが過剰になるためと考えられます。ヴァータとピッタをバランスさせる鎮静療法と浄化療法を行なってみましょう。

鎮静療法

　ヴァータとピッタを鎮静させるためにぬるめのお湯（38～40℃）に入った後、就寝前に、人肌に温めたオイルで頭部や耳、足裏などをマッサージしましょう。ヴァータのアンバランス度が高い人はゴマ油、ピッタのアンバランス度が高い人はオリーブオイルがおすすめです。このとき、ラベンダーやローズ、白檀などを室内に香らせるとよいでしょう。自分でマッサージをしても効果的ですが、他人にやってもらうとさらに効果が上がります。

　また、コップ1杯の温めた牛乳（できれば豆乳）にギー（171頁参照）や黒砂糖を小さじ1杯程度加えたものを飲むのもよいでしょう。ただし、アーマを溜

天柱と風池のツボ

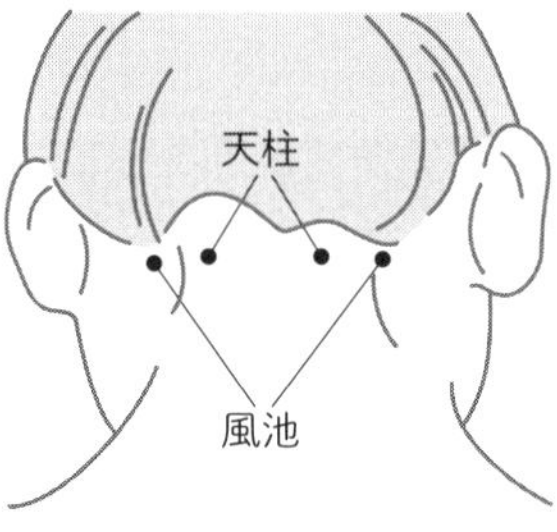

ラベンダー
鎮静作用があり、ストレスでこわばった心身をリラックスさせ、不安や緊張、イライラなどを和らげてくれる。緊張による偏頭痛や高血圧にも効果があるといわれている。神経を安定させる作用があるため、ストレスを感じやすい人や気分にむらがある人にもおすすめ。

ローズ
心に与える効果・効能としては、ストレスからの開放が第一に挙げられる。月経前のイライラ改善にも効果

めて翌朝に体が重くなることもあるため、飲み過ぎないようにしてください。

生活リズムの乱れからヴァータが増悪し、その影響で不眠になっている場合は、できるだけ昼間は太陽に当たって活動します。さらに、22〜23時の間には就寝して生体リズムを整えましょう。近年は、スマートフォンのブルーライトが生体リズムを乱し、不眠の一因になっているということも知られてきました。23時以降はスマートフォンなどを見ないことも効果的です。

ヴァータとピッタを同時に鎮静化するには、ラジャスをバランスさせるヨーガの瞑想や呼吸法（三段式呼吸〈192頁参照〉や片鼻呼吸であるナーディー・ショーダナ）を、毎朝あるいは夕方に行なうとよいでしょう。

また、「無判断」を実践することも効果的です。目を閉じて今の自分の心の中を客観視し、判断せずにただ眺めるのです。このような「マインドフルネス」を1日に3分間でもいいので実践していると、心身のドーシャのバランスを維持できるようになるのです。

疲れやすい

カパやヴァータの異常に、ときにはアーマの蓄積が加わって疲労になります。大抵はアグニが弱っており、その結果、オージャスの低下が起こって疲労感が出てくるのです。そのため、カパやヴァータの蓄積を鎮静したり、浄化したりすることが必要になります。またアーマを消化しきることも、浄化療法の過程で必要になります。

鎮静療法

労働などによる疲労が原因でヴァータが乱れたときには、休息が必要です。体を温めるためにサッと入浴したり、温めたゴマ油でオイルマッサージをすると効果的です。また、甘いサツマイモや黒砂糖、甘草、ショウガ入りのハーブティーなどをとるとよいでしょう。

朝から体がだるい場合は、カパの乱れ

的。嫉妬や恨みといったネガティブな感情を排除し、心にぬくもりと陶酔感を与えてくれる。女性ホルモンのバランスを整え、子宮の強壮に役立つため、不妊や月経不順、PMS、更年期障害にもよいと言われる。

白檀
サンダルウッドとも呼ばれる。香りには深いリラックス効果があることから、古代から宗教的な儀式や瞑想などのときにも使われてきた。日本では古来から、枕の下に敷く聞香療法《もんこうりょうほう》が行なわれてきた。これによって、頭痛などの体調不良を睡眠中に緩和できると言われている。

ナーディー・ショーダナ
ナーディーとは気道、ショーダナは浄化の意味。気道の浄化を意味し、左右交互に行なう片鼻呼吸のこと。別称ハタプラーナーヤーマ。

が考えられます。熱めの湯で入浴してサッと体を温めた後、ガルシャナ（乾布摩擦）で皮膚を刺激しましょう。入浴時にはスパイシーな香りをきかせるのもよいでしょう。また、アメリカンコーヒーを軽く1杯飲むというのもよいでしょう。

朝食は、温めた牛乳（もしくは豆乳）にショウガ、ウコン、シナモンなどを入れたものだけにします。夕食は量を少なくし、揚げ物や肉類を控えましょう。心のドーシャの乱れに対しては、瞑想と呼吸法、ヨーガのアーサナ（ポーズ）が効果的。毎日少しずつでも続けましょう。

浄化療法

ショウガや白湯飲みを励行します。夕食を軽めにするなどして、食べたものを完全に消化させるよう心がけましょう。

ピッタやカパの乱れがある人は、家庭でできる浄化療法（週末半断食など）を行なってもよいでしょう。ただし、ヴァータのアンバランス度が高い人は控えてください。半断食によって空腹を感じるときには、細胞が栄養不足を感じています。オートファジーが進み、体内の異常細胞が浄化されていると考えられるのです。

頭痛

基本的にはヴァータの乱れです。アーマが蓄積してヴァータの流れを閉塞していたり、カパやピッタの乱れが原因になったりして、ヴァータの乱れが起きる場合があります。ピッタの乱れによる頭痛は、顔が紅潮するのが特徴です。緊張性頭痛はヴァータ性頭痛ですが、拍動性頭痛や血管性頭痛はピッタ性片頭痛の場合があります。また、眼をえぐられるような感覚の頭痛は、群発頭痛と呼ばれ難治性のピッタ性頭痛の場合もあります。ときに、脳腫瘍や脳動脈瘤が二次的に起こる可能性がありますので、西洋医学的診断をきちんと受けることが大切です。

鎮静療法

ヴァータを鎮めるために休息をとります。頭を冷やさないようにして、温かい食事をとりましょう。頭部や足裏のオイルマッサージ、塩湯とショウガを使ったうがいのほか、ショウガを額に張り付けて湿布することも効果的です。

ピッタを鎮めるには、冷ました白湯をしっかりとるとよいでしょう。または、コップ1杯の牛乳（あるいは豆乳）にターメリックを小さじ4分の1ほど加え、温めてから1日2回空腹時に飲みます。ターメリックかコリアンダーを浸出させた湯を飲んだり、その湯を使ってうがいをしてもよいでしょう。

カパの乱れによる頭痛の場合は、散歩をおすすめします。また、ヨーガのアーサナも効果的です。なぜなら運動は、カパを鎮静化するからです。

サットヴァを増やすよう、瞑想や呼吸法を試みたり、自然にふれたりすることもよいでしょう。後頭部の筋肉の凝りで起こる緊張性頭痛は、リラックスによって緩和します。特に、シローアビヤンガやオイルなしのチャンピサージといったインディアンヘッドマッサージは、緊張性頭痛に特効しますので、おすすめです（216頁参照）。

浄化療法

アグニが弱っていることが多いので、白湯やショウガ（ピッタ過剰時には生のスライス、ヴァータやカパの過剰時には茹でた後に摺って使う）などを摂って消化を促します。遅い時間の食事は控えましょう。また、アヌタイラなどのオイルを点鼻する浄化療法のナスヤ（経鼻法）は、ヴァータ性やカパ性の頭痛や鼻性頭痛に効果的です。顔から頭部に熱をもつ場合は、ギー、ブラフミータイラ、クンクマディタイラなどを使った点鼻がよいでしょう。

腰痛、肩こり、背部痛、月経痛

ヴァータの乱れとラジャスの増大、

アーマや瘀血《おけつ》（粘度が高く鬱滞した血液。ピッタ過剰時に発生することが多い）の蓄積が原因で体内各所のスロータスが詰まると、ヴァータが増悪します。すると、腰痛や肩こり、背部痛、月経痛などが起こります。この症状に至るプロセスは、月経中の症状や月経前症候群とも共通しています。

鎮静療法

ヴァータを鎮めるには、食事や入浴のときに体を冷やさないよう配慮します。月経中を避けて、ゴマ油を使った全身（足裏まで）をオイルマッサージするのもおすすめです。もし、月経中で月経痛が強い場合は、局所的（腰周囲や足裏など）なオイルマッサージであれば浄化療法にあたりませんので、問題ないでしょう。アーユルヴェーダでは、月経中の浄化療法を禁じていますが、鎮静療法として行なう局所的なケアであれば問題ないと思われます。

また、ラジャスを増やさないように激辛物の食べすぎは控えましょう。ラジャスを鎮めサットヴァを増やすために、瞑想や呼吸法、ヨーガのポーズを毎日行ないましょう。

特に、胃腸には負担をかけないよう、白湯やショウガ（ピッタ過剰時には生のスライス、ヴァータやカパの過剰時には茹でた後に摺って使う）などを摂って消化を促します。また、夜遅くには食事を控えましょう。

浄化療法

腰痛の85％ほどは、精神的要因が関与していると言われています。これはまさに、ラジャスが増えることなどが関係しているのでしょう。ラジャスが増えるとヴァータやピッタが増悪し、瘀血としてアーマが蓄積します。瘀血によって脊柱管内外の椎骨静脈叢の鬱血が起こると、鬱血が脊髄神経を圧迫して腰痛や肩こり、頚痛を起こすのではないかと推定されます。

この場合、ラクタモークシャナ（瀉血

瘀血
中国医学において、鬱血や血行障害といった血の流れの滞り、またはそれによって起きる様々な症状や疾病を指す言葉。

療法・刺絡療法：湿式カッピング）によって、背部や腰部疼痛部を浄化することが必要です。脊柱管内の椎骨静脈叢はバトソン静脈叢と呼ばれていますが、ここには静脈弁が少ないため鬱滞が起きやすくなり、それによって脊髄神経が圧迫されることがあります。そして、脊柱にそって存在する交感神経幹が脊柱管外の静脈叢の鬱血によって循環障害をきたし、脊柱に沿った箇所の痛みや内臓の不調を起こすことが推定されます。ちなみに、脊柱管内外の静脈叢は、ヨーガでスシュムナー管と呼ばれる構造と一致するとも考えられます。

スシュムナー管の流れをスムーズにし、脊柱管内外の静脈叢に瘀血を溜めないようにするためには、食事を減らして静脈血量を減らすことや、脊柱を捻じるような体操をして静脈叢の流れを促すことが有効だと考えられます。また、背筋と腹筋の強化なども効果的でしょう。

●中枢神経系の無弁静脈（バトソン静脈叢＋脳内静脈洞）と瀉血療法による肩こりや腰痛の軽減との関係

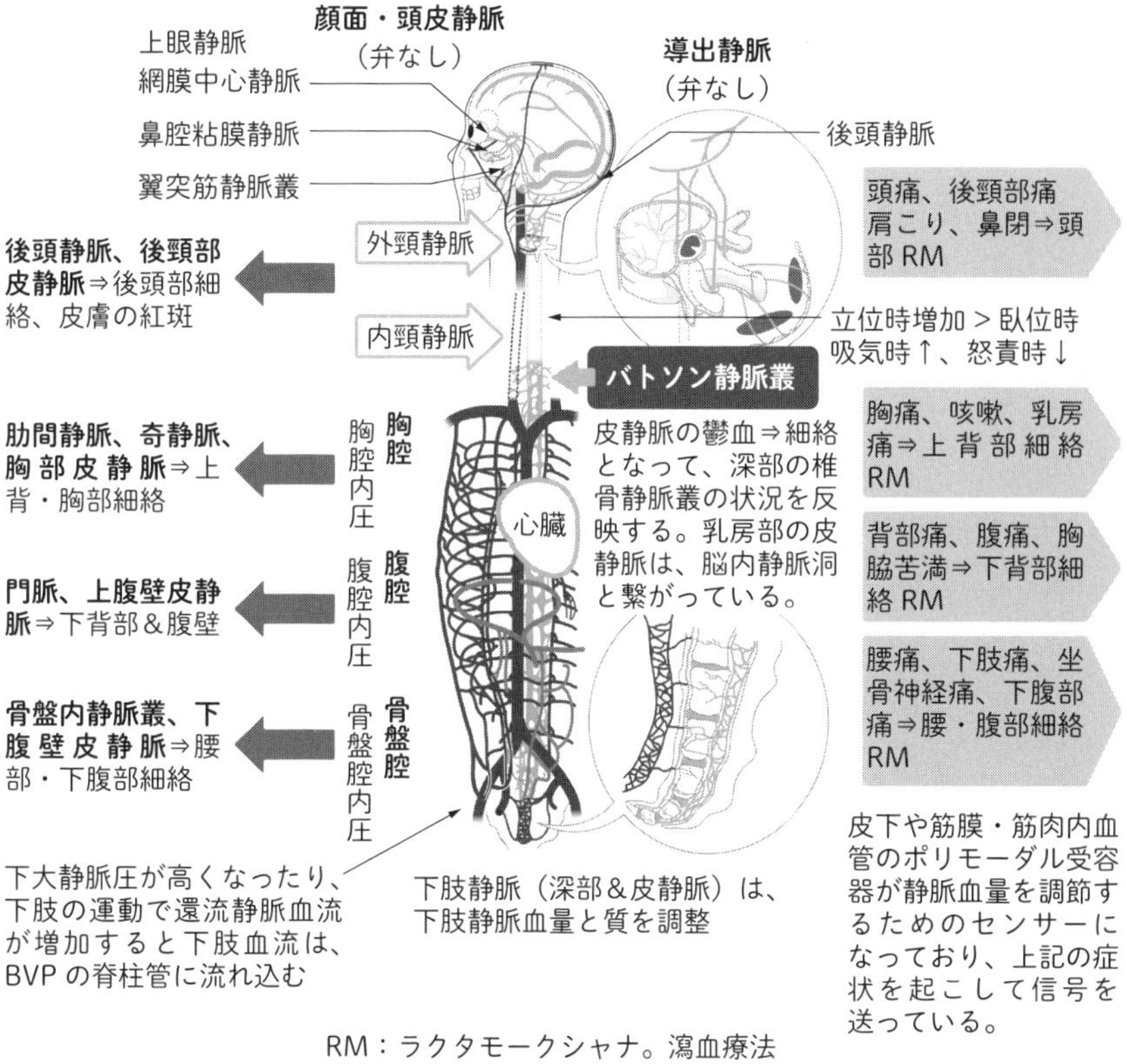

RM：ラクタモークシャナ。瀉血療法
BVP：バトソン静脈叢

便秘

主にヴァータの乱れで起きますが、カパの異常も原因となることがあります。

女性に多い習慣性便秘は、会社での排便が恥ずかしいなどの理由で排出欲求を抑えるために、ヴァータが乱れて起こることがあります。繊維質や脂質の少ない食事、精神的緊張などによるヴァータの乱れも便秘の引き金になります。また、高齢者や運動不足の人に多く見られるのは、カパの乱れが原因となる弛緩性便秘（筋力の低下などにより腸が便を押し出す力が弱くなって起こる便秘）です。

ただし、単なる便秘と思いきや、大腸癌などの病気であったという例は枚挙にいとまがありません。深刻な場合などは特に、医師の診断を受けてからセルフケアを行なうようにしましょう。

鎮静療法

ヴァータの異常の場合は、冷たい飲食物を避け、入浴によって体を温めます。起床後一番に白湯を飲むことを習慣にし、便意を我慢しないようにします。適度に油を含む食物繊維の豊富なものを摂り、就寝前にはギー小さじ1杯と乾燥させたショウガ少々を温めたコップ1杯の牛乳（もしくは豆乳）に加えて飲みましょう。また、食事の際には、腸内フローラを整える作用がある乳酸菌製剤や発酵食品（納豆・キムチなど）などを摂るのもおすすめです。

カパの乱れの場合は、適度な散歩などがよいでしょう。朝夕に30〜40分程度の散歩をし、軽めの夕食を早い時間帯に済ませることも効果的です。アグニが弱っていることが多いため、白湯などを摂ってアグニを高めることも大切です。アロエジュース、ギーと牛乳（もしくは豆乳）を混ぜたもの、海藻類、漢方薬、アーモンドやクルミ（1日1握り程度）を摂るとよいでしょう。

一方、メンタルドーシャであるラジャスを調整するには、瞑想やヨーガの呼吸法がよいでしょう。特に下腹部を刺激す

アロエジュース
キダチアロエではなく、アロエベラを使用する。アロエベラを外用すると治癒、消炎、鎮痛、経皮吸収促進などの作用があり、内服すると消化性潰瘍や胃炎の治癒、免疫増強、排便促進などの作用がある。

るヨーガのポーズがおすすめです。

浄化療法

浣腸療法（バスティ）が適していま す。薬用オイルがなくても、ゴマサラダ油30～60㎖程度を使い、肛門から数㎝のところに注入します。すると、蠕動運動が起こり、ゴマ油の有用成分が粘膜から吸収されるのです。

薬用オイルに岩塩や薬草の煎液を約300～700㎖加えたもので浣腸するような方法は、医療機関でなければ難しいのですが、コーヒー浣腸1000㎖程度を注入するのであれば、比較的安全に自宅でのセルフケアとしても行なうことができます。このように大量に注入するときには、肛門から20㎝程度の場所までカテーテルの先を入れるのがポイントです。直腸の穿孔《せんこう》（穴をあけること）をおこさないよう注意しながら、圧力が低い状態（高さ50㎝以内）で入れるとよいでしょう。

食欲不振と嘔き気

カパの乱れが原因で起きますが、胸やけがある場合はピッタの乱れも加わっています。メンタル・ドーシャの乱れが主原因となることもあります。

鎮静療法

カパを鎮めるため、食事は温かくて消化しやすいものを少量摂ります。ショウガやクミン、シナモン、ターメリック、フェンネルなどのスパイスを適度に使いましょう。

ピッタを鎮めるには、刺激物や塩分を控え、牛乳や豆乳を摂ります。

サットヴァを増やすには、瞑想や呼吸法、ヨーガのポーズを毎日行ないます。特に食事の30分～1時間ほど前に行なうとよいでしょう。

浄化療法

白湯やショウガ（ピッタ過剰時には生のスライス、ヴァータやカパの過剰時には、茹でた後に摺って使う）を摂り、アーマ・パーチャナを浄化療法の前処置として行ないます。消化によいお粥（キチュディと呼ばれる豆と米の粥など）に、ショウガなどのスパイスを入れて食べるとよいでしょう。ただし、肝炎や胃癌、膵臓癌などの場合もありますので、セルフケアは医師の診断を受けてから行ないましょう。

関節痛

関節痛の中でも特にリウマチは、アーマヴァータと呼ばれています。アーマの蓄積、ヴァータあるいはカパの乱れが関係していると考えられているためです。

また、痛風はアーマピッタと呼ばれます。これは、急性期などにはピッタの異常も加わっているという考え方によるものです。

鎮静療法

ヴァータを鎮めるには、体を冷やさないように注意し、特に関節を温かくします。入浴をし、温かい食事を摂ります。食べすぎはいけません。全身あるいは局所をゴマ油のマッサージをするか、ヒマシ油の湿布をするとよいでしょう。最初から局所マッサージだけをすると一時的に悪化することがありますが、じきに改善します。

最初に、アーマ・パーチャナとして食事を是正した後、全身のマッサージを行ない、その後に局所のケアという順序でケアすることがおすすめです。

患部が熱をもっている急性期には、安静に過ごしましょう。しっかりと白湯を摂るほか、ターメリックや黄柏（漢方薬の一種。ミカン科のキハダの樹皮を乾燥させたもの）の粉をペースト状にして湿布するのも効果的です。

カパの乱れが原因であれば、全身の体操や散歩を毎日続けるとよいでしょう。

サットヴァを増やすために、瞑想や呼吸法を行なったり自然に触れたりすることもおすすめです。痛む部分に負担をかけないよう注意しながら、ヨーガのアーサナを行なうのもおすすめです。

浄化療法

アグニが弱っていることが多いので、白湯やショウガなどで消化を促します。夜遅くには食事をしないようにしましょう。週に1度は終日小食にして、あとは白湯だけで過ごします。体力があれば、家庭でできる浄化療法（例えば、3日間ほど半断食で過ごすなど）を行なってもよいでしょう。

花粉症

カパの乱れが主な原因であり、春に多く発症するのはそのためです。カパの増大により、アーマの増大を伴うことが多いでしょう。同時に、アグニの弱まりも多く見られます。タマスの増大、サットヴァの減少などによる精神的なストレスに起因することもあります。

季節性のアレルギー性鼻炎は、花粉やハウスダストが原因で起こるため、カパを鎮静化するだけでは症状がおさまらない場合もあります。血管運動性鼻炎（非アレルギー性鼻炎の一種）は、ハウスダストに対するアレルギーが考えられます。

アーユルヴェーダでは花粉症を、タルパナ・カパが増大した場合と、ウダーナ・ヴァータが増悪した場合に分類しています。これらは、脈診ですぐに診断することができるもので、脳脊髄液の過剰によるものがタルパナ・カパの増悪、ストレスによる自律神経異常によるものがウダーナ・ヴァータの増悪に相当すると考えられています。ただし、ウダーナ・ヴァータの増悪による場合であっても、鼻のヴァータが乱れてカパが蓄積することもあるので、結果的にカパの症状が出ることがあります。

鎮静療法

カパの調整をするには、体を冷やさないことが大切です。冷たい飲食物や乳製品の摂りすぎは避けましょう。特に夜間には、果物や甘い物を食べないようにす

血管運動性鼻炎
アレルギー性鼻炎と似た症状ではあるが、アレルギーが原因ではない鼻炎。国際的には本態性鼻炎（原因不明の鼻炎）と呼ばれる。

るとよいでしょう。

夜にシャンプーをした場合には十分に乾燥させたり、運動をしたり、規則正しい生活をしたりと、カパを減らすように心がけましょう。また、背部（上背部正中）のガルシャナを行なうのもおすすめです。

近年は、腸内フローラの異常で花粉症が起こるということが知られ、乳酸菌製剤による改善が報告されています。花粉症に有効な乳酸菌製剤を摂ったり、消化力が十分ある昼間から朝にかけて発酵食品を摂ったりするのも効果的でしょう。

また、心のドーシャのバランスを整えるには、瞑想や呼吸法、ヨーガのアーサナを行なうとよいでしょう。毎日朝夕2回の実践が理想です。

浄化療法

胃腸に負担をかけないよう、白湯やショウガ（ピッタ過剰時には生のスライス、ヴァータやカパの過剰時には茹でた後に擂って使う）、クミン、シナモン、ターメリックなどで消化を促進しましょう。夕食は麺類や雑炊などの消化しやすいものにし、遅い時間帯には摂らないようにします。

朝の入浴や、温めたゴマ油によるオイルマッサージ、ゴマ油やアヌタイラなどの点鼻も効果的です。塩湯にターメリックやショウガを少々加え、鼻洗浄であるジャラ・ネーティ（184頁参照）を行なうのもよいでしょう。

肥満症

一般的には、カパの乱れが原因だとされています。ストレスによるラジャスの増大からヴァータやピッタが異常になり、さらには食行動が異常になって食べすぎることが要因だと考えられるためです。その結果、カパが増大すると推定されます。

鎮静療法

カパをバランスさせるためには、体を冷やさないことが大切です。冷たい飲食物は控えたほうがよいでしょう。朝の入浴やガルシャナは効果的なのでおすすめです。散歩などの適度の運動を毎日20～40分（1日8000歩程度が目安。そのうち20分ほどは速足歩行をすると理想的）行なうのもよいでしょう。

サットヴァを増やすには、瞑想と呼吸法、ヨーガのアーサナを行なうと効果的です。増えすぎたカパのバランスを整えるためには、カパラバティの呼吸法を行なってみてください。

カパの増大とアーマの蓄積に対し、糖質制限が有効なケースもあります。ただし、糖質制限のために根菜類なども控えると、便秘を招いて腸内フローラを乱すことにつながりますので要注意です。根菜類などは摂りながら、まずは小麦と乳製品を制限してみましょう。特に白い食パンや菓子パンなどは、砂糖よりも血糖値を上げると言われていますから、控えてみることをおすすめします。

また、食事のときに、炭水化物などではなく野菜から食べはじめることで、食後の血糖とインスリンの分泌が抑制され、脂肪の蓄積を抑える効果も期待できるでしょう。

浄化療法

ショウガ（ピッタ過剰時には生のスライス、ヴァータやカパの過剰時には茹でた後に摺って使う）や白湯を摂ってアグニを高め、アーマを消化します。食事直前に白湯をコップ一杯飲むと、食欲が制御されてやせやすくなります。夕食を軽いものにするなどし、食事を完全に消化できるよう心がけます。夕食を麺類やスープにしてみてください。

浄化のためには、ヴィレーチャナという瀉下療法や、浣腸療法もおすすめです。特にコーヒーは、カパを鎮静化し、便によって過剰なヴァータを排出することができるの

カパラバティ
「頭蓋骨の浄化」の意味を持つ、ヨガの浄化法のひとつ。類似する呼吸法に、横隔膜を急速に動かしながら呼吸を行なうバストリカがある。

●ウオームアップの呼吸法（カパラバティ呼吸法）

①腹筋を使ってお腹を急速にへこませます。へこませたときに、鼻から息を吐き出します。息を吐く瞬間に横隔膜が押し上がり、その反動で息を吸うときに自然に息が入ります。
②フッフッと、リズミカルに1秒に1回から2回繰り返します。体調に応じて、無理のないペースで、10回程度行ないます。

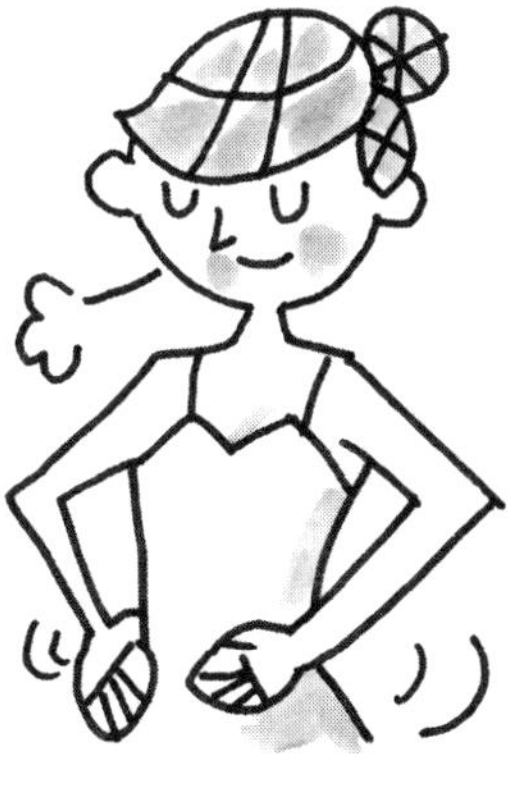

でコーヒー浣腸もよいでしょう。
カパを浄化するという面では、ナスヤ（経鼻法）や催吐療法も適しています。特に鼻の調子が悪い人は、ナスヤをしてみましょう（185頁参照）。

●アーユルヴェーダ的糖質制限

近年の飽食により、私たちは糖質を多量に摂取するようになりました。そのため、ある程度は糖質を制限して体質に応じた量を摂ることが必要だと考えられています。糖質の摂りすぎがよくない理由としては、ガン細胞の餌になったり、AGEsが蓄積したりするためだと言われています。

特に、カパ性疾患（癌などはカパ性疾患の代表）の場合、糖質制限が必要なことがあります。ただし、ヴァータ体質の人が極端な糖質制限を継続すると、筋肉が落ちて痩せすぎたり、便通や睡眠の質が悪くなるという危険性もあります。あくまでも、個々の体質を見極めながら行ないましょう。

糖質制限は、まずは小麦と乳製品を制限し、効果がなかった場合に行なうとよいでしょう。その際、野菜や根菜類に含まれる糖質には食物繊維が多く含まれますので、控えてしまうと腸内フローラを乱すことがありますから気をつけましょう。小麦や乳製品が腸内フローラを乱すことはすでに知られています。

肉は、消化力に合わせて適切な量（目安は週に2～3回程度）にしておくとよいでしょう。肉食によって腸内細菌叢が変化するためです。また、アーユルヴェーダでは、肉食はピッタを増やすため皮膚炎などが起きやすくなると考えられています。

酒は、糖質ではない蒸留酒であっても、できれば控えたいものです。これは、アルコールがアルデヒドという発がん物質になるためです。

皮膚炎

アーマの蓄積のほか、ピッタやカパの

乱れが原因だと考えられます。ヴァータの異常の場合もあります。特に老人性掻《そう》痒《よう》症は、ヴァータが増悪した乾燥状態のために起きると言えるでしょう。

また近年は、食物アレルギーで皮膚炎などが起きるケースが増えています。アーユルヴェーダ的観点からは、肉や魚、塩の多い食品、辛い食品などを食べ過ぎるとピッタが増悪するため、皮膚炎などを起こすことも考えられます。現代医学的には、食物によって腸内フローラが変化するために皮膚病変が出ると考えることもできます。食物とアレルギーの関連については、今後の研究が待たれます。

鎮静療法

ピッタの乱れがある場合は、激辛食品をはじめとする刺激物や塩分、アルコールなどを控えましょう。また、カパの乱れが見られる場合は、肉類などの動物性食品や揚げ物などを控えるといいでしょう。オイルマッサージのときには、ゴマ油やオリーブオイルにターメリックを溶かし込んだターメリックオイルを使用するのがおすすめです。

メンタル・ドーシャの乱れには、怒ったり敵意を持ったりしすぎないよう注意することです。瞑想や呼吸法を行ない、マインドフルネスを実践しましょう。

浄化療法

夕食を軽いものにするなどして、食べたものを完全に消化させます。カパの乱れがある人やカパ体質の人は、家庭でできる浄化療法として瀉下法（78頁参照）を行なうとよいでしょう。

普段からショウガ（特に、生のショウガのスライスや摺りおろし）や白湯を摂って消化力を高め、アーマを溜めないようにします。週1日は小食で過ごして、アグニを立て直すこともおすすめです。

手足のしびれと冷え

ヴァータが乱れて高血圧を発症してい

オリーブオイル
オレイン酸を比較的多く含むため、他の食用の油脂に比べて酸化しにくく固まりにくい性質を持つ。ギリシア語の語源は「喜び」。

瞑想
さまざまな種類のものがあり、心身の静寂を取り戻すために行なう比較的日常的なものから、絶対者（造物主）をありありと体感したり、究極の智慧を得るようなものまで、幅広い。

る可能性があるため、血圧測定をしておくとよいでしょう。その他には、ヴァータを鎮める生活を守ることです。

鎮静療法

規則正しい生活をし、冷たい飲食物を控えるなどして体を冷やさないようにします。

ゴマ油を使ったオイルマッサージもおすすめです。全身をできなくても、前腕と下腿部だけでもオイルマッサージを行なうとよいでしょう。使用するオイルは、ゴマ油のみでなくても構いません。例えば、ラベンダーなどの香りを入れてもよいでしょう。ナラーヤナタイラやダシャムーラタイラなどを使うのもよいでしょう。

浄化療法

アーマ・パーチャナ（65頁参照）をした後、アビヤンガ（71頁参照）を行ない、その後に浣腸をするとよいでしょう。

めまい、たちくらみ

ヴァータの症状であることが考えられます。血圧が高くなりすぎたり、逆に低くなりすぎている場合があります。また、低血糖などの場合もありますので、セルフケアを行なう前に、耳鼻科や循環器科で精密検査を受けることをおすすめします。

鎮静療法

前記のヴァータを是正する一般的な生活に留意します。低血糖の場合、タンパク質が低いため、糖新生の酵素系をつくるタンパク質がなくて、低血糖を引き起こすことがあります。そのときは、タンパク質を積極的に摂取することと、胃腸のアグニを活性化する食生活に留意します。

浄化療法

過剰なヴァータを浄化するトリートメントとして、浣腸やナスヤ（１８５頁参

めまい
医学的には、視覚や平衡感覚と固有感覚の不統合によって感じる感覚と言われている。運動失調とは区別が必要。

照）がおすすめです。胃腸が弱くなっていることが多いので、アーマ・パーチャナを行なうとよいでしょう。

動悸

ヴァータとラジャスの乱れが考えられます。24時間心電図などの精密検査をおすすめします。脈の不整や頻脈などがあれば、甲状腺機能亢進症なども考えられますので、循環器内科などの受診をおすすめします。諸検査で異常がない場合のみ、アーユルヴェーダ的治療を試みてください。

鎮静療法

ヴァータとラジャスを鎮静化するには、忙しすぎる生活やストレスの多い生活を是正しましょう。ヨーガの呼吸法や瞑想法などを行ない、マインドフルネスを実践するとよいでしょう。

浄化療法

ヴァータの浄化療法を行ないます。心臓の裏側にあたる背部の筋肉が凝って辛い場合などは、その箇所をラクタ・モークシャナ（瀉血療法、79頁参照）をするのもよいでしょう。

眼精疲労

ヴァータやピッタの乱れが原因だと考えられますが、西洋医学的には、緑内障や屈折異常、全身疾患の可能性もあります。眼科で諸検査を受けることをおすすめします。そのうえで、単なる眼精疲労であった場合は、アーユルヴェーダ的な治療をされるとよいでしょう。

ドライアイは、ヴァータの乾燥性とピッタの刺激性が強まることによる症状です。しかし眼科では、単にヒアルロン酸製剤や月経食塩水の点眼をすすめるのみという場合があります。そのときは、アーユルヴェーダ的なケアが効果的でしょう。

鎮静療法

ヴァータやピッタを鎮めるため、刺激

動悸
心臓の拍動が自分で感じられる状態。動作時や貧血時にみられる。基本的には自覚症状であり他覚症状ではなく、「心臓がドキドキする」などと表現されるが、必ずしも心拍数が上昇しているわけではない。

物や油ものなどを控えて、消化を促しましょう。漢方医学においても、目の疲れは肝臓の弱りからくるといわれています。また、肝臓の異常はピッタの異常だと言われていますので、ネートラ・タルパナ（172頁参照）が効果的でしょう。ギーを眼軟膏のようにして目尻につけるだけでも、特にドライアイなどには効果があります。アスタキサンチンやアントシアニジンをサプリメントなどで摂るのも効果的です。

そのほか、サットヴァを増やす生活を心がけます。ヨーガの瞑想や呼吸法に加え、首や脊柱を柔軟にするヨーガのアーサナを毎日行なってください。

浄化療法

ヴァータやピッタを浄化する浣腸や瀉下療法などが適応です。ナスヤで効果が出ることもあります。特に、クンクマディタイラと呼ばれる、サフランが含まれた薬用オイルの点眼が奏功する場合があります。

冷え症

冷え症は、末梢循環障害によるものですが、アーユルヴェーダではヴァータ異常（カパ異常も加わっている場合も）であると考えます。双方のドーシャとも、冷えという性質が共通しています。

原因としては、体質に合わない食事療法などが考えられます。ヴァータ体質なのに栄養素不足な食事をしたり、玄米菜食や野菜食だけに頼った偏食をしたりすることが一つの要因でしょう。現代医学的には、自律神経失調症だと考えられます。対策としては基本的に、ヴァータ増悪を鎮静化するような生活習慣を守ることが大切です。

鎮静療法

ヴァータ異常の場合は、動物性の食品が必要です。野菜だけに偏らず、ヴァータを鎮静化するような食事を摂りましょう。また、薄着をしたりプールで体を冷やしたりして、ヴァータを見出さないようにします。

入浴の際には、40～41℃ほどで10分間の半身浴か全身浴を行ない、体を温めます。もしくは、ゴマサラダ油を使った下腿オイルマッサージの後、42℃で5分間の足浴を行ないましょう。

貧血の場合は、血液検査を行なったうえで、鉄分だけでなく銅や葉酸、B_{12}などを補うようにマルチビタミンやマルチミネラルなどを摂るのもよいでしょう。アシュワガンダー、グッグルー、トリファラーなどのハーブを摂取するのもよいでしょう。

浄化療法

ヴァータを浄化する浣腸として、30～60㎖のゴマサラダ油でバスティ（77頁参照）を行なうとよいでしょう。冷えと同時に便秘がある場合は、体の状態を見ながら、便秘にならないような頻度で繰り返すこともよいでしょう。

癌

癌は基本的に、カパ性の疾患であると言われています。ヴァータとカパの増悪と、その結果できるアーマの蓄積によって発生すると考えられているためです。さらに、炎症が激しい場合は、ピッタ異常も加わります。体質的には、カパ体質のほか、自分の気持ちを抑制しやすいヴァータ・カパ体質に多いと思われます。

鎮静療法

①食事を腹七分目にして、消化が完全に行なわれるようにしましょう。食事は1日に1～2食（水分は、白湯やスープ程度にする）にするのが理想的ですが、大量に食べてしまうようであれば3食にして、できるだけ少量ずつ食べましょう。

②糖質制限を行ないましょう。特に、小麦と乳製品の制限です。最初の2～3か月間で体重が減少し、体調がよくなり

ます。ただし、制限の程度は体質によって見極めましょう。カパ体質であれば、糖質量を1日あたり40g以下にするような糖質制限もよいでしょうが、ヴァータ体質であれば1日あたり40～130g（お茶碗1杯）程度には緩めなければ、怠さや便秘、筋力低下が顕著になります。ピッタ体質では、もう少し糖質摂取量を増やしてもよいでしょう。自分の体の声を聴きながら、摂取量を調整してみてください。

③循環を促進するべく、運動や温熱療法、オイルマッサージを励行しましょう。癌細胞は、血流が悪く酸素分圧が低い場所を好み、解糖系だけで生きることができると言われています。

④食物繊維が豊富な食事を摂り、腸内細菌叢を整えましょう。腸管免疫系が弱くなると、全身の免疫機能が低下するもととなります。また、動物性タンパクを過剰摂取すると、特に60歳以上の場合は発がんを促す危険性があります。

⑤糖質（特に、小麦と乳製品）の除去と、油分の一時的な制限をするアーマ・パーチャナを、定期的（月2～4回程度）に実践されることをおすすめします。AGEsなどの蓄積を防ぐためです。

⑥飲酒・喫煙は慎みましょう。糖質制限という面では蒸留酒であれば問題ないということになりますが、アルコールは分解の途中でアルデヒドになります。アルデヒドには発がん性がありますので、アルデヒド分解酵素が乏しい食道などの粘膜に、食道癌が発生するもととなります。そのため、できるだけ飲酒も控えたほうがよいでしょう。また、肺癌の発生を促す喫煙も控えましょう。

⑦乳製品・塩は控えたほうがよいでしょう。牛乳は、乳癌や前立腺癌の発生を促すと言われています。

また、ゲルソン療法では、塩の摂取を厳密に禁じています。塩が胃癌などを誘因するもののひとつであると考えれば合理的ではありますが、極端に制限するとうつ気分になることもあります。2週間程度の期間をかけて徐々に減らしながらら、馴らしていきましょう。

⑧ビタミンC（50〜125g）を、血管痛を防ぐ少量の硫酸マグネシウムとともに週1〜3回ほど点滴します。リポゾームにビタミンCを封入したサプリメントなどもおすすめです。

ビタミンCの大量点滴療法は、それだけで癌細胞をすべて死滅させる可能性は低いと考えられています。しかし、抗がん剤の副作用を軽減させる効果は期待できます。この治療では、ビタミンCが抗酸化剤でなく酸化剤として作用することによって癌細胞を死滅させます。これは、正常細胞はカタラーゼという酸化を防ぐ酵素を持っているため、ビタミンCによる酸化ストレスを受けず、その一方で、カタラーゼを持たない癌細胞はビタミンCによる酸化によってダメージを受けるという特徴を生かしています。

食生活においても、ビタミンCなどのビタミン類を十分に摂取することは、全身の代謝や免疫機能のために必要なことです。普段から、食物もしくはサプリなど摂取するとよいでしょう。

⑨体内の循環を良くするために適度な運動を行ないましょう。糖質制限や小麦乳製品制限といった食事療法だけを厳密にやっていても、循環が良くなければ効果が半減してしまいます。また、運動によってメンタルストレスが緩和されると免役機能にも影響を及ぼすことは精神神経免疫学でも衆知されています。運動のほか、ヨーガのポーズや瞑想、呼吸法なども実践するとよいでしょう。

浄化療法

癌の人は、カパやアー

●各群の例数と病状の分類（8〜12か月間の治療による結果）

治療方法：パンチャカルマを主体とする。潜在型治療（食事、リラックス）

群	通常の生活	担癌状態	癌死	総計
A	10（36%）	13（46%）	5（18%）	28
B	0（0%）	27（63%）	16（37%）	43
C	35（51%）	19（27%）	15（22%）	69
D	7（100%）	0（0%）	0（0%）	7
総計	52（35%）	59（40%）	36（25%）	147

A群：アーユルヴェーダ治療のみ群
B群：現代医学的治療の無効群に対するアーユルヴェーダ的治療群
C群：現在、放射線や化学療法、手術など現代医学的治療をしていながらアーユルヴェーダ的治療を補足
D群：現代医学的治療法で癌が管理されており、補足的な治療としてアーユルヴェーダ的治療を行なっている群

マが蓄積していると考えられます。アーマ・パーチャナをしっかりと行なった後、浣腸療法（バスティー）やパンチャカルマを定期的に受けるのがおすすめです。できることなら1か月間ほど、集中的にパンチャカルマを受けるとよいでしょう。アーユルヴェーダ医師のサダナンダ氏は、インドのワゴリのアーユルヴェーダ大学において癌患者に対するパンチャカルマ療法を行ない、効果を得ています（前ページの表を参照）。

●健康な子どもを授かるために

　アーユルヴェーダの産科学は、小児科に含まれています。アーユルヴェーダのヴァージーカラーナ（強精法）によると、成人した男女（男性24歳～、女性16歳～が目安）が、パンチャカルマに基づく浄化療法を受け、生殖組織の機能を高める薬草（アシュワガンダー、シャータワリー）を飲んだ後、よい日のよい時間帯にマントラを唱えながら性行為をすることで、よい子孫ができると伝えられています。特定のマントラはありませんが、神聖なものでしょう。

　また、アーユルヴェーダでは、授精時の両親の体質やドーシャバランスの状態が、子どもの体質を決定すると考えています。たとえば、両親ともにピッタ体質の場合や、酒に酔うなどしてピッタが増大している場合には、ピッタ体質の怒りっぽい子どもが生まれるとされています。

　ですから、子どものドーシャバランスのために、両親が異なる体質であるよう、また両親のドーシャがバランスしているようパンチャカルマで浄化された後に、子どもを妊娠するべきであると教えています。ドーシャがアンバランスにならない季節に妊娠するよう調整することもすすめられています。たとえば、ヴァータ体質とピッタ体質の親の場合、カパの季節（春）に妊娠すれば、ヴァータ・ピッタ・カパのバランスがよい体質（トリドーシック・プラクリティ）の子どもが生まれるとされています。

さらに女性は、妊娠前の月経中にも、肉体的・精神的ストレスや性的刺激を避けることが必要だと言われています。それだけでなく、妊娠時の男性のドーシャの乱れも、子どもに影響すると言われています。夫婦いずれかにドーシャの異常があれば妊娠に影響しますから、夫婦ともに治療が必要なのです。

また、不妊については、現代医学的には1／3が夫の原因であると言われていますが、男女同じように妊娠に関係するというアーユルヴェーダの考え方は合理的です。

一般的に、子どもを授かりたいと望む夫婦は、まず、女性の基礎体温が二相性かどうかをみて、排卵の有無を確認します。女性の生殖器管の問題がある場合は、パンチャカルマによって全身を浄化します。そのほか、以下のような対処法が考えられます。アーユルヴェーダ医師によるコンサルテーションを受けたうえで、実践してみるとよいでしょう。

①夫婦のドーシャ異常によって冷えや疲労感などが強い場合は、ヴァータ異常が考えられますので、体を冷やさないことが大切です。例えば、定期的に温泉で体を温め、ストレスのない状況でバランスのよい食事を摂取します。夫婦でマッサージをしあうことも、ヴァータの鎮静化や循環の促進によいでしょう。お灸や温灸、オイル湿布などで、体を温めることも効果的です。

薬草製剤としては、シャータワリーやアシュワガンダー、マカ（ペルーの滋養強壮食品）などを摂ると、妊娠能力が高まると言われています。男女ともに摂取するとよいでしょう。

②食後の高血糖によって血糖値スパイクが発生すると、AGEs（特にToxic AGEs）が生成され、卵巣機能を障害すると言われています。妻が肥満で多嚢胞性卵胞などがある場合は特に、カパを減らす食事や食後の高血糖を緩和するような食べ方をすることで、妊娠能力が高まることもあります。

③夫婦の生殖器管が十分に発達成熟し

基礎体温二相性
正常な排卵が行なわれている健康な女性では、基礎体温は、生理周期内で「低温期」と「高温期」に分かれた二相性になる。

きっていない場合は、組織ダートゥを成熟させる種々のラサーヤナ薬をすすめています。詳細は、アーユルヴェーダ医師に相談するとよいでしょう。

ラサーヤナ薬は、日本では薬事法の関係で入手できませんが、India Abundance, iHerb.comなどのサイトを介して個人輸入することができます。ただし、インターネットで入手できるアーユルヴェーダ薬の約20％が農薬や重金属などで汚染されているということがＪＡＭＡ（アメリカの医師会雑誌）に報告されているため、できるだけOrganicと銘打った製品を購入しましょう。

④どうしても妊娠ができない場合は、考え方をシフトすることも大切です。子育てではなく別のことが、今世の修行なのだと認識するとよいでしょう。また、自分の子どもがいないということを、すべての子どもが自分の子どもであると考えることもできます。自身の子どもではなくても、御縁のある子どもを慈しむのもよいでしょう。

女性の健康のために

アーユルヴェーダが一般的に推奨している、女性の健康のためのケア方法をご紹介しましょう。ただし、これらは必ずしも、現代日本における妥当性を吟味されたものではありません。また、万人に適応するものでもありません。実践するときには、自身の体調の変化に耳を傾けながら無理のない程度に試すようにしてください。

月経

月経は、浄化のための重要なプロセスであり、一種のラクタ・モークシャ（瀉血療法、79頁参照）だと考えることができます。女性の寿命は男性よりも約7年長いとされており、それが一生分の月経出血の期間に相当することから、そのように考えられているのです。

月経による浄化を完了させるうえでは、12の注意点があります。

①十分な休息をとる

仕事が忙しいときは少しセーブして、ゆとりを持つとよいでしょう。性行為は控え、ヴァータの乱れを防ぎましょう。

②昼寝を控える

昼寝によって血液の欝滞や循環障害が進み、オージャスの通路をふさいでしまうことがあります。インドでは、昼寝を継続すると子宮筋腫になる可能性もあると考えられています。

③軽い運動をする

日頃から軽い散歩や運動習慣がある人は、早足で散歩をしましょう。スムーズで安定した軽い運動はヴァータを調整し、月経血の排出を促す作用がありま す。ヨーガでは、合蹠（両足裏を合わせて座る）、ねじり、膝の後ろを伸ばすポーズなどがおすすめです。肩立ちや逆立ちのポーズは、下腹部のアパーナ・ヴァーユ（下腹部で働くヴァータのひとつ。下に向かって働く）を乱すので控えましょう。

④ヴァータを鎮静する食事を摂る

月経中はアグニが低下しています。温かくて消化しやすいものを食べ、ヴァータを鎮静しましょう。炭酸飲料、チーズ、ヨーグルト、肉、チョコレート、揚げ物、小麦食品などは控え、夕食の量は少なめにします。

⑤味と甘味がほしいときは塩味を先に摂る

月経前から月経中にかけての時期は、ヴァータとピッタを鎮静化させようとする欲求が起こり、甘味や塩味がほしくなるときがあります。アーマが蓄積し、消化器系に栄養がいきわたっていないためです。そんなときは、まずは塩味をとって欲求を満たすと、甘味への願望が少なくなります。それでも甘味がほしい場合は、新鮮な牛乳か豆乳、または豆乳製のホイップクリームにハチミツを入れて摂るとよいでしょう。

⑥入浴を控える

月経血は、温水に入ると増加し冷水に入ると減少します。月経血が量が多い期間は入浴を控え、シャワー程度にするとよいでしょう。

⑦洗髪を控える

頭部に触れるとヴァータを乱しやすくなります。月経の1〜2日目だけでも洗髪を控えましょう。

⑧頭部のマッサージを控える

頭部をマッサージしすぎるとヴァータを悪化させやすくなります。洗髪のほか、アビヤンガも控えたほうがよいでしょう。月経開始から4〜5日経った後に、温かいゴマ油で頭部をマッサージし、数時間放置して油を吸収させた後に洗髪をすると、ヴァータを鎮静させる力が強くなると言われています。

ただし、オイルを使わずに行う5〜10分間程度のチャンピサージ（頭皮マッサージ）であれば、ヴァータを鎮静させる効果を期待できますので、問題はないでしょう。

⑨月経血の流れを阻害しない

月経は浄化の過程です。タンポンの使用を控えるなどして、月経血の流れを阻害しないようにしましょう。

⑩性生活を控える

アパーナ・ヴァーユの流れを阻害してヴァータを乱すため、セックスは控えましょう。

⑪五感への過剰な刺激を抑える

月経中は、色や香り、音などに敏感になっています。五感への刺激を抑え、やすらげる環境を整えましょう。

アパーナ・ヴァーユ
ヴァータのサブドーシャ。排尿など排泄機能を司る。

⑫意識を内側に向ける

浄化の時期ですので、自分の精神と身体に注意を向けやすくなります。このタイミングを生かし、瞑想などを行なって自身の内側のアーユルヴェーダの智慧に気づくことを試みてみましょう。

月経痛

アーユルヴェーダでは、瘀血（鬱滞したり、粘性が高くなった血液）の異常とヴァータの異常が原因として考えられます。

鎮静療法

ヴァータを乱さないよう、規則正しい生活や食事を心がけましょう。また、瘀血が増加するということは、ピッタが異常になっていますので、ピッタを鎮めるように辛いものや塩味の強いものは控えます。特に小麦と乳製品を控え、緑黄色野菜を十分に摂りましょう。タンパク質は、魚や鶏肉、油分の多すぎない赤身を選びます。水分は、適温の白湯で1日1~2ℓ程度を摂るようにしましょう。

アーユルヴェーダ医師から、薬草製剤をすすめてもらうこともできます。基本としてトリファラー（Triphala）と呼ばれる浄血薬がよいでしょう。さらに、スクマラム・クワタ（Sukumaram Kwatham）、スクマラ・カシャヤ（Sukumara kashaya 月経にまつわる特効薬アショカを含む煎じ液）、チャンドラプラバー錠（Chandraprabha Vatika）など、月経痛や女性生殖器の疾患に頻用される薬を摂るのもよいでしょう。

浄化療法

ヴァータやピッタを浄化するために、浣腸や瀉下療法を行う方法があります。また、婦人科医がいるアーユルヴェーダの医療機関であれば、ウッタラバスティ（膣からの浄化）などが可能な場合もあります。

無月経、月経不順

ヴァータ性の症状だと考えられ、原因は、寒気暴露、栄養失調、貧血、やせ、脱水、子宮の異常、ホルモン失調、精神的外傷などであるとされています。そのほか、重篤な疾患や消耗性疾患によって起こることもあります。

対処法はドーシャによって異なり、ヴァータ性無月経には、温かいオイルマッサージが最適です。食事は抗ヴァータ性の滋養強壮食がよいでしょう。鉄分も必要です。ピッタ性の場合は、ターメリック、サフランを温かいミルクに加えて飲むとよいでしょう。カパ性無月経は代謝の低下が原因だと考えられますので、ショウガやコショウなどを積極的に摂りましょう。ヨーガのポーズや瞑想は、いずれに対しても効果的です。

PMS（月経前緊張症候群）

PMSには、精神的要因が強く関与するといわれています。アーユルヴェーダでは、どのドーシャが主に症状に関与しているかによって分類されます。

鎮静療法

温かいオイルによるマッサージが効果的です。頭部、下半身、下腹部を中心に行ないましょう。ヴァータ性PMSとカパ性PMSはゴマ油、ピッタ性PMSはココナッツオイルやオリーブオイルを使ったマッサージを行なうのがおすすめです。ヨーガのポーズや呼吸法、瞑想法、マインドフルネスは、できれば毎日実践してください。

アーユルヴェーダ医師に薬草製剤をすすめてもらう場合は、例えば、基本としてトリファラー（Triphala）と呼ばれる浄血薬がよいでしょう。さらに、スクマラム・クワタ（Sukumaram Kwatham）、スクマラ・カシャヤ

●どのドーシャが影響しPMSが起きているか

ヴァータ性PMS	不安、抑鬱、不眠、便秘、頭痛、月経時の痙攣性疼痛、ふらつき、めまい、空虚感、感情の起伏が激しい、虚無感、冷感、乾燥皮膚、口渇、痛みが日没や日の出に強い
ピッタ性PMS	いらいら、怒り、批判がましくなる。怒りが爆発する。下痢、口渇、発汗、紅潮（特に上半身）、にきび、発疹、月経血が多量であり、周期は短くなる傾向、月経周期中間期出血がある。真夜中や昼間に症状が悪化
カパ性PMS	だるさ、倦怠感、泣いたり、センチメンタルになったり、愛されたいと思う。感情の起伏はさほど激しくない。寒さや風邪、粘液分泌過剰症状、食欲低下、嘔き気、浮腫、乳房の張り、周期は遅れがち、淡い経血、濃い粘液や凝血を含む、症状は早朝や夕方早い時間帯に悪化

(Sukumara kashaya)、チャンドラプラバー錠（Chandraprabha Vatika）など、月経痛や女性生殖器の疾患に頻用される薬もよいでしょう。

メンタルストレスが原因となってメンタルドーシャが乱れている場合もありますので、個人輸入も可能なサラスワティ・アリシュタ（Saraswatharishtam）などの薬用酒もおすすめです。

浄化療法

異常に増悪しているドーシャに合わせ、浄化療法が効果的です。マトラバスティと呼ばれる30～50㎖の浣腸を、ナラーヤナタイラというオイルを使って行なうこともすすめられています。

月経過多

ピッタの過剰とラクタ（血液）の乱れが考えられます。ＩＵＤ（避妊リング）やピルの使用、辛いスパイスや酸味・塩味の摂り過ぎ、喫煙、飲酒などのほか、怒り、うらみ、敵意といった感情も原因になると言われています。

鎮静療法

ピッタを鎮めるために、熱性・油性の食物を避け、熱や太陽にあたることや運動も控えたほうがよいでしょう。収れん性や止血作用があるヨモギはおすすめです。ヨモギ３ｇを６００㎖の湯で半量になるまで煎じ、お茶がわりに飲んでください。または、よもぎ蒸しなどで骨盤部を温めるのもよいでしょう。

浄化療法

パンチャカルマ（68頁参照）などを適宜受けるのがよいでしょう。ただし、月経そのものが浄化療法だと考えることができますので、鎮静療法だけでも改善してくると思われます。

帯下（おりもの）

カパが増悪していることが主な原因と考えられます。甘味・酸味・塩味の強い食品や、重性・油性の食品、特に小麦と

月経過多
1回の月経期間の経血量は平均82・5g。多い日で1日30g（大さじ約2杯）と言われている。

乳製品、砂糖は避けましょう。また、抗生物質の使用やセックスも過剰にならないようにしましょう。

カパの増悪に加え、どのドーシャがアンバランスになるかによって対処が異なります。ヴァータ性の場合は、褐色の乾燥した帯下が出て激しい月経痛がありま す。ピッタ性は、黄色くて臭いのある帯下が出ます。化膿や血液の付着があり、灼熱感を伴うこともあるでしょう。カパ性の場合は、透明で粘性の帯下が大量に出て、重さやだるさを伴うことが多いでしょう。

鎮静療法

治療としてはPMSへの対処と同じく、特にカパを減らす食事を心がけてください。特に、小麦と乳製品を除去するだけでも改善したという例がありました。

浄化療法

パンチャカルマは、どのドーシャが増悪しているかによって方法が異なります。基本的には、カパを減らすためのバスティ（77頁参照）やヴィレーチャナ（78頁参照）がよいでしょう。

更年期症候群

更年期障害とは、加齢によってエストロゲンの分泌が減少するために視床下部などの異常が起こり、自律神経・内分泌・精神症状などが出現するというものです。冷えのぼせが典型的な血管運動神経症状ですが、抑鬱や不安、焦躁などの精神症状が出ることもあります。

もともと、東洋の女性には少ない症状であると言われていましたが、これは、大豆食品を摂ることによって大豆に含まれるイソフラボンを摂取できるためだと考えられます。イソフラボンが腸内細菌叢によって配糖体を切られ、エクオールという植物性エストロゲンの活性本体になるのです。こうした現象は、更年期女性の2人に1人に起こるということが知られています。

更年期
女性のライフサイクルの一時期であり、閉経をはさんだ前後10年を指す。多くの女性が50歳前後で閉経を迎えることから、おおむね45〜55歳を更年期と呼ぶ。

　アーユルヴェーダでは、更年期にはヴァータが増大すると考えられています。そのため、皮膚・粘膜の乾燥や便秘のほか、髪が薄くなったり骨がもろくなったり、眠りが浅くなったりするといった症状があらわれます。精神不穏・不安・不眠抑鬱などが起こることもあります。

　更年期障害の症状は、ヴァータの異常に加えてどのドーシャが増大しているかによって、大きく3つのケースに分けられます。

　対処法としては、ヴァータをはじめとするドーシャをバランスさせるための鎮静療法と浄化療法が効果的です。

鎮静療法

　オイルマッサージを毎日行ない、生殖器を若返らせるハーブ製剤をとるとよいでしょう。シャータワリー、アロエ・ヴェラ、サフラン、アシュヴァガンダなどがおすすめです。精神症状が強い方には、ブラフミーとしてのゴツコラ（ツボクサ）を摂取するのもよいでしょう。

　ピッタ性の場合は、抗ピッタの薬草であるアロエ・ヴェラ、サフラン・ミルク、シャータワリー製剤、カパ性の場合は抗カパ薬草であるトリカトゥ（ショウガ・コショウ・長コショウの混合物）などのスパイスミックスやアロエ・ヴェラがよいでしょう。

　そのほか、加味《かみ》逍遥散《しょうようさん》や桂枝《けいし》茯苓丸《ぶくりょうがん》といった漢方薬の有効性も明らかになっています。ただし加味逍遥散は、長期間の投与によって腸間膜静脈硬化症という副作用が出現し、下痢や下血などが起こることが報告されていますので注意が必要です。

　さまざまな補完統合医療的プログラムを行なっても効果が出ない場合は、ホルモン補充療法（女性ホルモン製剤の貼付剤）などもよいでしょう。内服製剤によって起こり得る血栓形成促進や肝機能障害などが、比較的少ないと言われています。現代医学的方法と東洋医学的方法をうまく使いわけながら、更年期を乗り

●更年期障害の3つのケース

ヴァータ性	気分の変動、皮膚や粘膜の乾燥、便秘か下痢、不眠、不安、性欲減退など。
ピッタ性	怒り、過敏、短気、ホットフラッシュ、出血過多、皮膚病など。
カパ性	アーマの蓄積により重い感じや眠気がする、やる気の減退、体重増加、肥満、むくみ、コレステロールや中性脂肪の高値。

切りましょう。

浄化療法

アーマを溜めないように食生活に配慮をしましょう。また、アーマ・パーチャナを心がけ、パンチャカルマ（68頁参照）を受けるのもおすすめです。ヴァータの浄化にはバスティ（77頁参照）、ピッタの浄化にはラクタモークシャナ（79頁参照）やヴィレーチャナ（78頁参照）を行ないましょう。

更年期は、心のドーシャが乱れてメンタル・アーマが溜まり、症状が悪化することもあります。心の問題は、ヨーガや気功、マインドフルネスなどの実践によって心を浄化することで乗り越えましょう。更年期を魂の成長過程だと捉え、心のドーシャをバランスさせるべく学ぶことが、人間としての成長をもたらしてくれるのです。

●子宮切除後の対処

子宮は、感情と創造性を司る臓器です。下腹部はアパーナ・ヴァーユが働いて浄化を実践する場所であるため、子宮を摘出することで感情が不安定になったり、ヴァータのアンバランスが起きたりすることがあります。ヴァータが乱れるとピッタが煽られ、怒りっぽくなったり過敏になったりすることもあります。さらに、カパの乱れが惹起されると、むくみや痰がひどくなったり、疲労感が強く出て感傷的になったりすることもあります。更年期と同じ状況であると考え、同様の対処を行ないましょう。

月経がなくなると、血液を定期的に浄化するシステムが働かなくなります。アロエ・ヴェラ、サフラン、シャータワリーなどのハーブ製剤を摂るほか、漢方薬の駆瘀血剤（桂枝茯苓丸や加味逍遥散、桃核承気湯《とうかくじょうきとう》、通導散《つうどうさん》など）、パンチャカルマの瀉血療法を取り入れることも、血液の浄化効果を期待できます。

子宮内膜炎

主にピッタの異常で起こるとされ、熱と血液が鬱滞するほか、感染症や炎症を伴うことがあります。

ピッタをバランスさせる必要があるため、塩やアルコール、精製糖を避けるなどの対処が効果的でしょう。スパイスの使用については、アロエ・ヴェラやターメリック、コリアンダー、サフランなどはおすすめですが、それ以外は控えます。また、ココナッツオイルとヒマワリ油以外のオイルも控えたほうがよいでしょう。

そのほか、ピッタを浄化するために、月経期間を外して家庭でできる瀉下療法（ヴィレーチャナ、78頁参照）を行なうとよいでしょう。

子宮内膜症

子宮内膜が他の場所に増殖する病気です。カパが増えたために起こるといわれており、感染症を伴うとピッタ異常も加わります。治療では、カパをバランスさせる鎮静療法と全身の浄化療法が必要となります。

カパをバランスさせる鎮静療法は前述（64頁参照）しましたが、体力がある人には家庭でできる瀉下療法もおすすめです。また、グッグルやターメリック、コショウなどの薬草を摂るとよいでしょう。

美肌のために

皮膚は、触覚を司る神経器官であり、ヴァータの多い臓器と捉えることができます。また、ブラージャカ・ピッタ呼ばれるピッタの一種（皮膚で働くピッタ）が皮膚の輝きを維持しているため、健康的な皮膚を保つためにはヴァータとピッタの働きが重要です。

アーユルヴェーダが考える理想的な皮膚には、油性で滑らかであり、薄く軟らかで、光沢があってキラキラと輝いており、小さくて深い毛包をもつ体毛が生えているという特徴があります。

このような皮膚を保つためには、アビヤンガ、指圧、薬用粉末や油ペーストによる皮膚のマッサージ、入浴、プラティマルシャ・ナスヤ（2滴ずつの経鼻法によって、顔面のしわや白髪を予防するというもの）などが効果的であるとされています。

皮膚の色を向上させる

ヴァータ体質の人は、乾燥していてキメが粗く、亀裂を伴う茶色い肌をしています。ゴマ油によるマッサージが最適です。

ピッタ体質の人は、薄くて温かい皮膚をしています。黄赤色で汗が多く、体臭も強いです。牛乳かクリーム、ギーなどに白檀《びゃくだん》を混ぜた軟膏を塗布するといいでしょう。

カパ体質の人は、滑らかで冷たく、油っこくて白い皮膚をしています。マツバ、ターメリック、サフランなどの粉末で皮膚を摩擦したり、ガルシャナ（乾布摩擦）を行なったりするとよいでしょう。

古典には、季節に応じた皮膚のケア方法も記載されています。たとえば冬は、サフラン、ジンコウ、ショウブ根などの粉末をペーストにして塗布します。夏・秋は白檀、クスノキなどの粉末、雨期にはサフラン、白檀、ジンコウの粉末でケアするとよいと言われています。

子どもの健康のために

アーユルヴェーダにおける小児の特徴は、カパが旺盛でカパ性疾病にかかりやすいことと、薬剤など外部からのストレスに敏感であるということです。

しかし敏感とはいえ小児期は、「熱い鉄」のような時期ですから、鍛えることも必要です。インドの諺では「3歳までは神のように、16歳では召使いのように、その後は友だちのように育てなさい」と言われています。

虚弱児を強く育てる

①母乳

アーユルヴェーダでは、新生児・乳児を母乳で育てることをすすめています。母乳にはオージャスが含まれ、免疫機能を高める作用があるからです。現代医学においても、初乳に含まれるIgA（免疫物質の一種）が消化器系から新生児の体内にとり込まれることで、免疫を賦与すると言われています。

②オイルマッサージ

産後11〜12日目以降は、産褥婦と新生児にはオイルマッサージが効果的だといわれています。産褥婦には健康とスタイルの維持、新生児には皮膚の健康と病気の予防、情緒の安定という効果を期待できます。

新生児へのオイルマッサージは、成長ホルモンの分泌やオキシトシンの分泌を促し、神経組織の発達が促進されることも報告されています。そのほか、オイルマッサージに関わらず、アイコンタクトも含めて触れあいながら育てることには大きな意味があります。接触せずに新生児を育てると免疫力が低下し、体格が貧弱になるということは現代医学でも認められています。

寒い地方ではゴマ油やピーナッツ油、暑い地方ではココナッツ油やオリーブ油を使ってオイルマッサージを行なうとよいでしょう。体が敏感な時期のため、カラシ油などの刺激の強いオイルや、精油・薬用オイルの使用は避けましょう。

③ガルシャナ

日本でも昔から、子どもの養生法として「乾布摩擦」が行なわれていました。体毛と反対の方向（手足は胴体に向かって、背中とおなかは水平方向と上下方向）にマッサージすることで、カパの調整に効果的だと言われています。また、虚弱児の喘息や気管支炎など、カパの異常による症状も緩和できるとされています。ちなみに、ヴァータを鎮静化する場合には、毛並と同じ方向にマッサージするのが効果的だと言われています。

④食事

カパの増大を抑えるため、シシトウやニガウリなどの苦味の野菜をときどき摂るとよいでしょう。しかし、成長過程にはカパの働きも不可欠ですので、自然の甘味も適度に摂るようにしましょう。ただし甘味のものを食べすぎるとピッタやヴァータの乱れが起こり、成長が阻害されたり、癇癪が強くなったりすることもあります。

そのほか、牛乳を素材としたギーには知力を高める作用があると伝えられており、1～2歳以降はスプーン1～2杯分を毎日摂ることが推奨されています。また、ゴツコラ（ツボクサ）という薬草を生のままでサラダなどにして摂取すると、記憶力がよくなると言われています。

⑤昼寝

昼寝はカパを増大させるため、小児には効果的です（大人の場合は、夏のみすすめられています）。寝る子は育つというのは、カパを増加させてくれるせいなのかもしれません。昼寝中には、夜の睡眠時と同じくらいの成長ホルモンが分泌されると言われています。

⑥しつけ（生活習慣を正し、適度な運動をする）

インドの諺では、3歳から16歳までは召使いのように厳しく育てるという表現でしつけを推奨しています。とりわけ早寝早起きの習慣が大切で、そのためには家族の態度も重要だと言われています。

しつけのひとつとして、ヨーガなどを実践するのもよいでしょう。ただし、まだ骨がしっかりしていない小児期は、過度な運動や偏った体の使い方に注意してください。ヨーガのポーズで動物や植物のまねなどをすることで、表現力の豊かさも培われることでしょう。

アトピー性皮膚炎

アーユルヴェーダの皮膚病には、アトピー性皮膚炎に相当する病態がいくつかあります。共通する対処法は、糖質（特に小麦食品、乳製品）を避けることです。また、油っぽい食物や肉類、砂糖を使った食品なども、アーマを生成するもとになるので避けたほうがよいでしょう。

また、野菜などでビタミン・ミネラルを充分に補うことも重要です。特に、抗酸化作用をもつビタミンCやビタミンE、ベータカロチン、ビオチンが必要だといわれています。

外用薬としては、ターメリックオイルに、皮膚をきれいにする効果があるとされています。

瀉血療法や下剤を使う療法といった刺激の強い浄化療法は、状態を見極めながら行なうとよいでしょう。バスティ（浣腸療法）は比較的安全ですので、1歳から可能です。

小児期の皮膚炎は成長とともに改善しますので、神経質にならずにゆっくりと治しましょう。子どものアトピーは、治癒のプロセスを通して両親も本人も大きな学びを経験します。親の精神状態が、子どもに大きく影響するということも学べることでしょう。

また、アーユルヴェーダの治療のほか、漢方薬で改善する場合も多くあります。それでも改善しない場合は、ステロイド塗布薬を4週間使い、皮膚のバリアが完全に回復するまで治療するべきだと思われます。その後、薬草療法や食事療法などを継続します。

シルバーエイジの健康のために

遊行期と言われるシルバーエイジの時期は、ヴァータが増悪する時期です。そのため、冷性や乾燥性が増加し、破壊や分解の過程が進行します。乾燥してしわ

アトピー性皮膚炎
アレルギー反応と関連があるもののうち、皮膚の炎症（湿疹など）を伴うもので過敏症の一種。アトピーという名前は「特定されていない」「奇妙な」という意味のギリシャ語「アトポス」に由来する。

遊行期
人生にはアーシュラマ（四住期）と呼ばれる4つの時期があり、義務が定められている。①学生期（梵行期、ブラフマチャールヤ）師のもとでヴェーダを学ぶ時期、②家住期（ガールハスティア）子をもうけ一家の祭式を主宰する時期、③林棲期（ヴァーナプラスタ）森林に隠棲し修行する時期、④遊行期（サンニャーサ）一定の住所を持たず乞食遊行する時期。

が増えたり、便秘がちになったり、頭髪や歯が抜けたりします。また、記憶力や五感の機能も低下すると言われています。

しかし、こうした老衰があらわれる反面、霊的成長があります。生と死の問題を考え、来世の運命を決定するのもこの時期です。ちなみに老人とは、アーユルヴェーダの古典医学書である『チャラカ・サンヒター』によると63歳以上、『スシュルナ・サンヒター』によると70歳以上とされています。

老いを生きるための知恵

①高齢への考え方を変える

健やかに老いるためには、加齢を忌み嫌う意識を変える必要があります。高齢者は自分のことを「もう年だからだめだ」と思わないようにしましょう。また、死ぬまで人のために役立とうとすることが生活の質（ＱＯＬ）の向上につながります。

高齢者の文化的価値を重視し、社会の中で活躍していただきましょう。アーユルヴェーダにおいて高齢者は、肉体的には衰えていても知恵や経験が豊富で、その民族の文化や伝統をよく知っているため、尊敬して大切にすべきであると教えています。

②ヴァータを調整する

増大するヴァータを鎮めるためには、規則的な生活をしましょう。体を冷やさないようにし、ゴマ油で頭や足裏、耳のマッサージを行なって養生します。また、短時間の昼寝（30分以内）もおすすめです。

③ラサーヤナを摂る（88頁参照）

強壮法科としてのパンチャカルマ（浄化療法）を受けるほか、強壮長寿薬であるラサーヤナ薬を内服することで、ダートゥ（組織要素）の喪失を防ぐことができると考えられています。

インドのラサーヤナ薬には、脳機能を向上させるチャヴァナ・プラーシュやアムリット・カラーシ、骨や関節を強くしインポテンツや尿失禁を改善するアシュワガンダー、腎臓・生殖器系の機能改善や前立腺肥大抑制作用があるシラジットなどがあります。

また、コンフリー根2、甘草1、ターメリック1、シナモン1／2の割合で混合すると、骨や関節を強化するラサーヤナ薬になります。老人性の便秘には、温めた牛乳（あるいは豆乳）コップ1杯にトリファラー（アムラ、ビビタキ、ハリタキの3種のハーブを配合したもの）1gを入れたり、温めた牛乳（あるいは豆乳）にギーを少量溶かしたりして飲むとよいでしょう。アロエ・ヴェラとサフランを少量ずつ牛乳で煎じたものは、女性の若さを保つ作用があると言われています。

そのほか、行動のラサーヤナと呼ばれ、倫理的な生活を守るための10項目を守るという方法もあります。

【行動のラサーヤナの10項目】

1　真実を語る

●さまざまなラサーヤナ薬（滋養強壮の薬草製剤）

組織・体質	ラサーヤナ薬
血漿	シャータワリー、ナツメ
血液	アーマラキー、ブリンガラージュ
筋肉	アシュワガンダー、バラー
脂肪	グッグル、シラジット、ハリータキー、ガーリック
骨	シュクティ・ラサーヤナ（真珠の母）珊瑚のバスマ
神経	菖蒲、ブラーミー、金のバスマ
生殖器	シャータワリー、アシュワガンダー、ギー、牛乳
呼吸器	チャヴァナ・プラーシュ、長コショウ（ピパリ）、黒コショウ
消化器系	長コショウ、ハリータキー
水分代謝系	生ショウガ、香附子、カルダモン
目	トリファラー、甘草、シャータワリー
鼻	アヌ・タイラ
脳	ブラーミー、菖蒲
心臓	金のバスマ、グッグル
神経・筋肉系	バラー、ニンニク、グッグル
ヴァータ体質	バラー、アシュワガンダー
ピッタ体質	アーマラキー、シャータワリー、グッディッティ
カパ体質	バラタカ、グッグル、長コショウ、ニンニク

2　休息と活動のバランスのとれた規則的生活をする
3　気候や季節に従った生活をする
4　健全な食事法
5　貧窮者への施しを励行する
6　霊的理解を持つ
7　暴力をふるわない
8　怒りや過緊張を避ける
9　酒・性行為をひかえる
10　他人を傷つけない

④ヨーガを実践する

ヨーガは、アーチャーラ・ラサーヤナ（倫理的な生活を守ること）に含まれます。ヨーガのアーサナや呼吸法を毎日実践すれば、活力を維持できるでしょう。ただし高齢のため体が固くなっていますから無理をしないように。続けることがもっとも大切です。

老いと死

死もまた、生命の旅の一行程である

アーユルヴェーダは長寿科学だといわれています。しかしそれは、単なる長生きを推奨するものではありません。健康を維持しながら、老化を早めることなく生きがいを持って生活し、死期がきたら迷わずにアートマン（真我、230・232頁参照）が5元素（地・水・火・風・空、19頁参照）と離れるための方法を教えているのです。そのためアーユルヴェーダは、むやみな延命治療をすすめるのではなく、死にゆく人のケアの仕方を示します。

『チャラカ・サンヒター』には、「死が訪れると、個我は、これら快の対象となるものから離れる。このように個我は動性（ラジャス）と惰性（タマス）とに影響されて未顕現の状態から顕現し、再び

未顕現の状態に戻るというように、車輪のように絶えず移ろいゆくのである。二極のものに甚だしく執着し、我執に被われているものは生と滅とに翻弄されるが、そうでないのものはその逆である」「この真我が身体から離れると、その身体は空き家のごとく生命なきものとなり、『5つのもの』となると言われる。それというのも、そこにはマハーブータ5元素があるのみであるからである」とあります。

また、『スシュルナ・サンヒター』には、「患者は、その（快適な）ベッドの中で、ユーモアに富んだ楽しい話をする親しい人にケアされながら、意のままの状態で安らぐべきである。ユーモアに富んだ、楽しい話をする人びとは、繰り返し繰り返し（病める人を）慰めながら（楽しい）話によって、腫瘍の痛みを速やかに鎮静すべきである」とあります（東北大学伊藤道哉氏談）。

クオリティ・オブ・ライフ（QOL）はもちろん、クオリティ・オブ・デス（QOD、死の質）までも重視するのが、アーユルヴェーダの考え方なのです。

古来、チベットやエジプトでは『死者の書』という文献が伝えられ、死後の教えが存在しました。死後の世界でも死者が迷わずに成仏するための心得が伝承されてきたのです。このように古代の東洋の人びとは、死を受容してきました。生と死を切り離して捉えるのではなく、死もまた輪廻の一過程であり、生命の旅の一行程だと考えてきたというわけです。日本の古神道では、死とはあの世に生まれることであり進化のプロセスの一段階であるとしています。これらの思想には、アーユルヴェーダの死生観と通じるところがあると考えることができるでしょう。

生老病死を受容する不二一元のアーユルヴェーダ

アーユルヴェーダが目指すのは、自然の法則に従った「大我の意に乗る（宇宙の意志に従う＝意乗り＝祈り）」の生活

『死者の書』
古代エジプトで、死者の冥福を祈り死体とともに埋葬された葬祭文書。死者の霊魂が肉体を離れてから、死後の楽園アアルに入るまでの過程・道しるべが描かれている。また、チベットにも同様に『死者の書』が存在する。

です。大我に波長を合わせて自然体になることで、自身の内側にある自然治癒力が働くようになります。ときには、浄化反応としての病気があらわれることもあります。しかしこれは、病気を体験させることで個我の成長を促そうとする宇宙の知性の働きだと考えることができるでしょう。

病気や老化、死は、逃れるべきものではなく、必然性があるものです。死はすべての終わりのように捉えられがちですが、病気と同様、進化の歩みを続けるための過程のひとつなのです。このことを私たちは「不二一元の生命の科学　アーユルヴェーダ」と呼んでいます。

「健康と病気」「生と死」といった対極にあるように見えるものを、どちらか一方だけではなくすべてを肯定的に受け入れる。それこそが、何ごとにも捉われずに生きて解脱に至る道なのです。こうした包括的な姿勢を保つことで、健康を享受しながら、あるいは病気を楽しみながら、幸福に年齢を重ねて、めいっぱいに「健幸寿命」を生きていけるのではないでしょうか。

第4章 アーユルヴェーダの食事療法

医食同源の原理

アーユルヴェーダにおける食物の重要性

アーユルヴェーダでは、心身の健康に対して食事が大きな意味をもっていることを強調しています。

『チャラカ・サンヒター』には、「正しい食物を摂ることが人間を健康にさせる唯一の方法です。また、正しくない食物を摂ることが病気の原因です」と書かれています。

また、インドの諺には「食物が適切でなければ薬はいらない。食物が適切であっても薬はいらない」というものがあります。さらに、『ターイッティリーヤ・ウパニシャッド』第2章ブラフマン歓喜品には、「大地に身を託する生類は、いずれを問わず皆食より生まる。さて、生きるも食の力にて、死してはまたも食に帰す。げに食は万物の長者なれば、万能薬と呼ばれるもことわりなれ。食より万生は生まれ、食によって万生は生長す。食われて、かつは万生を食う。ゆえに食はアンナと呼ばれる」とあります。インドでは昔から、健康にとって食事がいかに大切なものなのかが説かれてきたのです。

『ターイッティリーヤ・ウパニシャッド』

古代インドの哲学書。中心となるのは、ブラフマン（宇宙我）とアートマン（個我の本体）の本質的一致（梵我一如）の思想。ただし宇宙我は、個我の本体の総和ではなく、自ら常恒不変に厳存しつつ、しかも無数の個人我としてあらわれるものと考えられたとされる。

ウパニシャッドは、成立時期によって、以下に分類される。

初期　紀元前800〜500年

◎ブリハッド・アーラニヤカ・ウパニシャッド

6種類の味がドーシャに影響を与える

アーユルヴェーダの食事療法は、普遍的かつシンプルな法則によって理解することができます。

たとえば、疲れたときには甘いものが欲しくなります。それは、動きの質であるヴァータが増大することにより、ヴァータを鎮静化する味である甘味を欲するようになるからだと考えられます。

ためしに、甘いものを食べてみてください。口の中にいれたときにほっとした気分になり、幸福感に包まれるのではないでしょうか。運動などで疲れているときなら、元気が出てくることでしょう。これは、甘いものによってサットヴァが増え、ヴァータのバランスがとれるためだと説明することができます。

一方で甘いものは、カパが増大している人が満腹のときに食べると、だるくなったり鼻水が出たりすることがあります。これは、甘いものによってさらにカパが増大し、重さや水といったカパならではの性質が増大するために、だるさや鼻水が誘発されるのだと考えられます。

アーユルヴェーダでは、6つの味（甘味・酸味・塩味・辛味・苦味・渋味）があり、これらはラサと呼ばれています。甘味・酸味・塩味はヴァータを減らしてカパを増やし、辛味・苦味・渋味はヴァータを増やしてカパを減らします。また、甘味・苦味・渋味はピッタを減らします。

それでは、人体に対して食物がどのような作用を及ぼすのかを考えてみましょう。

まず、食物が口の中に入ると味（ラサ）がします。そして胃腸に入ると「熱」と「冷」という2つの作用が起こり、これはヴィールヤ（薬力源）と呼ばれています。「冷」性はカパやヴァータを増やし、「熱」性はピッタやアグニを高める働きをします。食物が消化され大腸などに運搬されると、今度は酸味・辛味・甘味の作用があらわれ、これはヴィ

◎チャーンドーギヤ・ウパニシャッド
◎タイッティリーヤ・ウパニシャッド
◎アイタレーヤ・ウパニシャッド
◎カウシータキ・ウパニシャッド
中期　紀元前350年～
◎カタ・ウパニシャッド
◎イーシャー・ウパニシャッド
◎シュヴェーターシュヴァタラ・ウパニシャッド
◎ムンダカ・ウパニシャッド：アタルヴァ・ヴェーダ：
後期　紀元前200年～
◎プラシュナ・ウパニシャッド：アタルヴァ・ヴェーダ
◎マイトリー・ウパニシャッド
◎マーンドゥーキヤ・ウパニシャッド

パーカ（消化後の味）と呼ばれています。このような消化の過程で、食べ物はドーシャ（特にボディリ・ドーシャ）のバランスに影響を及ぼすのです。ヴィパーカの酸味はピッタとカパを増やし、ヴァータを減らします。甘味はピッタとヴァータを減らし、辛味はピッタとヴァータを増やします。これらの反応は、ラサが作用するのと同じ原理によっています。

ただし例外もあり、それは、プラバーヴァ（特異作用）と呼ばれています。代表例はハチミツで、甘い味でありながらカパを増やしません。そればかりかカパを減らし、痩せやすくなるとまでいわれています。ただし、ハチミツは加熱することによってアーマを溜める作用が出ますので注意が必要です。

食物の性質がドーシャに変化を及ぼす

さらに、味だけではなく、食物に備わっているグナ（性質）もまた、ドーシャに影響を与えます。

これは、「似たものが似たものを増加させ、異なる物が異なるものを減少させる法則」に従っています。冷たい食物は冷性をもつヴァータとカパを増加させますし、ピリッとした熱性の食物は熱の質をもつピッタを高め、油性の食物はカパを増加させるのです。

しかしこうした作用は、調理法の違いによって変化することもあります。

『チャラカ・サンヒター』によると、このような食物の作用は、素材の本来の性質、加工の仕方（調理の仕方と調理する人の気持ち）、組合わせ、量、産地、素材を摂取する季節と時刻、摂取の仕方、摂取する人の体と心の状態などによって変化するといいます。

たとえば、冷たいものを温めれば、当然ながら冷性ではなくなり、熱性など別の作用があらわれます。また、生野菜は油で炒めるとヴァータを増やさなくなります。同じ食品であっても、たとえば蒸す場合はヴァータを減らすように働きま

●食物のドーシャへの作用

ラサ rasa〔味〕	ヴィールヤ vīrya〔薬力源〕	ヴィパーカ vipāka〔消化後の味〕	ドーシャへの作用			薬草の例	食物の例
			V	P	K		
甘味	冷性	甘味	↓	↓	↑	大麦、ココナッツ、カボチャ種子	米、小麦、牛乳、砂糖
酸味	熱性	酸味	↓	↑	↑	ホーソーン、イバライチゴ	酢、梅干し、チーズ、ヨーグルト
塩味	熱性	甘味	↓	↑	↑	昆布	漬物、醤油、塩
辛味	熱性	辛味	↑	↑	↓	ショウガ、コショウ、ワサビ、トウガラシ	香辛料
苦味	冷性	辛味	↑	↓	↓	貝母、宿根草、セントリー草	緑色野菜、ニガウリ、ホウレンソウ
渋味	冷性	辛味	↑	↓	↓	アグリモニー、イラクサ、ウルシ	豆類、渋柿、緑茶

プラバーヴァ Prabhāva（特異作用）
①岩塩はラサが塩味だが、ヴィールヤは熱性ではないのでピッタを憎悪させない
②アーマラキーはラサが酸味だが、ヴィールヤは熱性ではないのでピッタを憎悪させない
③ライムはラサは酸味だが、ヴィールヤは熱性ではないのでピッタを増やさない
④ハチミツは甘味だが、ヴィールヤは熱性であるのでカパを減らす

●食物の性質とドーシャへの作用

性質	食物の例	V	P	K
重性	チーズ、ヨーグルト、小麦	↓	↓	↑
軽性	大麦、ホウレンソウ、コーン、リンゴ	↑	↑	↓
油性	乳製品、油、油性食品	↓	↓	↑
乾性	大麦、コーン、ジャガイモ、豆類	↑	↑	↓
熱性	温かい飲食物、スパイス類	↓	↑	↓
冷性	冷たい飲食物、緑葉野菜、キュウリ	↑	↓	↑

●ヴァータ

控える食物	積極的に摂りたい食物
【味（ラサ）と属性】 渋味、辛味、苦味の多いもの	【味（ラサ）と属性】 甘味、酸味、塩味 重く、温かく、適度な油分、湿り気のある食べもの
【食 材】 生野菜など生の食物 冷凍食品、冷たい食物 揚げもの シリアル、ドライフルーツなど、乾燥した食べもの ジャガイモ	【食 材】 やわらかく炊いた玄米 肉、ごま製品 適量のナッツ、適度なスパイス、ギー 大豆、豆腐製品 すべての油、白砂糖を除く甘味 熟した果汁の多い果物 白湯、温めたフルーツジュース
とり入れたい調理法 油で炒める	

●ピッタ

控える食物	積極的に摂りたい食物
【味（ラサ）と属性】 辛味、塩味、酸味	【味（ラサ）と属性】 甘味、苦味、渋味 重い、冷たい、油性のある食品
【食 材】 アルコール類全般 揚げもの、ヨーグルト 醤油、味噌、塩のとり過ぎ 卵、ナッツ類	【食 材】 水、青汁、フルーツジュース 生野菜、果物、穀類、豆 ギー、オリーブ油 冷ますハーブやスパイス（コリアンダーやフェンネル） 牛乳、バター、無塩チーズ ハチミツとハチミツ以外の甘味 熟した果汁の多い果物
とり入れたい調理法 蒸す 生のままいただく（ただし消化力が高い場合）	

●カパ

控える食物	積極的に摂りたい食物
【味（ラサ）と属性】 甘味、酸味、塩味	【味（ラサ）と属性】 辛味、苦味、渋味 軽く、熱い、乾燥した食品
【食 材】 揚げものなど、脂っぽい食物 乳製品、肉類全般、ナッツ 果物、冷たいもの、冷凍食品 醤油、味噌、塩、ココナッツ油 砂糖類、卵	【食 材】 多種多様な温野菜、温かい食物 豆料理、豆乳 スパイス、アーモンド油、コーン油 葉野菜、花野菜 熟した果物 低脂肪乳、熱いお茶、白湯
とり入れたい調理法 焼く	

すし、焼く場合はピッタを増やします。

そのほか、調理する人の思いも大切です。心をこめて作った料理は消化しやすく、サットヴァを高めてオージャスを増やすことでしょう。

このように、食物の働きはさまざまな要因によって変わります。情報を鵜呑みにせず、あくまでも目安として役立てるようにしましょう。

食物は心や血肉に作用する

食物は、トリグナ（32頁参照）にも影響を及ぼします。

たとえば激辛食品は、ラジャスを高めるため人を攻撃的にさせます。保存食品やレトルト食品はタマスを増やすため怠惰になり、やる気がなくなります。怠惰な人がラジャスを増やす食物をとると、元気になります。

アーユルヴェーダがすすめているのは、サットヴァを高める食物です。サットヴァを高めることで、ドーシャのバランスをよくすることができます。

そして、食物はこのようにエネルギーレベルの作用を及ぼすだけではなく、ダートゥ（血や肉など体の7つの組織）に変化します。その過程で、アグニが順調に働けばオージャス（活力素）が生成されます。また、アグニが不順であると、アーマ（未消化物）が生成されます。オージャスは健康の素であり、アーマは病気を引き起こすものですから、食物は両刃の剣になるというわけです。

食べるときは「何を」より「どのように」が大切

食養生をするとき、「あれがいけない、これがいけない」と制限してしまう人や、「あれがいい」と言われるとそればかり食べてしまう人がいます。

しかし、ここで大切なポイントは「何を」よりも、「どのように」です。食事をした結果、満足感や軽快感を得ることが重要なのです。

また、食事は瞑想の一種です。ゆっ

●食物の心（トリグナ）への作用

食物の分類	食物の性質
サットヴァ（純粋性・純質）に富む食物	生命力を増大させ、勇気・健康・幸せを与える。おいしい。みずみずしさを感じる新鮮なもの。腹持ちがよい。罪悪感などがなく気分よく楽しくいただける。
ラジャス（動性・激質）に富む食物	過度に苦い、酸っぱい、塩辛い。口を焼くような刺激性がある。油気がない。口の中を刺すような味。体や心を蝕む。
タマス（惰性・闇質）に富む食物	新鮮ではない。味を失っている。悪臭がある。調理されてから時間が経っている。食べ残しのもの。盗んだものなど正しいルートで入手されていないもの。

くりと料理を観察したり、じっくりと味わったりするといいでしょう。集中して、時間をかけながら食べることが大切なのです。

アーユルヴェーダでは、食べるときの心構えもまた、消化や吸収に大きく影響を及ぼすと考えられています。焦りやイライラ、悲哀を感じながら食べると、消化が阻害されて未消化物を溜める要因となります。理想的なのは、感謝の気持ちを抱きながら、楽しく食べることです。

そのとき、自分の体や心が「何を」「どの程度」食べたいのかを確認しながら食べてください。そのためにも、食事には十分な時間をかけるのがよいのです。

そして食後は、しばらく座ったままでじっくりと消化を見届け、すぐに活動をはじめないようにしましょう。

また、アーユルヴェーダでは食前と食後に、マントラを唱えることを大切にしています。日本に置きかえると、食事への感謝の言葉である「いただきます」「ごちそうさま」がこれにあたるといえるでしょう。アーユルヴェーダでは、このようなよい言葉の波動が、毎日の生活に及ぼす影響を重視しているのです。

アグニに応じた適量の食事を

規則的に食事をしていると、予期反応として食前に、消化液や酵素の分泌が促されるようになります。これは、アグニが態勢を整え、完全に消化しようとするためです。

しかし、規則的なほうがよいからといって、空腹でもないのに無理やり食事をする必要はありません。空腹感がないときはアグニが十分に整っていないということですから、食事を減らすか、お湯や温かい豆乳にショウガやシナモン、ターメリックなどを加えた物を飲む程度にすればよいでしょう。あくまでも、そのときどきのアグニの状況に応じることが大切です。

食事の間隔は、軽食のときは2～4時間、充分な量を食べた後は4～6時間が適当です。夕食と翌朝食の間隔は、12時間以上空けるのがよいでしょう。

『チャラカ・サンヒター』には、「適量を食すべき」と表現されています。

これは、腹3／4～2／3ほどを指しており、アグニに応じて食物が完全燃焼できる量ということです。動物実験においては、カロリー摂取量を70％に減らすと、寿命が1・5倍長くなったという報告があります。また、自己免疫疾患が自然に起こるネズミを調べたとき、摂取カロリーを減らすことによって、疾患が起こらなくなったということも報告されています。

摂取カロリーを減らす場合は、栄養素の割合を考慮しましょう。ポイントは、炭水化物をできるだけ減らし、タン

●体質と体調に応じた食事の仕方

	ヴァータ体質 ヴァータ増大時	ピッタ体質 ピッタ増大時	カパ体質 カパ増大時
各体質に共通した注意点	①快適で適当な設備が整った場所で必ず座って落ち着いて食べます ②食事の前には必ず一度目を閉じて、感謝の言葉を唱えてから食べます（食事は瞑想です） ③前の食事が消化された後（おなかがすいてから）に、時間をわきまえて、同じ時間帯に規則的に食べます ④早すぎたり遅すぎたりしないで、よく噛んで、腹3/4あるいは2/3の量を摂ります ⑤食後は慌ただしくしないで、すぐに動かないようにします。少なくとも3～5分は座って消化を見届けます ⑥昼食を主にします。夕食はできるだけ軽くバランスのとれたものにします ⑦食物はできたての温かいうちに、作った人の愛情を感じながら食べます ⑧冷たい食物は控えます。白湯をすすりながら食べるとよいでしょう。		
各体質・体調ごとの注意点	①特に食事の規則性が大切です ②温かい物、油を含む物を消化力に応じて食べます ③刺激物、苦味、渋味の物は少なくします	①冷ます作用の物（穀類、牛乳、ギー、甘い果物）をとります ②ついつい食べ過ぎにならないよう ③刺激物、酸っぱい物、塩味の物を減らします ④水分を多く摂ります。果汁、牛乳、白湯などが特にすすめられます	①食事量は少なくし、空腹状態で食事をするように特に心がけます ②昼食後は長寝をしません。食後1時間程度経ってから15分程度の散歩がすすめられます ③食事や食間にショウガやターメリックを積極的に摂ってください ④温性、軽性、油性の少ない物、辛味、渋味、苦味の物がよい ⑤甘味、塩味、酸っぱい物、冷たい物、揚げ物、果物は控えます

食事療法では、住んでいる場所、季節、年齢、体質や現在の体調を常に考慮しながら処方する。
参考文献：「Science of Self-Healing」（和訳『現代に生きるアーユルヴェーダ』）
「Planetary Herbology」「Yoga of Herb」「Ayurvedic Cookbook」by Lotus press.

パク質や良質のオイルを適度に摂取することです。炭水化物の中でも、小麦製食品に含まれるグルテン（グリアジン）は粘性が高く消化にしにくいためアーマを生むもとになりますし、アミロペクチンαは砂糖よりも急激な血糖値の上昇を招きます。

血糖値が上昇すると、AGEs（最終糖化産物）が生成されます。AGEsは、ガンや動脈硬化、骨粗鬆症など老化による疾病を促す原因物質であることがわかっています。そのほか、血管内皮細胞を阻害したり、全身のコラーゲンをガチガチにしたりすると言われています。

食事の割合を考慮する

『チャラカ・サンヒター』にはまた、「適量とは、消化の火の力によって決まるものである。なぜなら、ある量食べられた食物が、食べた人の自然状態を損なうことなく、しかるべき時間で消化に至れば、その量がその人の適量である」とあります。

●体質とアグニに応じた１日の食事

	消化力アグニ	ヴァータ体質 ヴァータの増大時	ピッタ体質 ピッタの増大時	カパ体質 カパの増大時
朝		軽く、温かい食物 朝粥など	軽い液状食	朝食を抜くか温かい液状食（粥） ティー（ターメリック、ショウガ）、ハチミツレモンもよい
昼		主な食事 温かく、油性、重性の食物や甘、酸、塩味の食物を適度に増やす	主な食事 冷、重、油性の食物や甘、苦、渋味の食物を適度に増やす	主な食事 塩、乾、軽性の食物や辛、渋、苦味の食物を適度に増やす
夕方		軽く 温かく、甘味、酸、塩味の食物を多めに摂る ハーブティー（甘草、ショウガ、シナモンなど）	軽く 甘、苦味の食物を多めに摂る ハーブティー（甘草、バラ、コリアンダー、シナモンなど）	軽く 温かく、乾、軽性の食物を多めに摂る ハーブティー（ターメリック、ショウガ、コショウなど）
夜	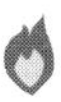	温めた牛乳（および豆乳）などにショウガ、ギーなどを混ぜて飲む	温めた牛乳（および豆乳）にショウガ、ギーなどを混ぜて飲む	睡眠３～６時間前からはお湯以外は口にしない

アグニの状況に応じて食事をしていると、夕食の量が少なくなります。夜間はアグニが低下するためです。アグニは時間帯によって変動しており、太陽のエネルギーの強さと連動しています。昼間にはアグニの力が強く、朝と夕は弱まるため、その変化に合わせて食べる量を加減する必要があるのです。

ですから、太陽のエネルギーの強さに合わせて、朝食：昼食：夕食＝１：２：１などの割合で食べるとよいでしょう。ただし、前日の夕食によっては起床時に消化力が弱くなり、食欲がなくなっている場合もあります。そうした場合は、朝食：昼食：夕食＝０：３：１などにするとよいでしょう。いずれにしても、食前には空腹を感じており、食後には体が軽く満足感があるということが大切です。

このことはアーユルヴェーダ以外の考え方でも共通しており、中国の諺では「朝は好、昼は飽、夕は少」、天台宗では「朝は一汁一菜、昼は一汁三菜、夜は非《ひ》時《じ》喰《じき》（食事をしない）」と言われています。

また、消化をするときには空気（空間）が必要となるため、胃内の割合は、空間：水分：食物が１：１：１か、１：１：２が理想的だと考えています。物を燃やすときと同じく空気が必要なので、腹６分目から８分目がよいのです。

ちなみに、食事の際には一口あたり32回程度噛むとよいと言われています。時間をかけてゆっくりと噛むほど、唾液に触れる時間も長くなり、多くの量をしっかりと消化できるからです。これは、食物を30秒間唾液に浸すと発癌物質の毒性が除去されるという結果からも、合理的なものだと言えるでしょう。

土地や体質、体調に合わせた食物を

アーユルヴェーダでは、自分の住居から周囲２km以内でとれるものや、季節のものを食べることをすすめています。

それは、旬の食物がドーシャのバランスを整えるからです。たとえば、夏にとれるメロンやモモは、その時期に増加するピッタを抑える作用があります。これは東洋医学で「身土不二《しんどふじ》」と呼ばれる考え方に添っています。ただ、近年では国際流通機構が発達しているため、季節や場所を問わない作物が多く販売されています。このような季節性のない食生活が、ドーシャのバランスを崩すことになっているとも推定されています。

また、アーユルヴェーダでは、体質や体調によって、ドーシャのバランスを整える食物をとることを推奨しています。6種類の味（甘味・酸味・塩味・辛味・苦味・渋味）の作用を知ったうえで、現在のドーシャのバランスや体質に応じた食物を選びましょう。理想的なのは、適度に油分を含み、できたてで温かく、充分な時間をかけて調理された食物です。こうした食物を選ぶことによって結果的に、食事がおいしく、そして楽しくなることでしょう。

ひとつの味を過剰にとったり、欠けている味があったりすると、満足感が得られなくなり食事の量が増えてしまいます。食物の選び方は表に示しましたので、自分の体質や体調を知り、「何が適切か」の目安にするとよいでしょう。

ただし前述のように、調理法などによってドーシャへの作用が異なりますから、堅苦しく考えないようにしてください。食事は、本来の自分の欲求に従えば、自然と正しいものになります。嗅覚などを使って、自分にあった食物を選び取るとよいでしょう。そのために大切なのは、内なる知性を磨くことです。

瞑想を含めた健康的なライフスタイルや、アーユルヴェーダが処方する心身の浄化療法によって内なる知性を磨きながら、食事を行ないましょう。「古典に記載されているから」「現代医学的に証明されているから」というように、情報に惑わされ自身の感覚を無視していると、適切な食事を見失ってしまいますから要注意です。

ピッタ体質 ピッタ増大時	カパ体質 カパ増大時

いようにすることが重要です
る」ことが理想です。ただし以下の内容は最低限守ってください
知性の過誤〉を正すことが大切です）
する
果物は例外）
するのは禁忌
のを摂る
もの）を考え、ハチミツは加熱しないようにする
の食物を摂る

〈勧められる食物〉 穀物：米、小麦、大麦製品 豆：小豆、野豆、インゲン、豆腐 野菜：甘味と苦味の野菜（キャベツ、マッシュルーム、ジャガイモ、サツマイモ、オクラ、芽キャベツ、ズッキーニ、キュウリ、ブロッコリー、アスパラガス、葉野菜、ナス、カブ、レタス、ホウレンソウ、セロリ、カリフラワー、レンコン） 乳製品：牛乳、バター、ギー、無塩チーズ 油：オリーブ、ヒマワリ、大豆、ギー、ココナッツ油 甘味料：ハチミツとハチミツ以外の甘味、黒砂糖、少量のハチミツなら可 果物：よく熟し甘くて果汁の多いもの、イチジク、ブドウ、ココナッツ、バナナ、ザクロ、ナツメ、リンゴ、オレンジ、マンゴー、プラム、メロン、ナシ、モモ、パパイヤ、西洋ナシ、アプリコット、カキ、なつめ、アボカド、ザクロ、レモン スパイス：コリアンダー、カルダモン、ターメリック、少量のシナモン、コショウ、フェンネルシード、少量のクミン、少量のショウガ、サフラン、レモン 肉類：鳥肉、七面鳥（胸肉）、兎肉、鹿肉 種子類：ヒマワリ種子のみ ナッツ類：ココナッツ以外不可 飲料類：水、フルーツジュース	〈勧められる食物〉 穀物：ライ麦、大麦、キビ、ソバ、トウモロコシ、小麦、古米 豆：ムング豆、チャナ豆、レンズ豆（豆腐とインゲンは除く） 野菜：すべての葉野菜、花野菜（ダイコン、ナス、イモ類、ニンニク、アスパラガス、カブ、セロリ、オクラ、キャベツ、ニンジン、ジャガイモ） 乳製品：焼いたチーズ、ギー、ヤギ乳、ローファットミルク 油：少量のアーモンド油、コーン油、ヒマワリ油 甘味料：生ハチミツ（加熱していないもの） 果物：よく熟した果物、ローズヒップ、パパイヤ、グァヴァ、リンゴ スパイス：ショウガ、辛子、コショウ、コリアンダー、ペイリーフ、フェヌグリーク、クミン、ターメリック（塩はひかえる） 肉類：鳥肉、七面鳥、兎肉、鹿肉、卵（ただしフライドエッグは避ける） 種子類：ヒマワリのみ ナッツ類：すべて不可 油脂類：少量のアーモンド油、コーン油、ヒマワリ油のみ 飲料類：熱いお茶、適度なワイン、水
〈控える食物〉 醤油や味噌、塩、ゴマ油、肉類全般、卵全般、ナッツ類（ピーナッツなど）	〈控える食物〉 醤油や味噌、塩、砂糖、ナッツ、肉類全般、卵全般、ココナッツ油、バナナ

在の体調を常に考慮しながら処方します。また、調理法によって、ドーシャへの作用が異なっ
が強まります。
るアーユルヴェーダ』）
rvedic Cookbook」by Lotus press.

●体質と体調に適した食物の選択

	ヴァータ体質 ヴァータ増大時
各体質に共通した注意点	自分の自然な欲求を頭で考えて抑圧しすぎな 「好きなものを好きなときに、好きなだけ食べ （そのためには、プラジュニャ・アパラーダ〈 ①６種類の味のものすべてを毎日摂るように ②冷たいものや生の食物は控えます（新鮮な 　特に冷蔵庫で冷やしたものをそのまま飲食 ③温かいできたての食物、少しは油を含むも ④食べ合わせ（魚と牛乳、冷たいものと熱い ⑤身土不二（しんどふじ）：生活圏でとれた旬
各体質・体調ごとの注意点 ただし、調理法やスパイスの量と質によって食物の作用が異なる 油炒め：ヴァータを減少、カパを増加	〈勧められる食物〉 穀物：米（玄米、胚芽米）、小麦 豆：大豆、豆腐製品（温めて）、インゲン、テンペ、小豆 野菜：調理した野菜（キュウリ、カボチャ、アスパラガス、オクラ、ダイコン、ニンジン、カブ、タマネギ、ニンニク、ニラ、ネギ、ビーツ、シシトウ） 乳製品：温めた乳製品はすべて 油：すべての油、特にゴマ油 甘味料：白砂糖を除く甘味 果物：よく熟し甘くて果汁の多いもの（アボカド、ココナッツ、ブドウ、バナナ、サクランボ、メロン、モモ、ベリー類、イチジク、パパイヤ、オレンジ、マンゴー、ライム、リンゴ、ナシ、プルーン、アプリコット） スパイス：ショウガ、コショウ、シナモン、カルダモン、コリアンダー、クミン、フェンネル、クローブ、塩、ベイリーフ 調味料：適当量の醤油、味噌 種子類：すべてのナッツ、種子（少量） 肉類：魚、牛肉、鳥肉、卵、七面鳥、豚肉 飲料類：水、茶、温めたフルーツジュース
	〈控える食物〉 上記食物の摂りすぎ ジャガイモ、生野菜、ナス科食物、ドライフルーツ、多量の豆類

食事療法では、住んでいる場所、季節、年齢、体質や現
てきます。つまり油で炒めると、ヴァータを減らす作用
参考文献：「Science of Self-Healing」（和訳『現代に生き
「Planetary Herbology」「Yoga of Herb」「Ayu

アーユルヴェーダの食べ合わせ

アーユルヴェーダではしばしば、食べ合わせを問題にすることがあります。

食べ合わせが悪いものの代表例は、牛乳と魚や肉、酸味がある果実の組合わせです。そのため食事中には、牛乳を摂ることはありません。たとえば、インドで習慣的に飲まれているチャイは、牛乳と紅茶を一緒に摂るものですが、これなどは、実はアーユルヴェーダ的にはすすめられないものです。これは、紅茶に含まれるカフェインが問題というわけではなく、紅茶のカテキン類がカゼインタンパク質と凝集され、吸収されなくなることが知られているためです。

ただし、食べ合わせが悪い食材でも、食べる量が少なくて消化力が強ければアーマは生成されません。そのため、食べ合わせにこだわる必要がない場合もあります。ちなみに、肉体労働などをしている人はアグニが強いので、食べ合わせの害も少ないと言われています。

一方で、食べ合わせることで毒性を除去するという組合わせもあります。これらを知れば、コーヒーやアルコール、アイスクリームなど、体にはあまりよくないと言われる食物さえも、うまく摂ることができます。このようにアーユルヴェーダは、禁止事項によって食生活を縛るものではなく、食べたいものをうまく食べるための抜け道を教えてくれるも

毒性を中和する薬草や食物
コショウ、トウガラシ、チリコショウ パセリ、コリアンダーリーフ、ターメリック、タマネギ クローブ、カルダモン コリアンダー、カルダモン クミン、ショウガ
ココナッツ、ライム、レモン トウガラシ、クローブ、チリコショウ
ターメリック、クミン、からし菜の種 クローブ、コショウの実 ショウガ
ニンニク、クローブ、岩塩、ショウガ、ヒング コショウ、トウガラシ、チリコショウ、ヒング ターメリックやからし菜の種と一緒にヒマワリ油で料理する ひいたココナッツ、レモン レモンジュースをオリーブ油と混ぜたもの 火を通す、塩、レモン、ヨーグルト、からし菜の種 ギーとコショウの実を混ぜたもの ライム、クミン
ターメリック、レモン、ニンニク、コショウ カルダモン 水に浸す ギーとカルダモンを混ぜたもの コリアンダーとひいたココナッツを混ぜたもの チリコショウと塩を混ぜたもの
ゴマ油に一晩浸す、ゴマ油やチリコショウで調理 ショウガ、炒ったクミンの温水 水に浸したり焼いたりする
小さじ 1/4 のクミンの種を噛む カルダモンの種を 1、2 個摂る（外皮をむいたもの） ショウガ カルダモンとナツメグの粉を混ぜたもの カルダモン、クミン ナツメグの粉とカルダモンを混ぜたもの ギーを加える 乾燥したショウガの粉 ツボクサ、菖蒲粉、セロリの種

●食物の毒性を中和する薬草や食物

食物		望ましくない作用
乳製品	チーズ	鼻炎や粘液分泌を増加。ピッタ、カパを悪化させる
	卵	ピッタを増加、生でとるとカパを増加させる
	アイスクリーム	粘液分泌を促し、鼻炎を引き起こす
	サワークリーム	粘液分泌を増やし鼻炎を引き起こす
	ヨーグルト	粘液分泌を増やし鼻炎を引き起こす
肉類	魚	ピッタを悪化させる
	肉	消化されにくい
穀物	からす麦	カパや脂肪を増やす
	米	カパや脂肪を増やす
	小麦	カパや脂肪を増やす
野菜	豆腐	ガスを発生し、腹痛を起こす
	キャベツ	ガスを発生させる
	ニンニク	ピッタを増やす
	グリーンサラダ	ガスを発生させる
	タマネギ	ガスを発生させる
	ジャガイモ	ガスを発生させる
	トマト	カパを増やす
果物	アボカド	カパを増やす
	バナナ	ピッタとカパを増やす
	ドライフルーツ	乾燥させる。ヴァータを増やすかもしれない
	マンゴー	下痢を起こす
	メロン	水分貯留を起こす
	スイカ	水分貯留を起こす
ナッツ類	ナッツ	ガスを発生しピッタを増やす
	ピーナッツバター	重くて突き刺すような性質をもつ 頭痛を起こす。ピッタを悪化させる
	種子	ピッタを旺盛にする傾向
その他	アルコール	刺激作用と抑制作用
	紅茶	刺激作用と抑制作用
	カフェイン	刺激作用だが後続作用として抑制的
	チョコレート	刺激作用とともに生体系を抑制
	コーヒー	生体系の刺激作用と抑制作用
	ポップコーン	乾燥させてガスを発生させる
	甘い食物	粘液の鬱滞を起こす
	タバコ	ピッタを悪化させ、ヴァータを刺激する

のなのです。

消化促進剤となる白湯
——ショウガの効用

アーユルヴェーダがすすめる消化促進剤は、白湯です。食事中に白湯をすするようにとることで、消化が促されると考えられています。ただし、食事の直前にお湯をたくさんとると、アグニを弱める場合もあります。

また、食前に摂るとよい消化促進剤は、ショウガです。ショウガのジュースに蜂蜜を加え、レモン汁やコショウ、クミンなどを振りかけます。お湯で薄めてもよいでしょう。ショウガの千切りに粗塩とレモンを振りかけてかじったり、ショウガのスライス数枚をカップ2杯のお湯で半分になるまで煎じたショウガ湯を飲んでもよいでしょう。

ピッタが増悪している人は鼻血が出ることもあるため、その場合は、コリアンダーやクミンをお湯に入れ、ハーブティーのようにして飲むとよいでしょ

●食べ合わせの悪い組合わせ

対象食品	左の食品と一緒に食べ合わせてはいけない食品
牛乳	バナナ、魚、肉、メロン、カート、酸っぱい果物、酵素を含むパン、サクランボ、ヨーグルト
メロン	穀物、でんぷん、揚げ物、乳製品
でんぷん	卵、乳製品、バナナ、なつめ、カキなど、たいていの果物
ハチミツ	等量のギーと混ぜる、煮沸するか調理すること
ダイコン	牛乳、バナナ、干しブドウ
ナス科植物（ジャガイモ、トマト、ナス）	ヨーグルト、牛乳、メロン、キュウリ
ヨーグルト	牛乳、酸っぱい果物、メロン
熱い飲み物	肉、魚、マンゴー、チーズ、でんぷん
卵	牛乳、肉、ヨーグルト、メロン、チーズ、魚、バナナ
マンゴー	ヨーグルト、チーズ、キュウリ
コーン	なつめ、干しブドウ、バナナ
レモン	ヨーグルト、牛乳、キュウリ、トマト
果物	果物以外のあらゆる食物

(quoted from the brocher of the Ayurvedic Institute by Vasant Lad)

う。

日本の四季を考慮したアーユルヴェーダ的食生活

私たちの心身が必要とするエネルギーは、季節によって変化します。

たとえば、寒い冬の時期の体には、温かくて潤いをもたらすようなエネルギーが必要になります。暑さが厳しい夏の体には、ほてりを冷ますような性質のエネルギーが必要となります。私たちの体の消化力も、気候などの影響を受けるため、それに合わせて食材や食事法を変えることで、心身のバランスが整いやすくなるのです。

アーユルヴェーダ特有の食事に対する考え方は、発祥の地であるインドの人びとにのみ適したものではなく、基本的に、私たち日本人にも応用が効くものです。しかし、インドと日本では気候が異なるうえ、使用する食材や体質にも異なる傾向が見られます。

1年を通して暑さが続くインドと春夏秋冬のサイクルがある日本では、手に入る食材も違いますし、心身にあらわれる不調にも違いが出てくるのは当然のことです。食生活にも違いがあらわれます。

そのため、インドで実践されているアーユルヴェーダの食事スタイルを、そのままの形で日本に持ち込んでも、日本で暮らす私たちに適応するとは限りません。ですから、食事にまつわるアーユルヴェーダの考え方を、日本の食材や調理法などに合わせて日本流にアレンジしてみましょう。そうすれば、インドの人びとが享受しているようなアーユルヴェーダの食の智恵を、私たちも同じように受け取ることができるのです。

基本的な食材の傾向として、温める作用のあるものは、ヴァータとカパが優勢になる季節（冬や春）に向きますが、ピッタの季節（夏）には不向きです。また、冷ます作用のあるものは、ピッタの季節に向きますが、ヴァータやカパの季節には向かない傾向があります。

　また、アーユルヴェーダでは、旬の食材を食べることもおすすめしています。また、アーユルヴェーダでは「できたてものを食する」ことを推奨しており、これには、旬の食材を食べることも該当します。そうすることによって、食材の栄養素だけではなくエネルギーまでをも、効果的に取り入れることができるのです。

　こうした傾向を参考にしながら、食事を摂ってみましょう。

　食材にも体質にも個体差がありますし、置かれている環境にも影響を受けますから、あくまでも傾向として捉えることが大切です。必ずしも、厳密に実践しようとする必要はありません。

　それでは具体的に日本の四季に寄り添った食材の選び方や食事のとり方をご紹介しましょう。

春

日本の春は、寒い冬の間に凍結していた水のエネルギーが溶け出す季節です。また、地面から新芽が出て成長してく時期でもあり、地のエネルギーも増しはじめます。そのため春は、カパの季節だと捉えることができるでしょう。

　春になると体のだるさや重さといった症状や呼吸器疾患を引き起こしやすいのは、カパのエネルギーが憎悪するためだと考えることもできます。

　水のエネルギーが増加することによって火のエネルギーが弱まるため、消化力や食欲は減退しがちになります。そのため、油分の多い食べ物など消化しにくいものは控えるとよいでしょう。ほか、カパを増やす甘味・酸味・塩味のものは減らし、苦味・辛味・渋味のものを積極的にとるよう心がけることをおすすめします。

　日本では昔から「春には苦味を摂れ」と言われ、ウドやタラの芽、ゼンマイといった山菜類のほか、菜の花や春菊などの苦味のある野菜を多く摂っていました。これは、苦味のある食材によって春特有のカパの過剰を抑えていると考えることができるでしょう。

　また、山菜には苦味のほか、軽さと乾きといった性質があることから、風と空のエネルギーを含んでいると捉えることができます。水や地のエネルギーを持つカパとは対極のエネルギーを備えているため、春の心身のバランスをとるうえで適しているのです。

とりいれたい味と食材の傾向

◎苦味…ウド、タラの芽、ゼンマイ、セリ、菜の花、春菊、フキノトウ、アサリなど

◎渋味…ゴボウ、ワラビ、ホウレンソウ、コマツナ、タケノコ、春キャベツなど

◎辛味…ワサビ、カラシ、ショウガ、黒コショウ、トウガラシ、新タマネギなど

※食材の味は決してひとつに断定できるものではなく、特に、日本の食材の味を言い切ることはできません。たとえば春キャベツに含まれる味は、渋味だけではなく苦味や甘味など多岐にわたります。

これらはあくまでも目安として参考にしながら、自分の味覚を信じて見極めてみてください。

　日本の旬の食材は、アーユルヴェーダならではの、季節のドーシャをバランスする食材の考え方に通じています。ここからは、季節のドーシャをバランスする日本の旬の食材とその調理法をご紹介します。

●春のレシピ

▼春キャベツとあさりの蒸し煮

[材料]（2人分）

春キャベツ…150g、オリーブオイル…大さじ1、アサリ…150g、ベーコン…20g、ニンニク…1片、塩…ひとつまみ、トリカトゥ（黒コショウ、ショウガ、フィファチ〈石垣島の香辛料〉）…少々

[作り方]

①砂抜きしたアサリは、殻をこすりつけるようにしてよく洗う。春キャベツの芯は薄切り、葉はざく切りにする。

②フライパンにニンニクのみじん切りとオリーブオイルを入れて弱火にかける。香りが出てきたら、5㎜幅に切ったベーコンを加えてさっと炒める。
③キャベツとアサリを加え、フライパンのふたをして中火で蒸す。
④アサリの口が開いたら、塩とトリカトウで味をととのえる。

▼新ジャガと新タマネギの味噌汁

［材料］（2人分）
出し汁…2カップ、新ジャガ…1個、新タマネギ…1／2個、味噌…大さじ1＋1／2

［作り方］
①新ジャガは一口大、新タマネギはくし形に切り、柔らかくなるまで出し汁で煮る。
②火を止めてから味噌を溶かし入れる。

▼タケノコ混ぜご飯

［材料］（2人分）
五穀米入りのご飯…2合を炊いたもの、タケノコ（茹でたもの）…小1本、油揚げ…1枚、酒…大さじ2、みりん…大さじ1、しょうゆ…大さじ1＋1／2

［作り方］
①タケノコはいちょう切りにする。油揚げは、ザルに入れて熱湯をかけて十分に油抜きし、短冊切りにする。
②鍋に具材（タケノコと油揚げ）と、調味料を合わせたものを入れて煮詰める。
③②をご飯に混ぜる。

▼ウドのきんぴら

［材料］（2人分）
ウド…1／2本、醤油…大さじ1、みりん…小さじ2、油…小さじ1＋1／2、唐辛子…少々、白煎りゴマ…少々

［作り方］
①ウドの皮が硬い場合は剥き、ささがきにする。数分、酢水にさらしてザルにあげる。
②フライパンに油を入れて熱し、小口切りにした唐辛子と水気を切ったウドを入れて、少しシナッとする程度まで強火で炒める。
③調味料を加え、水分が飛ぶまで炒めて

煎り白ゴマを振る。

夏

1年で最も高温多湿になる夏は、火と水の元素からなるピッタが蓄積される季節です。消化力・体力が低下するため、消化しやすいものを積極的に食べることをおすすめします。ちなみに、夏バテ解消を狙って高カロリーなもの（特に、油っぽいものや糖質過剰なもの）を食べるのは、体への負担が大きいので控えたほうがよいでしょう。

増大しがちなピッタのエネルギーを減らすうえで効果的なのは、旬であるウリ科の食べ物。キュウリやナスといったウリ科の食材を積極的に摂れば、ピッタのエネルギーが持つ熱の性質を抑えることができます。また、体の熱を取る食材としては、夏に旬を迎える麦があります。麦茶やビールは、夏の火のエネルギーを抑制する働きがあるのです（働きとしての例で、推奨してはいません）。

さらに、夏野菜や旬の果物（スイカやメロン）を食べることも、夏の体を整える作用があります。夏の野菜や果物には水分をたっぷりと含むものが多く、体の熱をおだやかに下げてくれます。また、トマト、ナス、ピーマンをはじめとする色鮮やかな夏野菜は、フィトケミカルと呼ばれる栄養素（抗酸化や免疫力アップの効果がある）を多く含みます。暑さによって疲労しがちな夏の体には、とっておきの食材だと言えるでしょう。傾向としては、冷たくて甘味があるものや、苦味・渋味を含むものがおすすめです。

また、アーユルヴェーダの理論で考えると、暑い時期には、火のエネルギーを増やす辛味や塩味の食材はおすすめとは言えません。ただし、日本の夏は高温多湿であり水のエネルギーが多い時期であるとも捉えることができます。夏になると消化力が低下しがちですが、それは、水のエネルギーが増すことにより火のエネルギーが減り、アグニ（消化の火）の力が落ちるためだと考えることができます。

　このような状況に陥ったときには、アグニの力を高めるために辛味の食材を取り入れて、消化力を高めるとよいでしょう。スパイスがたっぷりと入ったカレーなど、辛味のあるものを食べることによって発汗が促され、熱を放出することができます。その結果、過剰なピッタが減ることになるのです。

とりいれたい味と食材の傾向

◎甘味…トマト、キュウリなど
◎苦味…ゴーヤ、ミョウガ、オクラ、レタス、モロヘイヤ、ピーマン、ナスなど
◎渋味…ケール、大麦若葉、抹茶、枝豆など

●夏のレシピ

▼ナスと豆腐のスープ

［材料］（2人分）
ナス…3個、豆腐…半丁、ショウガ…少々、水…300cc、塩…少々
［作り方］
①ナスを丸ごと網に載せて軽く焼き、皮をむいてざく切りにする。
②鍋に水を入れて沸騰させ、ナスと豆腐を適度な大きさにカットして入れる。
③ナスと豆腐に火が通ったら、塩を少々ふってミキサーに入れ、ポタージュ状にする。
④器に盛り、ショウガのみじん切りをのせる。

▼枝豆のおろし和え

［材料］（2人分）
枝豆…80g、ダイコン…1／2カップ、酢…小さじ1、醤油…小さじ1／3
［作り方］
①枝豆は茹で、ダイコンはおろしておく。
②すべての材料を軽く混ぜる。

▼オクラとワカメとキュウリの酢の物

［材料］（2人分）
オクラ…5本、生ワカメ…20g、キュウリ…1本、トマト…1個の半分、ショウウ

ガ…1／2かけ、合わせ酢（水…大さじ2、酢…大さじ2＋1／2、きび糖あるいはてんさい糖…小さじ2、醤油…大さじ1＋1／2）
［作り方］
①オクラは1分ほど茹でてガクを落とし、3等分にカットする。
②生ワカメ、キュウリ、トマト、ショウガは食べやすい大きさに切る。
③①と②を合わせ酢に入れ、混ぜあわせる。

秋

夏の暑さがやわらぎ、冬に向かって気温が下がっていく日本の秋。1年を通して気温が高いインドには存在しない気候です。そのため、アーユルヴェーダの基本的な考えをベースとして、日本の環境に合わせて食生活をアレンジするとよいでしょう。

秋は、ピッタが優勢になる夏から、ヴァータの季節である冬へと移行する時期だと考えることができます。夏に蓄積された火のエネルギーが少しずつ弱まっていく段階だというわけです。秋のはじめには夏に蓄積した火のエネルギーの増悪でピッタの症状が出やすいので注意が必要です。

私たちの体は1年に2度、デトックス（毒抜き）に適したタイミングを迎えます。それは、冬から春にかけてのタイミングと、夏から秋にかけてのタイミングです。このときにしっかりと解毒をすることによって、次の季節で体のバランスが整いやすくなります。だからこそ、人体は浄化のために症状を出すのです。

夏から秋にかけての時期は、ため込んだ熱（火のエネルギー）を持ち越すことなく十分に排出することで、秋や冬を快適に過ごすことができます。

そのためには、たとえば新米やナシのように、水分をたっぷりと含んで甘みのあるものを摂ることがおすすめです。こうした食材は、体に蓄積した熱をやわらげる作用があり、ピッタを調整してくれるはずです。

また、食欲の秋・実りの秋とも言われるように、さまざまな食材が充実する季節でもありますから、食事の量は少しずつ増やしていくとよいでしょう。私たちの体は夏に、火のエネルギーが強くなりすぎることで、体力や消化力が弱まっています。しかし、夏から秋へと季節が移り変わると同時に火のエネルギーが弱まり、それと同時に体力や消化力も少しずつ回復します。

この時期に積極的に摂りたい食材は、火のエネルギーを減らす作用があるもの。甘味や苦味、渋味を多く含む野菜や果物は、体の熱を下げる力があるのでおすすめです。酸味や塩味、辛味の強い食物は、火のエネルギーを強めてしまうので控えめにするとよいでしょう。

とりいれたい味と食材の傾向

◎甘味…サツマイモ、サトイモ、ナガイモ、カブ、秋ナス、新米、ナシ、クリなど

◎苦味…レタス、豆類、つるむらさき、ルッコラ、レタスなど

◎渋味…ニンジン、レタス、カキなど

※初秋はピッタのバランスを図るため、甘味・苦味・渋味を中心にする。中秋はピッタを中心にヴァータのバランスも図るため、少しずつ苦味と渋味を減らす。晩秋はヴァータ・ピッタのバランスを図るため、甘味・酸味・苦味を中心にする。

●秋のレシピ

▼ナガイモの磯辺揚げ

［材料］（2人分）

ナガイモ…180g、片栗粉…大さじ2、青のり…小さじ1、塩…小さじ1／4、揚げ油…適量

［作り方］

①ナガイモの皮をむいてすり下ろし、片栗粉・青のり・塩を加えてよく混ぜる。

②鍋に油を入れて170℃に熱し、スプーンで一口大にまとめた①をそっと落とす。ときどきひっくり返しながら、

ほんのりと揚げ色がつくまで揚げる。

▼クリご飯

材料（2人分）

新米…1＋1／2合、もち米…1／2合、水…2カップ、クリ（皮をむいたもの）…200g、酒…大さじ1、塩…小さじ1、昆布…2cm角

［作り方］

すべての材料を炊飯器に入れて炊く。

▼サツマイモのレモン煮

［材料］（2人分）

サツマイモ…小1本（350g）、レモン…1／2個、砂糖…50g、水…適量

［作り方］

①サツマイモは1cm厚さの輪切りにして、10分ほど水にさらしてアクを抜く。レモンはイチョウ切りにする。

②鍋にサツマイモを入れ、浸るくらいまで水を加えて煮る。

③サツマイモが柔らかくなったら（目安は竹串が通るくらい）、水と砂糖を溶かした鍋に入れ、さらにレモンを加えて弱火で10分ほど煮た後、火を止めて鍋の中で冷ます。

冬

日本の冬は、消化力や体力が強まる時期です。

それは、夏に蓄積した火のエネルギーが秋の初めに悪化し、徐々にその勢いを弱めながら冬には最も弱くなるからです。そのため、秋以上に食欲が増しますが、消化力も強まるため、多少ボリュームのある食事をとってもよいでしょう。

ただし、厳冬期から春にかけての時期は、体力が落ちやすいタイミングです。この時期になると消化力も下降していきますから、春に備えて少しずつ食事量を減らすことをおすすめします。

寒くて厚着になりがちで、運動不足になりやすい季節でもありますので、塩味や甘味はたくさん摂りすぎず、ほどほどにするとよいでしょう。強烈な塩味や甘味を求めるのではなく、たとえば、ハクサイの漬物の塩味、麹漬けや餅の甘味と

いった比較的穏やかな味わいのものを適度に取り入れることで、体のバランスをはかってみてください。
　また、冬は冷えと乾燥の影響を強く受ける季節です。過剰になったヴァータのエネルギーを鎮めるためにも、たっぷりと脂がのったブリや鮭など、体に潤いをもたらす食材を摂るとよいでしょう。調理法としては鍋物など、みずみずしくて温かい料理に仕上げると、冷えと乾燥をやわらげることができます。

とりいれたい味と食材の傾向

◎甘味…ハクサイ、ダイコン、カブ、ネギ、麹、玄米、米、レンコン、ニンジンなど
◎酸味…酢、スダチ、ユズ、カボス、ミカン、梅干しなど
◎塩味…醤油、塩、味噌（とりすぎには注意）など
◎適度な油分…冬に脂がのる魚類など

●冬のレシピ

▼玄米納豆チャーハン

［材料］（2人分）
玄米…1合、長ネギ…1本、納豆…2パック、ショウガ…適量、醤油…適量、ゴマ油…適量
［作り方］
①鍋にゴマ油を入れて熱し、長ネギとショウガを入れて軽く炒める。
②玄米を入れてパラパラになるまで炒めたら、納豆を入れて切るように炒める。
③全体が混ざってきたら、鍋肌からお好みの量の醤油を少しずつ入れて味をととのえる。

▼カブのニンニク炒め

［材料］（2人分）
カブ…2個、カブの葉…1個分、ニンニク…1／2個、塩…小さじ1／2、油…大さじ1／2
［作り方］
①カブは8等分のクシ形に切り、葉は小口切りにする。

②フライパンに油をひき、みじん切りにしたニンニクを弱火で炒める。香りが出てきたらカブを入れ、中火にする。
③カブの表面が透き通ってきたら、葉を入れる。葉がしんなりとするまで炒め、塩で味つけをする。

▼豆乳鍋

［材料］（2人分）
豚バラ肉薄切り…200g、お好きな魚介類…適量、ハクサイ…1／8株〜、モヤシ…1袋、シメジ…1パック、長ネギ…太めのもの1本〜、ニンジン…星型にしたもの12枚程度、焼き豆腐1丁、その他好きな素材、鍋つゆ（豆乳…1000cc、練りゴマ…大さじ3、味噌…大さじ3〜、酒…大さじ3、みりん…大さじ2、すりおろしニンニク…小さじ1を合わせたもの。ガラスープの素大さじ2を加えてもよいが、素材のうまみだけでもおいしい）
［作り方］
①鍋つゆを鍋に入れ、沸騰しない程度に温まったら、火が通りにくい素材から入れていく。
②火が通った食材からいただく。

●ハチミツ

ハチミツは体内に熱を作るため、ヴァータとカパを減らしますが、ピッタを増大させると言われています。ラサ（味）は、甘味と渋味です。

ギーと同じように、薬草の薬理作用を体の組織に行きわたらせるため、多くの物質の媒体として用いられます。また、血液浄化剤でもあり、目や歯にも良い作用を及ぼします。かぜや咳、鼻閉塞、潰瘍（内部・外部ともに）にも効果的だと言われています。

ハチミツは、水と一緒になって体にエネルギーを湧きあがらせ、腎臓を浄化する作用があります。適度にとれば、脂肪を減らすこともできるとさえ言われています（ただし、その証拠はありませんので、摂りすぎは禁物です)。

一方で、加熱すると性質が変わり、体に合わなくなります。『スシュルタサンヒター』総論45章には、ハチミツは加熱によって毒になると記されています。アーユルヴェーダの考え方では、熱したハチミツがアーマに変わって消化管を塞ぐためだと言われていますが、これは、酵素活性が失われたりAGEsという毒素が生成されるためではないかと推定されます。

そこで、ハチミツを加熱したところ、AGEsが生成されました。AGEsとは、タンパク質と糖質がアミノカルボニル反応を介して結合したものであり、種々の病

●高温で料理する習慣は問題！⇒ AGEs をたくさん摂取⇒老化促進

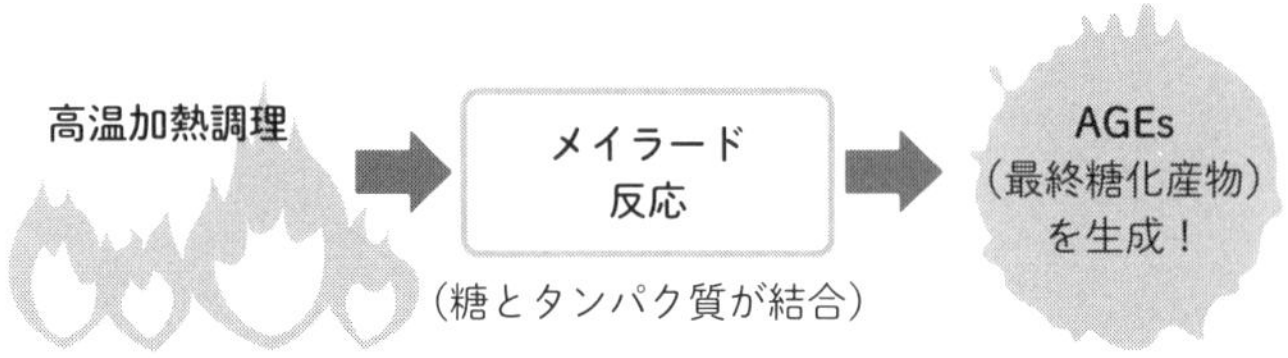

食べ物を高温で加熱調理すると、糖とタンパク質が結合してAGEs という物質が生成され、慢性炎症を引き起こす原因になる。
（小崎氏資料から引用）

●ハチミツの加熱による AGEs の増加

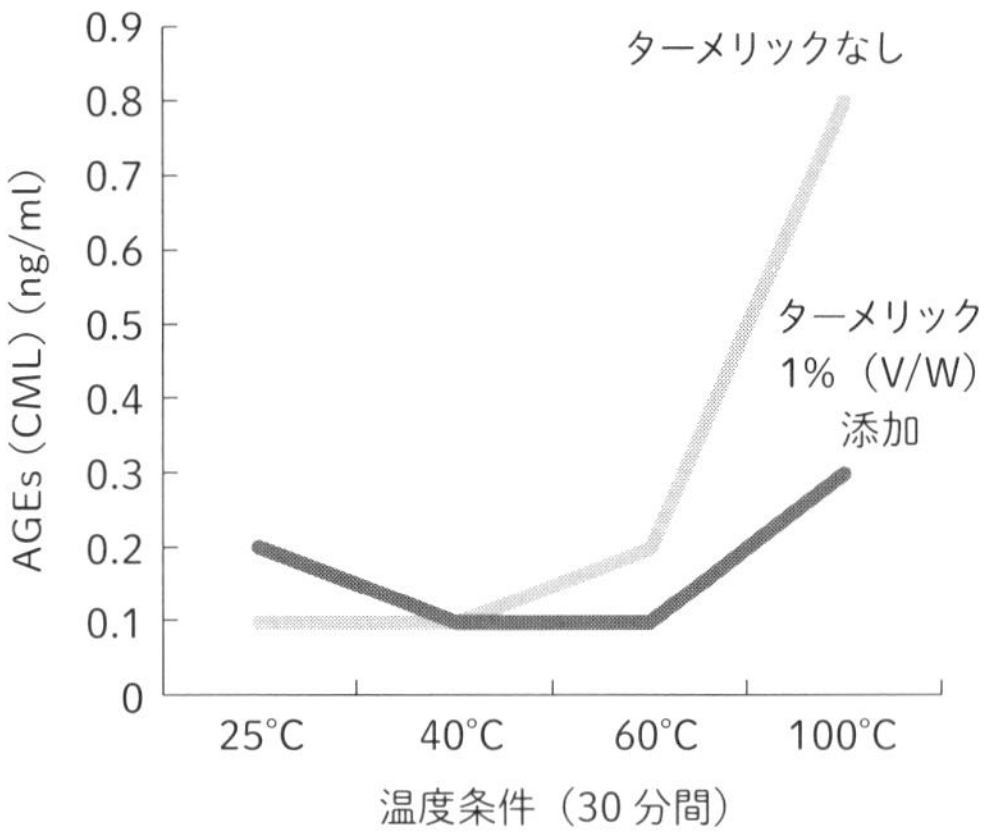

気の元凶となる成分です。ハチミツに限らず、食材を高温で調理すると生成され、摂取すると約10％が体内に吸収されることが知られています。吸収を防ぐには、調理時に高温にしすぎないよう（60℃くらいまで）、低温蒸しや生食などを選ぶとよいでしょう。

AGEsとは、糖化蛋白のことであり、100℃で30分間加熱すると、25℃のときと比べて8倍の量が生成されると言われています。ただし、60℃で30分間加熱した場合には、2倍程度しか生成されません。また、ウコンなどのスパイスと一緒に摂取すると、生成はさらに抑制されるということがわかっています。

つまり、熱いお茶を飲むときにハチミツを入れる程度であれば、ほとんど問題がないと思われます。気になる人は、スパイスを同時に摂取するとよいでしょう。

●ティーに使う主なスパイスの効能

ドーシャのバランスが崩れているように感じたとき、バランスを整えるためのティーを飲むとよいでしょう。

主に使うスパイスは、コリアンダー、クミン、ターメリック、ショウガ、甘草、カルダモン、コショウです。中でもコリアンダーは、すべてのドーシャに好影響を及ぼすトリドーシックという性質があります。

ピッタが乱れている人にはショウガが合わないこともあるので、ショウガのかわりにコリアンダーを使うといいでしょう。クミンは、ヴァータとピッタを減らし、おなかのガスを少なくします。

ターメリックは、ピッタとカパを鎮めながらも、ヴァータを増大させないという性質があります。皮膚の保湿作用や抗菌活性、シワ予防、紫外線障害予防、アレルギー性皮膚炎、糖尿病、呼吸器系疾患に効果的で、肉の毒をやわらげる作用もあります。しかし、乾燥させる作用もあわせ持っているため、ヴァータを悪化させないよう油や牛乳あるいは豆乳と一緒に摂るとよいでしょう。

甘草は、ヴァータとピッタを鎮め、精力増進作用を期待できます。カルダモンは、ヴァータとピッタを鎮め、ピッタを増やさず消化の火を高めます。コショウは、カパを減らすほか、ヴァータを増やさずにピッタを増加させると言われています。

▼ヴァータをバランスさせるティー

甘草…小さじ1、シナモン…小さじ1／2、ショウガ…小さじ1／2、カルダモン…小さじ1／4をコップに入れ、熱いお湯や牛乳を注ぎます。甘さが足りないと感じる人は、黒砂糖を加えてもよいでしょう。

▼ピッタをバランスさせるティー

コリアンダー…小さじ1／2、シナモン…小さじ1／4、甘草…小さじ1／2、カルダモン…小さじ1／4をコップに入れ、熱いお湯や牛乳を注ぎます。ローズの花弁があれば浮かべるとよいでしょう。

▼カパをバランスさせるティー

ショウガ…小さじ1／2、ターメリック…小さじ1／8、コショウ…小さじ1／8をコップに入れ、熱いお湯を注ぎます。甘草やカルダモンを小さじ1／4ずつ加えたり、お湯の代わりに温かい牛乳（もしくは豆乳）を使ったりしてもいいでしょう。

●発酵食品は本当にいけないの？

『チャラカ・サンヒター』治療編15／42～44には、「悪くなった食べ物は、アグニを障害するので食してはならない」と記されています。そのため、アーユルヴェーダの専門家が「発酵食品、とりわけ納豆は良くない」と教えていることがあります。しかしインドではヨーグルトが常食されていますし、アーユルヴェーダの外来では、アリシュタやアーサヴァといった発酵した薬用酒が多く処方されています。それなのになぜ、納豆がいけないというのでしょうか。

ちなみに、『チャラカ・サンヒター』には納豆は明記されていません。そこから考えられることは、冷蔵庫がない時代のインドで、暑さによって食品が腐敗し下痢や食中毒を起こしていたということです。そのため、悪くなった（腐敗した）食べ物を避けるようになったのでしょう。

ただし納豆は、腐敗しているのではなく発酵しているものです。大豆が腐敗することなく発酵が起こり、酵母などによってアグニが作用し、むしろ食品が消化しやすい状態になっていると考えることができます。納豆を含めた発酵食品が、健康食品として日常的に食されているのはそのためでしょう。

ただ、実は、腐敗と発酵に生物学的な違いはありません。おそらく、発酵や腐敗を起こす菌種と、その土地の人びとの腸内細菌叢との相性によって、発酵と言われるか腐敗と言われるかが決まるものと思われます。

つまり、納豆を含む発酵食品は、アグニが作用して消化されやすくなった食品であり、特に日本においては積極的に食してもよいと考えることができます。

●小麦や乳製品はアーマの原因になることも

小麦には、粘性が高いタンパク質「グルテン」が含まれています。グルテンは、粘性が高いためアーユルヴェーダ的には消化されにくく、アーマを生みやすい食品と言ってよいでしょう。さらに、近年は遺伝子組み換えの小麦が米国から輸入されるようになり、グルテンを構成するアミノ酸などの変化のせいか、未消化物であるアーマを生みやすくなっていると考えられます。具体的には、グルテンがグルテンペプチドになるまでしか分解されず、アミノ酸に至らない状態で腸管内に存在してアーマとなります。そして、それが吸収されて抗原として作用するために、皮膚・関節・眼・胃腸の種々のアレルギー症状をきたすと推定されています。

また、小麦に含まれる炭水化物はアミロペクチンAとよばれ、砂糖よりも吸収が早いと言われています。食後の血糖値を上昇させ、AGEsを発生させることからも、アーマのもとだと考えることができます。

　そのほか、小麦と乳製品に含まれるカゼインもまた、アーマを生む可能性がある食品です。特に牛乳は、古代インドでは神様の使いの飲み物として珍重されてきましたが、近年では乳癌や前立腺癌を促すことがわかっており、成人にはおすすめできません。ただ、ヨーグルトに関しては、発酵することでタンパク質が小さくなっていると思われることから、朝に1杯食べる程度ならば良いと思われます。ちなみにギーについては、牛乳中のIGF-1（172頁参照）が熱で凝集していると考えられるので、摂取しても問題はないでしょう。

アーユルヴェーダで使う主要なオイル

ゴマ油

『チャラカ・サンヒター』には、「ゴマ油は、潜在的な味として渋味をもつ。ふつうの状態では甘味があり、きめ細かく、熱性で、浸透性をもつ。ピッタを増大させ、便と尿を停滞させるが、カパを増大させない」「ヴァータを除去するものの中ではもっとも優れ、体力を増加させ、その用い方と調理法によってすべての病気を除去するものとなると考えられている。その昔、悪魔の主たちは、ゴマ油を常用することによって老衰することなく、病気を離れ、疲れを克服し、戦いにおいてきわめて強力になった」「ヴァータを減し、カパを増大させず、体力を増大させ、皮膚によく、温性であり、四肢を堅固にし、子宮を浄化する」とあります。

　インドでは、生のゴマ種子を圧搾して搾油した後、薬草の煎液と一緒に煮ます。薬草の煎液が蒸発するまで煮て、水分が蒸発後、何分間さらに加熱します。この過程には数日から1週間かかり、できあがりのときに、水分が蒸発してから何分間加熱するかによって、調理法を軽度、中等度、充分と分類します。

こうした調理法により、ゴマ油に含まれるサセモリン（抗酸化作用なし）からセサモール（抗酸化作用が強い）への変換の程度が異なると考えられます。そのため、オイルマッサージには充分に調理をしたものが最適です。ただし、実際のゴマ油には、大量のセサミンによる肝臓庇護作用や、タンニンなどのポリフェノール類による抗酸化作用が関係しているので、加熱のしすぎは控えたほうがよいでしょう。

近年のゴマ油はゴマサラダ油とも呼ばれ、生のゴマを搾油し、活性白陶土で脱色脱臭したものです。含有成分はセサモールではなく、ほぼ同程度の抗酸化作用をもつセサミノールやセサミンで、白ゴマ油や太白ゴマ油などとして販売されています。

焙煎ゴマ油は、ゴマを炒って加熱したうえで搾油したものであり、セサモールが含まれています。皮膚刺激が強いため、オイルマッサージに使うとかゆくなることが多いので注意が必要です。うがいや歯茎マッサージなどに使うと、歯が黒く着色してしまうことがあります。

ゴマ油は、キュアリング（加熱処理、Curing）をしてから使うことが指示されており、これはゴマ油の浄化のための処置だと言われています。ゴマサラダ油の場合、油の調整時に種々の不純物が混じることがあるので、１００～１２０℃で20～30分程度のキュアリングをするとよいと推定されています。キュアリング前のゴマサラダ油は、粘性が高くドロッとしていますが、あまりに高温でキュアリングをするとサラサラになります。

また、ゴマ油を服用する場合は、雨期がよいと言われています。『チャラカ・サンヒター』には、暑いときや寒いときには油剤を使用してはならないとあります。また、涼しいときにゴマ油を摂るべき人として、カパと脂肪の多い人、ヴァータ性の病気を持っている人、ヴァータ体質の人、体力増進・減量・強靱さ・四肢の堅固さ・皮膚のつややかさと柔らかさと鋭敏さを望む人、寄生虫保持者、便意の人、痔ろうに苦しんでいる人、ゴマを常食している人が挙げられています。

ゴマ油に含まれるリグナンには、セサモールやセサミノールがありますが、これらは強い抗酸化作用をもつ成分です。

ゴマ油は、活性化酵素によって人体が錆びるのを止める作用をもっています。リグナンの一種であるセサミンには肝庇護作用があり、ピノレシノールは血小板凝集抑制作用をもっています。

さらに、ゴマ油には、ビタミンE（γ－トコフェロール）が含まれています。抗酸化作用はα－トコフェロールの1／10ですが、リグナンやメラノイジン（焙煎ゴマ油の、褐色の色の原因となる物質）などと協同で作用して、抗酸化作用を強めるといわれています。

黒ゴマのほうが、白ゴマよりも体にいいと言われますが、タンニン含量がわずかに富んでいる以外、基本的には差はないといわれています。ちなみに、現在の日本のゴマ油のほとんどは、白ゴマから搾油されています。

副作用としては、アビヤンガによって皮疹などが出現することがあります。これはゴマがピッタを増やし悪化させるためです。特にお酒を飲む人は、ピッタが増悪しているためか皮疹ができることが多いようで、一度出ると1か月間くらい続くこともあります。

ゴマ油で皮疹が出た場合には使用を中止し、数日して皮疹が消失した後に、オリーブオイルやココナッツオイルなどで再開してもよいでしょう。ただ、一度アレルギーになった場合、湿疹などが何度でも出てくることがあります。湿疹の原因としてはピッタの過剰が考えられますから、ヴィレーチャナなどのアーユルヴェーダ的治療を行なうことで緩和する場合もあります。

リグナン
ポリフェノールの一種。抗酸化作用や炎症を軽減させる作用がある。腸内細菌によって、女性ホルモンのエストロゲンと同様の働きを持つ成分に変わる。

ギー

『チャラカ・サンヒター』には、「記憶力、知力、消化力、精力、オージャス、カパ、脂肪を増大させ、ヴァータ、ピッタ、毒物、錯乱、疲労、不幸、発熱を除去し、すべての油脂類の中でもっとも優れている。ギーのラサ（味）は甘味、ヴィパーカ（潜在力）は冷性、ヴィールヤ（消化後の味）は無数である。ギーは用い方によっては無数の効果をあげることができる」「ピッタとヴァータを除去し、液体、精液、生命力の増大のために有効であり、冷却性があり、身体を柔軟にし、声と顔色をよくする」とあります。

また、「ヴァータ体質の人、ピッタ体質の人、ヴァータ性とピッタ性の病気の人、視力を強くしたいと望んでいる人、けがをした人、やせた人、老人、子ども、体力のない人、寿命を伸ばしたいと望んでいる人、太りたい人、子どもを欲している人、若々しさを求めている人、消化力、活力、記憶力、知恵、燃焼力、理性、感覚機能の力を高めようとしている人、灼熱感・外傷・火傷によって苦しんでいる人によい」ともあります。

ギーはアグニを燃えたたせ、食物の味をよくし、食欲増進剤となります。消化液の分泌を促して消化を助けるのです。温かい牛乳と一緒に夜にとると、便秘（特にヴァータ性）を改善するとされます。

慢性の発熱、貧血、血液の異常を軽快させ、解毒薬としても使われます。他の油のようにコレステロールを上げることがないといわれています。目、鼻、皮膚によいので、傷口の治癒を促したり、消化性潰瘍や大腸炎にも効果をもつと言われています。

ギーの成分は、バターの中の水分が蒸発し、たんぱく質が凝固して除去された純粋な油です。含有成分は、βカロチン（抗酸化作用）、飽和脂肪酸（オレイン酸などの不飽和脂肪酸（安定な脂質）、必須脂肪酸）です。βカロチンはさほど多量ではありませんが、抗酸化効果を

飽和脂肪酸と不飽和脂肪酸
脂肪酸には、骨格となる炭素がすべて飽和結合で満たされた飽和脂肪酸と、一部に二重結合（不飽和結合）を持つ不飽和脂肪酸がある。

担っている可能性はあるでしょう。また、牛乳やバターに含まれるＩＧＦ－１（Insulin-like growth factor1　小児にはよいものだが、成人にはガン細胞の増殖を促進する可能性がある成分）は、加熱の過程で凝集していると考えられるので、牛乳やバターと違って発酵や腐敗が進まず、長期保存が可能です。冷蔵庫のなかった古代のインド人の智慧を感じます。

ギーには、ピッタとヴァータを鎮静化する効果があります。目にはアーローチャカ・ピッタがあり、ピッタ異常（充血、ドライアイ、紫外線による結膜炎など）をきたしやすい場所です。また、胃もパーチャカ・ピッタが活躍している場所で、胃の灼熱感などを感じるものです。そのようなときに目や胃にギーを作用させるとよいのです。

特にドライアイなどには、ネートラ・タルパナと呼ばれる治療法がおすすめです。ネートラ・タルパナの方法は、強力粉をこねたもので目の周囲に土手を作り、その中に、やっと溶けるくらいの温度で温煎したギーを流し入れ、目を１～２分間浸すというものです。終了後30分ほどは目がゴロゴロしますが、その後はすっきりします。ギーを点眼するように内眼角につけるだけでも、症状を緩和させる効果があると言われています。

眼の角膜は三層構造になっており、最表層は油層、中間層は漿液層、最深層（角膜の上）はムチン層です。最表は油層ですので、オイルであるギーがなじみやすいとも考えられます。水性のため洗い流されてしまう現代医学的な点眼液は、ドライアイを悪化させることにもつながると言えるのです。ギーを使った古代インドの英知には驚かされます。

ネートラ・タルパナをすると、ギーを入れた目の側の半身全体の流れがよくなるような体験をする人もいます。また、スキーで紫外線による雪眼炎を起こした人にギーを点眼したところ、真っ赤だった結膜が一晩で真っ白になったということもあります。花粉症による結膜炎も、一時的に症状を緩和することがあります。

アーローチャカ・ピッタ
ピッタのサブドーシャのひとつ。

パーチャカ・ピッタ
ピッタのサブドーシャのひとつ。

ネートラ・タルパナ
ギーを目に入れる治療法。医療行為のため、一般のサロンなどで施術として行なうのは違法。

アーユルヴェーダでは、トリファラー・ギーを調整して目を浸すと、老人性白内障によいと言われています。ただし、ギーの眼科学的治療効果は、日本においては証拠がありません。単に自覚症状を抑えてくれるだけの場合がありますので、眼の病気の方はご注意ください。また、ネートラ・タルパナは毎日行なってはいけないと言われ、週に2～3回が適当だと言われています。そのほか、トリファラー・ギーなどを使って行う場合は、眼に滲みて痛みがでる場合がありますので、アーユルヴェーダ医師に相談してから行なってください。

ちなみに、トリファラーは3つの果物（ビビダキー、ハリダキー、アーマラキー）から成りますが、ハリダキーは輸入禁止のため、個人輸入によって自己使用のためにのみ購入することができます。

ヒマシ油

安全性が高く、乳幼児にも下剤として用いることができます。主成分はリシノール酸で、瀉下作用と同時に内因性プロスタグランディンの産生を誘導し、消化管内の血流を促します。また、免疫系を活性化する作用も推定されています。

発がん性があるという人もいますが、長い人類の歴史の中で使われてきたものですから心配はないと思われます。アーユルヴェーダではアーマが蓄積したヴァータ異常に有効であるとしてすすめています。インドよりもスリランカのほうが、治療に頻用しています。

ヒマシ油は、慢性の便秘やリウマチの緩和に効果的だとされています。慢性の便秘の場合は、小さじ1のヒマシ油を、コップ1杯のショウガ茶と一緒に飲みましょう。毒素を中和し腹満、便秘を軽快させる作用があると言われています。

リウマチの場合は、緩下作用をもつ天然の鎮痛剤として効果を期待できます。下剤として飲むほか、外用してもヴァータに効果があるでしょう。関節などにヒマシ油を塗布したり湿布したりしてネルの布とサランラップで覆った後、温めて

ヒマシ油
カスターオイルとも呼ばれる。トウダイグサ科に分類されるトウゴマの種をコールドプレスして得られる植物性油。

発汗させます。そのまま一晩放置すると、翌朝の関節の状態が違うことに気がつかれることでしょう。近年、この効果については、TRP-V1受容体にリノール酸が作用するために発生するということがわかってきました。唐辛子のカプサイシンが関節痛に効果があるというのと、同じ機序です。しかし、ヒマシ油の場合は唐辛子のようにヒリヒリ感を起こさないのが特徴です。もし痛みが激しい場合は、カンファーやからし油を加えて塗るとよいでしょう。

ヴァータ異常で発生する関節痛、座骨神経痛、慢性背部痛、筋肉の凝りにも高い効果を示すと言われています。痛む場所に直接、ヒマシ油の塗布か湿布を行ない、カイロなどで温めて一晩放置することでも効果があります。

二十世紀の超人といわれているエドガー・ケーシーは、アーユルヴェーダと非常に似た治癒方法をすすめています。その中にヒマシ油湿布があります。

これは、おなかの右半分にヒマシ油を塗り、上からフランネルの布とラップをおいて、さらにその上から遠赤外線などのホットパックで1時間ほど温めるというものです。これを3日続け、最後の日の夜にオリーブオイルをスプーン1杯飲んで便通を促します。その後は4日休み、また3日続けるというように行ないます。3巡りほどで一時治療を止めるというふうにして、年に何回か繰り返すと、体の浄化作用が促進され、リウマチや糖尿病、肝臓病など多くの慢性疾患が軽快したという報告があります。

これは、アーユルヴェーダのヴィレーチャナの作用機序に類似しています。つまり、油剤法（ヒマシ油湿布）によって体内にオイルをしみこませ、その後に下剤によって、体内の老廃物や過剰ドーシャが腸管内に分泌されたものを瀉下させているのです。ヴィレーチャナは、過剰なピッタやそれと関連した老廃物を出す治療ですから、湿疹などに効果があります。ヒマシ油湿布も、それと類似した病態に効果を示すと考えられるのです。

エドガー・ケーシー
予言者、心霊診断家。リーディングによって予言を行なった。身体的な悩みに対してアドバイスや治療方法を示した予言を「フィジカル・リーディング」、人生について悩める人びとに与えた予言を「ライフ・リーディング」と呼ぶ。

第5章 アーユルヴェーダの生活処方箋

起床から就寝までのケア

ライフスタイルを見直し不定愁訴を緩和

あなたの体質や体調を考慮しながら、ディナチャリヤー（アーユルヴェーダ的な1日の生活）を行なってみましょう。ドーシャのバランスを整え、オージャスに満ちた生活ができるようになるはずです。

アーユルヴェーダの生活処方を守るだけで、3か月で8kgも痩せた、肩こりが改善した、胃の不調や高血圧が緩和した……など、さまざまな効果が報告されています。

しかし、こうした効果を期待できる一方で、守らなければすぐに病気になってしまうのでは……という心配はいりません。また、生活処方箋を守ろうとして今までのライフスタイルを急激に変化させるとヴァータを増やすことになります。1～2週間をかけて徐々に変えるようにしてください。

体質に合った1日の過ごし方

体質別・体調別の1日の過ごし方を見ていきましょう。

まずは、自分の体調の異常、つまり現

不定愁訴
「頭が重い」「イライラする」「疲れが取れない」「眠れない」など、何となく体調が悪いという自覚症状はあるものの、検査をしても原因となる病気が見つからない状態。患者からの訴え（主訴）は強いが、客観的所見に乏しいのが特徴。症状が安定しないため治療も難しく、周囲の理解も得にくい。

●アーユルヴェーダ女子のある１日

アーユルヴェーダ生活をはじめてから、体調がとてもよくなったというＡ子さん。「風邪をひかなくなったし、お肌の調子いいんです。頭も冴えてるみたいで、仕事の能率が上がりました」と、今の生活に大満足の様子。では、アーユルヴェーダ女子のＡ子さん、いったいどんな生活をしているの？　とある１日を追ってみました。

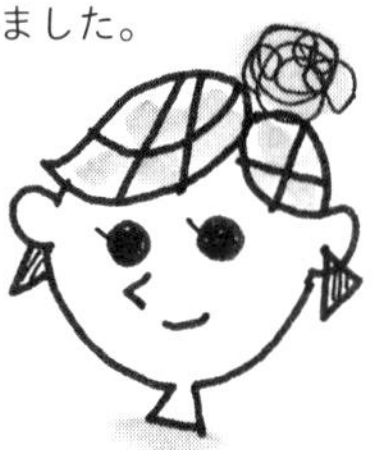

30歳　独身OL　Ａ子さん

尊敬するヨーガインストラクターの影響で２年前からアーユルヴェーダ生活をはじめる。平日は、９時から５時までOLをしながら、朝から夜までアーユルヴェーダの知恵を実践。週末のプチ断食も欠かさない。

午後の仕事　14：00

午後は処理能力の高いピッタの時間帯なので、デキル女になって仕事をテキパキこなしていきます。

ティータイム　15：30

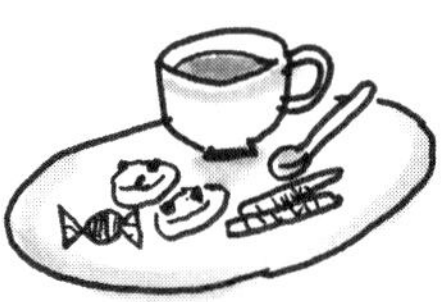

忙しさがピークの午後のヴァータの時間帯に、オフィスの自分の席でドリンクとおやつを補給します。

椅子ヨーガ、呼吸法

昼休みやティータイムに、デスクワークで疲れたときには、椅子ヨーガや呼吸法をして、固まった体をほぐします。

日中のヴァータ

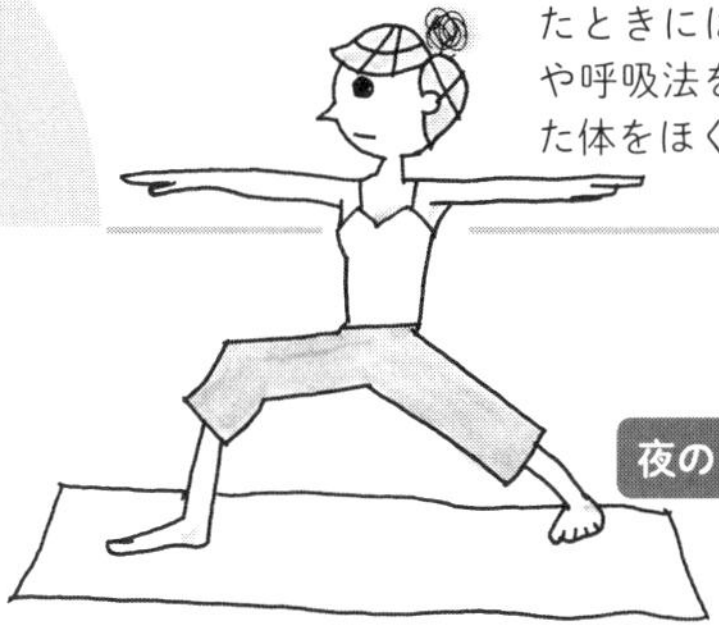

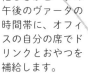

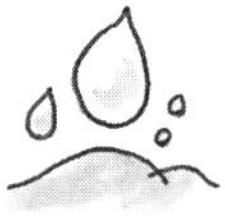

夜のカパ

退社　18：00

帰宅

夜のヨーガ　19：00

軽めの夕食　19：30

入浴　21：30

無判断の時

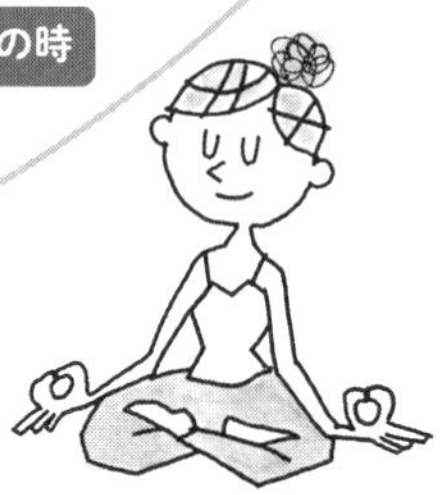

就寝　22：00

睡眠　22：00

夜の瞑想を終えて、22：00前にはベッドに入ります。夜のピッタの時間は美と健康のために熟睡します。

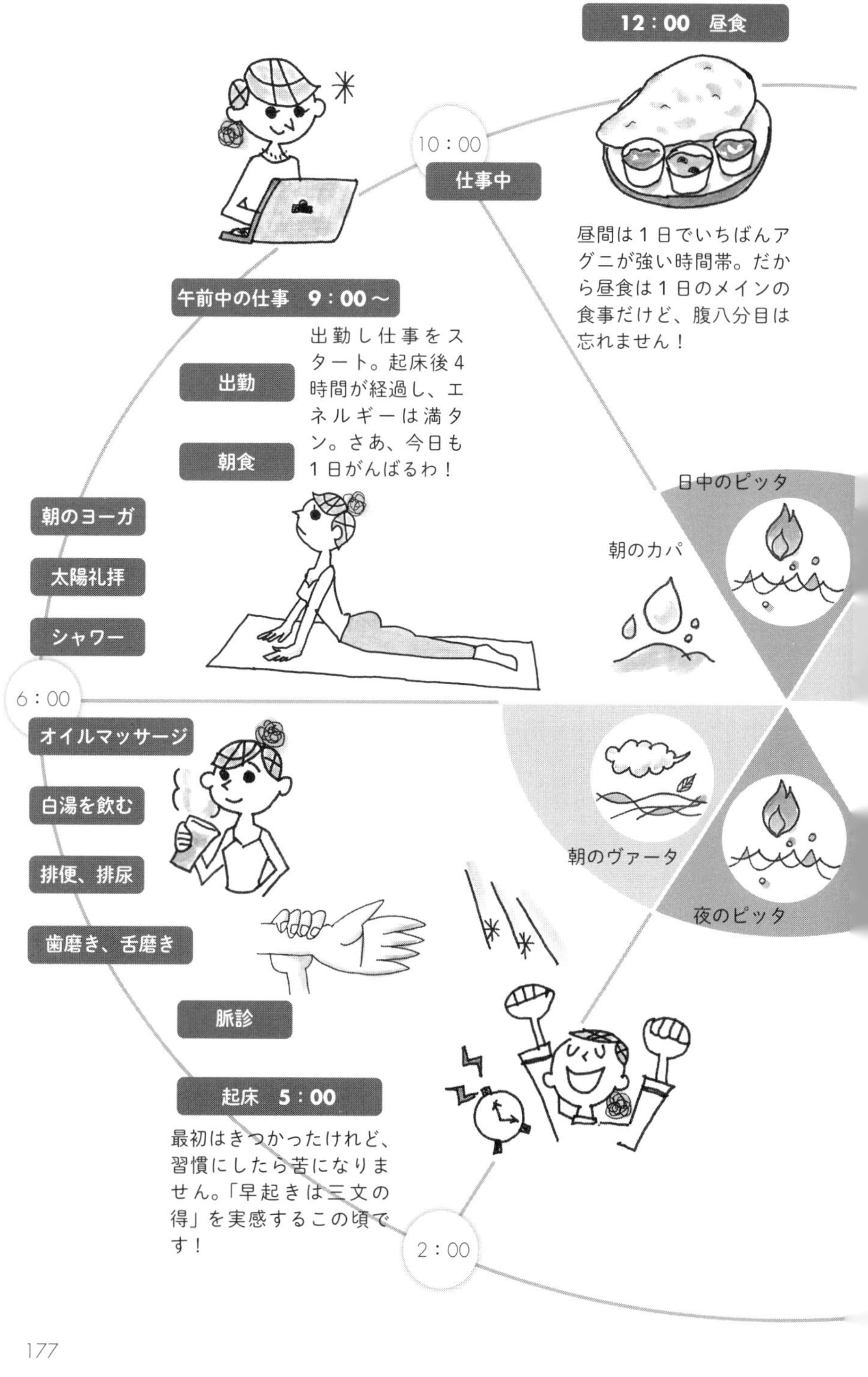
12：00　昼食
昼間は１日でいちばんアグニが強い時間帯。だから昼食は１日のメインの食事だけど、腹八分目は忘れません！
10：00
仕事中
午前中の仕事　9：00～
出勤し仕事をスタート。起床後４時間が経過し、エネルギーは満タン。さあ、今日も１日がんばるわ！
出勤
朝食
朝のヨーガ
太陽礼拝
シャワー
日中のピッタ
朝のカパ
6：00
オイルマッサージ
白湯を飲む
排便、排尿
歯磨き、舌磨き
朝のヴァータ
夜のピッタ
脈診
起床　5：00
最初はきつかったけれど、習慣にしたら苦になりません。「早起きは三文の得」を実感するこの頃です！
2：00

在のドーシャのアンバランス度に相当する生活を行なうようにしてみてください。27頁で導き出される、現在のドーシャのバランスを正すことを優先するとよいでしょう。

朝の過ごし方

アーユルヴェーダでは、日の出前96分から日の出までの間（冬は午前6時前後、夏は午前5時半前後）に目覚めることをすすめています。

朝の目覚めとともに、いまの状態を観察してみましょう。ぐっすりと眠れたのか、さわやかに起床できたのか。ベッドの中で今の状態を観察してみてください。体のどこかが痛む場合は、ヴァータの乱れが考えられます。全身が重くて硬いところがあるなら、カパの乱れやアーマの蓄積が疑われます。カパが増悪することでヴァータを閉塞している場合には、硬いうえに痛みもあるでしょう。

●体質に合った一日の過ごし方（Dinacharya, Daily Routine）

体質と体調	ヴァータ体質 ヴァータ増大時	ピッタ体質 ピッタ増大時	カパ体質 カパ増大時
望ましい睡眠時間	8時間前後	7時間前後	6時間前後
起床：5：30－6：00（ヴァータの時間帯、日の出約1時間手前、ブラフマムフールタ）			
歯、口腔、舌、鼻のケア、お湯や水を飲んで排泄を促す			
オイル・マッサージ	必要	油を選び適時	ガルシャナ
入浴や沐浴	温かい湯	冷たい水でも可	温かい湯
運動、散歩、アーサナ	適時	適時	必須
瞑想	必要	必要	必要
朝食（8：00までに）	必要	必要	抜いても可
仕事、勉学			
昼食	メインとなる食事	メインとなる食事	メインとなる食事
軽い運動	必要	必要	必要
仕事、勉学　昼寝は禁（特にカパ体質）			
想	望ましい	望ましい	望ましい
入浴	好ましい	適時	必要
夕食	軽く	軽く	軽く
軽い散歩、家族との団らん			
入眠	22：00前（カパ［安定］の時間帯）		

寝起きをよくするためには、180頁のように体を動かすとよいでしょう。また、カパを減らす軽快な音楽を聴いたり、ローズマリーやユーカリなどの香りを焚くのもよいでしょう。

脈を診てその日の体調を知る

私たちは、自分自身への気づきを高めるために自己脈診をすすめています。アーユルヴェーダではもともと、医師に脈診をゆだねることを基本としていました。しかし今後は、現代医学と同じように、医師に任せきりの治療システムでは、患者の人間的な成長を阻害すると思われます。

セルフ脈診によって、毎日の自身の状態に気づくようになりましょう。特に、早朝の空腹時の脈はその人の健康状態を示すと言われています。自分の体のリズムに触れて気づきを高めるために、28頁の方法で自己脈診をしてみましょう。

部屋と体を換気する

まずは窓を開け、朝のすがすがしい空気で部屋を満たします。そして、再び大きな呼吸をしてみましょう。夜中のうちに溜まった毒素を吐き出すようなイメージで息を吐いた後、お腹・胸・肩へと空気を入れるよう息を吸います。両腕を大きく広げ、太陽のエネルギーを吸うような気持ちで息を吸って、肩・胸・お腹の順で吐き出しましょう。

舌苔をとる

アーユルヴェーダでは睡眠中に、皮膚や口腔内に体内の老廃物やアーマが出るといわれています。起床時に、口や舌の掃除や沐浴が必要なのはそのためです。現代医学においても、岡山大学の研究により、舌苔にはアルデヒドという発癌物質が蓄積していることが明らかになっています。舌苔を除去することで、アルデヒドも減少すると推定されます。

3 ねじりのポーズ

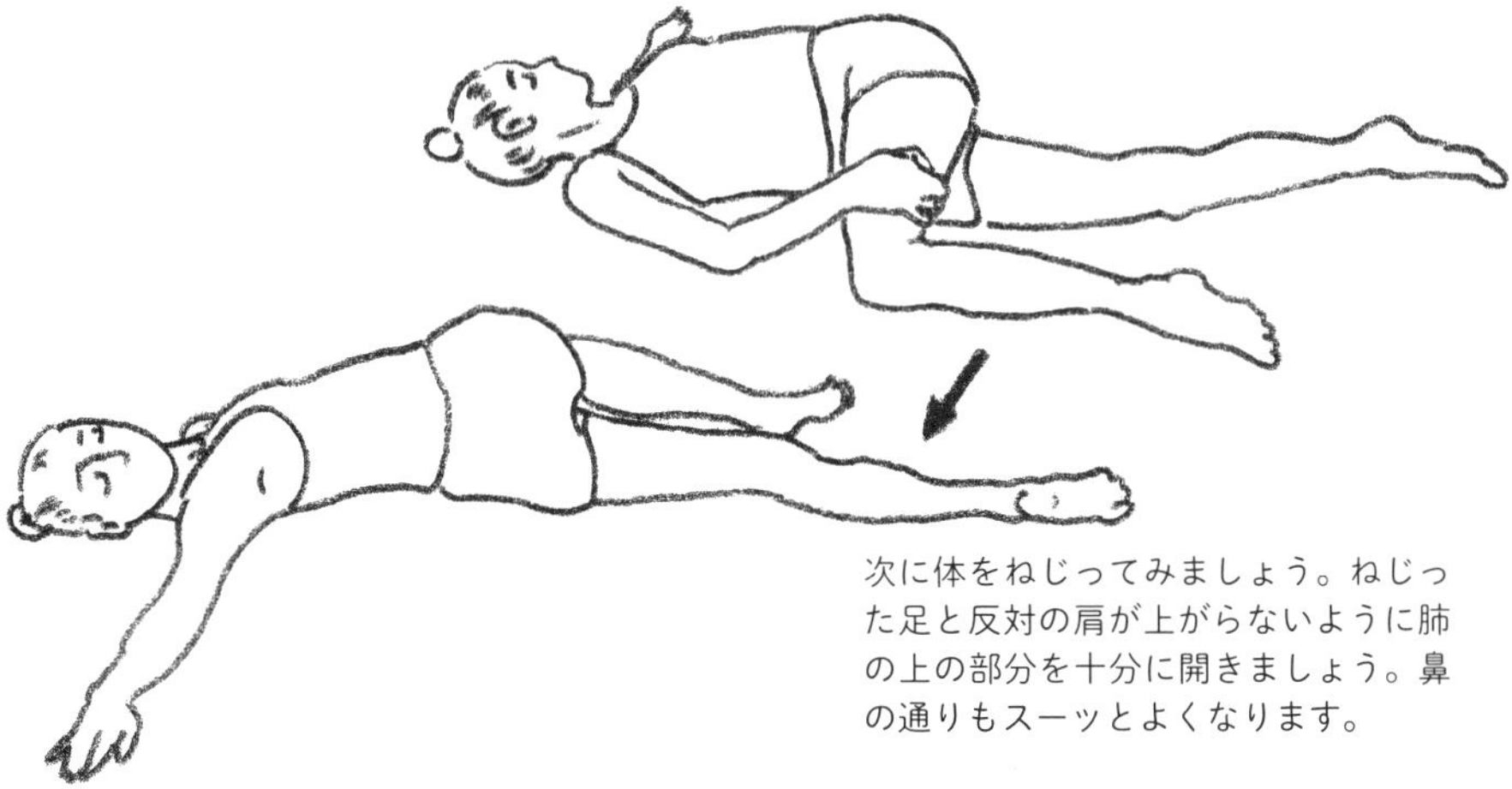

次に体をねじってみましょう。ねじった足と反対の肩が上がらないように肺の上の部分を十分に開きましょう。鼻の通りもスーッとよくなります。

4 脇伸ばし

次に脇を伸ばしましょう。肋骨と肋骨の間を広げ、脇腹にも朝日を取り入れてあげましょう。ゆっくりゆっくり伸ばします。

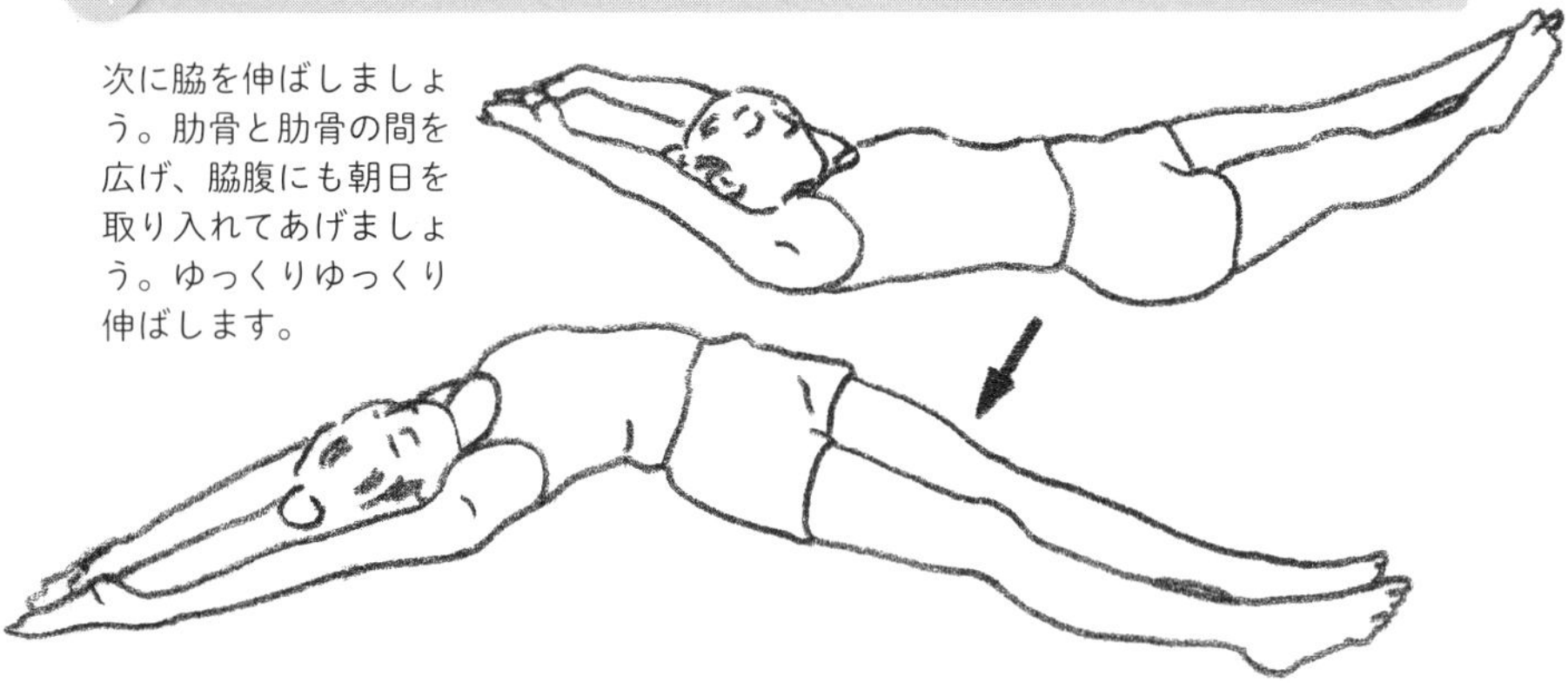

5 猫の背伸びのポーズ

さあうつ伏せになって猫が背伸びをしているように、ジワーと伸ばしてみましょう。反りはカパを減らすのには最適です。

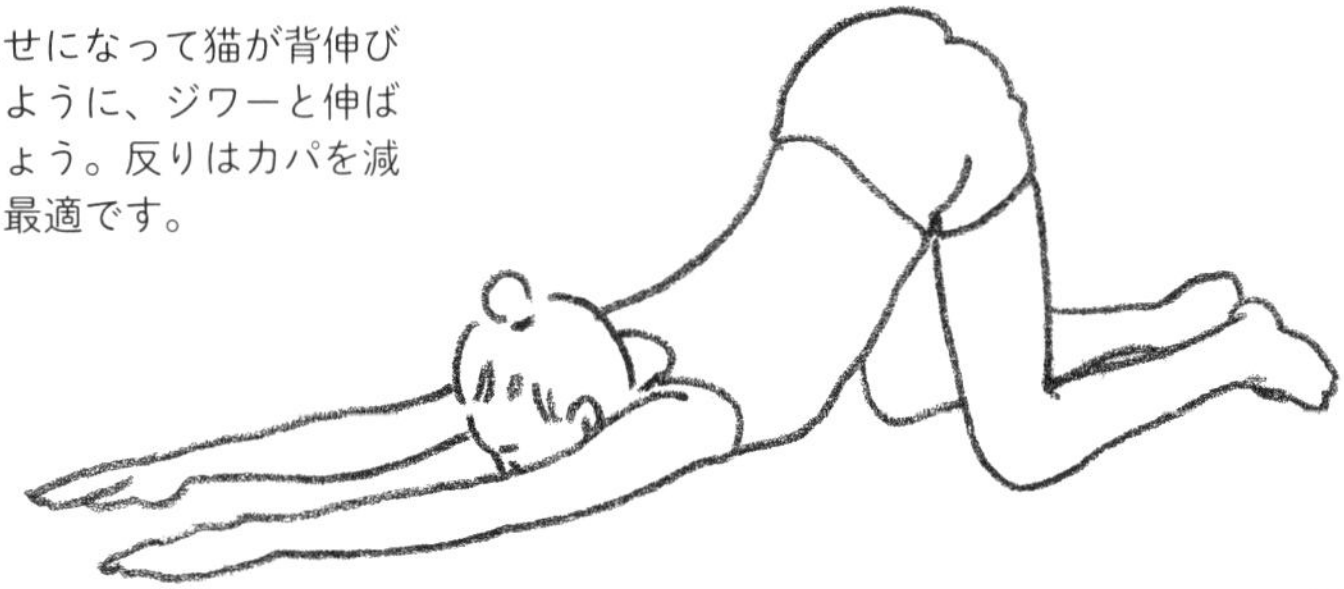

目覚めのポーズ

布団の上で１日のスタートを！

寝たままで伸びをしましょう。今までこんな簡単なこともせず、あわてて飛び起きてはいませんでしたか？　夜の間に闇に閉ざされていた体の隅々に、光をいっぱいに差し込み広げていくような気持ちで。体の声に耳を傾けて。無理に起きず、目覚めのヨーガで体を徐々にゆっくりと目覚めさせていきましょう。

1 伸び

寝たまま大きく伸びをしましょう。体の隅々まで新鮮なエネルギーが行き渡っていくと感じ、体が喜ぶまで伸びてみましょう。

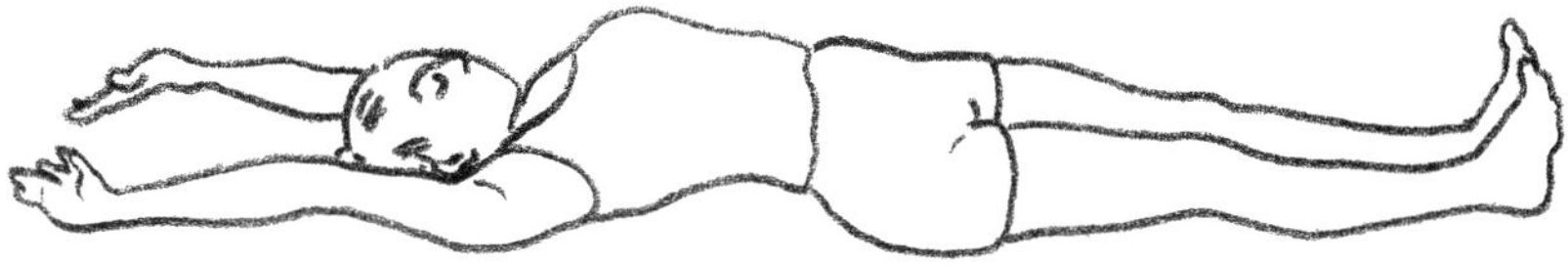

2 片膝引き寄せ

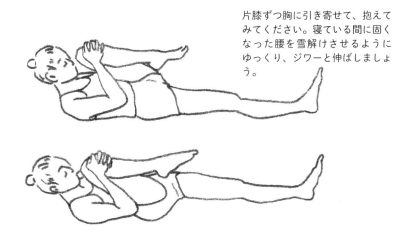

片膝ずつ胸に引き寄せて、抱えてみてください。寝ている間に固くなった腰を雪解けさせるようにゆっくり、ジワーと伸ばしましょう。

舌の浄化

まずは自分の舌を観察してみましょう。舌苔がついていないでしょうか。舌苔は、舌の表面の細胞や白血球などの垢、細菌の代謝産物、食物のカス、発癌物質のアルデヒドなどが混ざってできたアーマです。起きたときに舌苔があったり、口の中が粘ったりしているのは、アーマが出ているためです。

カパとアーマが合わさると白い苔（サーマ・カパ）になります。ヴァータとアーマが合わさると黒い苔（サーマ・ヴァータ）、ピッタとアーマが合わさると黄色い苔（サーマ・ピッタ）になると考えられています。

『チャラカ・サンヒター』には、「舌にたまった汚れは、呼吸を邪魔し、異臭を生じるため、舌をみがかねばならない」とあります。健康のためには、舌の汚れを起床後に除去し、口内を清潔に保つことが大切なのです。歯学学会では、舌の掃除をすることで口の中がさわやかになるだけでなく、口臭や口腔内の病気、消化管の癌までも防ぐことができると言われています。

舌苔のケアには、市販されている金製か銀製のタングスクレイパー（舌かき）を使うほか、スプーンで代用することもできます。歯ブラシでこすると、毒素を押し込み逆効果になる可能性があるのでやめましょう。また、強くこすりすぎると味覚が低下する例もありますので、優しくいたわるようにケアをしてください。口臭や口腔内のトラブルを防ぐ効果も期待できます。

舌苔の多さは、アーマの多さを示しています。体調がよくなったり、胃の調子がよくなったりすると、苔の量は減少するのです。このように、舌を毎日観察することで、舌苔の量から体調を知ることができます。その結果にしたがって、食生活などを調整すればいいのです。

●舌苔掃除

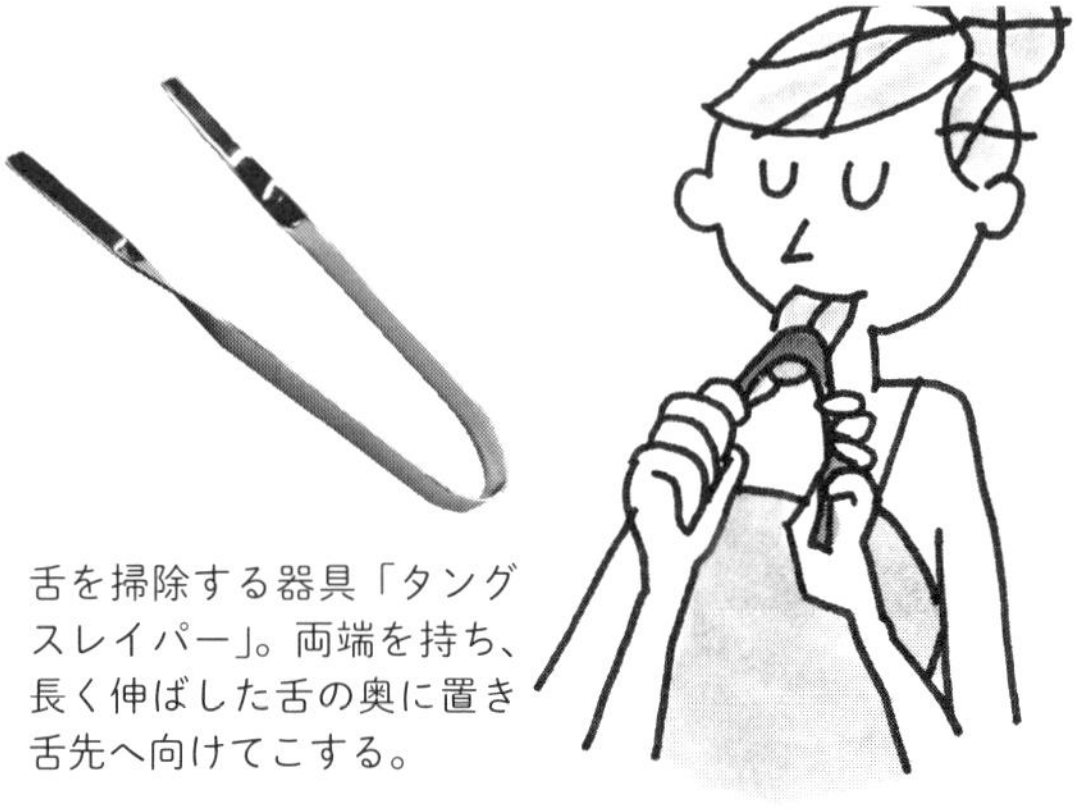

舌を掃除する器具「タングスレイパー」。両端を持ち、長く伸ばした舌の奥に置き舌先へ向けてこする。

ゴマ油によるうがい

歯磨きと舌の浄化がすめば、一度加熱したゴマサラダ油によるうがいか、ゴマサラダ油による歯ぐきのマッサージをしましょう。

ゴマ油には種々の抗酸化作用成分が含まれており、抗菌活性についても報告されています。ゴマ油により口の中の雑菌が少なくなるうえ、歯茎をマッサージすることで血流が促され、歯槽膿漏予防にもなります。近年の研究により、歯槽膿漏菌が全身の血流に入り込むと動脈硬化が促進されるということが明らかになってきました。そのことからも、ゴマ油による歯茎のマッサージは意義があると考えられます。

白湯を飲む

舌苔のケアを行なって口腔内がきれいになったら、お湯を1杯飲みましょう。寝起きに飲む白湯は、排泄を促し、消化の力を高めます。冷えたジュースや麦茶のかわりに白湯を飲むようにしただけで食事がおいしく感じられるようになった、下痢をしなくなった、便秘がよくなった……などという例が多くあります。

白湯の温度は、ドーシャのバランスやアーマの浄化力に影響します。そのときに美味しく感じられる温度（湯冷ましから50℃程度まで）を、体調を考慮して摂りましょう。

また、タバコを吸う人は「目覚めの1本がおいしい」といいます。これは、タバコがカパを減らすからでしょう。起きたときのタバコやコーヒーは、あなたの体が自然と行なっていたバランスを整えようとする習慣です。

しかし、タバコ、コーヒーともに、ピッタとヴァータを乱す性質があります。ヴァータが乱れると、さらにタバコやコーヒーがほしくなるという悪循環に陥ります。これは、自分の内なる知性が乱れ、自分にとっての適した行動か、わからなくなったためです。どうしても体や頭がだるく重いという方は、薄めたブラックコーヒーのアメリカンを1杯程度であればよいこともあります。

近年のコーヒーは、インスタントではなくドリップの新鮮な状態で飲めるものも多くなり、必ずしも体に悪いわけではないのです。むしろ、疫学的研究においては、胃癌や認知症を防ぐとも言われています。ですから、体の知性に聴きながら1日3杯程度であれば問題はないと思われます。

ゆっくりと目を閉じて、自分の体の欲求を再点検してください。それでもコーヒーが飲みたい、タバコがほしいと思うようであれば、起床時や食後などと時間を決め、量を減らして摂るようにすればいいのです。

愛煙家には、白湯を頻繁に飲むことをおすすめします。白湯によって、体内の浄化が促されるからです。また、ローズや白檀《びゃくだん》、カモミールなどを香らせておくことによって、自然とタバコに手を出さなくなる人もいます。

排尿と排便

朝には排尿と排便を行なうのが理想ですが、体のリズムには個人差がありますす。ですから、毎朝なくても不健康とは限りません。

排尿や排便を我慢しないでください。アーユルヴェーダでは、生理的欲求を我慢することがヴァータを増やす大きな要因だと言われています。

鼻洗浄と点鼻

鼻詰まりや鼻汁があれば、カパが増大しているのかもしれません。特に春の朝は、カパが増大しがちで花粉症になりやすいと考えられています。花粉症は、カパの増悪による典型的な症状なのです。

また、アーユルヴェーダでは、鼻は脳の扉だと考えられています。鼻が詰まっていると頭の働きが鈍くなるのはそのためです。そんなときは、増大したカパを調整するためにもジャラ・ネーティー（鼻洗浄）をするとよいでしょう。

ロタ（鼻の洗浄器）あるいは急須に、塩湯（お湯コップ1杯に天塩小さじ1杯程度を加えたものか、0・9%の生理的食塩水を温めたもの）をつくり、ターメリックを小さじ1／3ほど溶かします。顔を横にして少しあごを引き、ロタに入った塩湯を鼻孔から注入し、反対側の鼻孔から滴下させます。

現代医学の耳鼻科においてもネイサル・リンスキットとして、重曹と食塩をいれた250㎖程度の鼻腔洗浄セットが売られていることがあります。こうしたキットを使って鼻の入り口を洗浄するだけでも、一定の効果が出ると言われています。

カパが乱れて鼻炎があらわれている人は、ショウガの粉をひとつまみ加えて使うと浄化力が強くなります。ただし、ショウガの刺激が強くなりすぎたりするとヴァータが乱れ、不快感がでることがありますので注意しながら行なってください。

鼻の不調があらわれやすい春には、毎日鼻洗浄を行なってもいいのですが、ヴァータを乱す可能性もあります。洗浄の後は、ゴマサラダ油やアヌ・タイラ（鼻のケアのためにつくられた薬草入りゴマ油）などを鼻孔に2滴ほど垂らして乾燥を防ぎましょう。また、鼻が乾燥している人は洗浄を行なわずにナスヤ（点鼻）のみでもよいでしょう。

人によっては、ジャラ・ネーティーを毎日行なうとヴァータを乱す場合もあり

●鼻洗浄

ロタ（右手に持っている容器）に塩湯とターメリックを入れ、重力のままに鼻孔に注ぎ入れ、反対の鼻孔から流し出します。

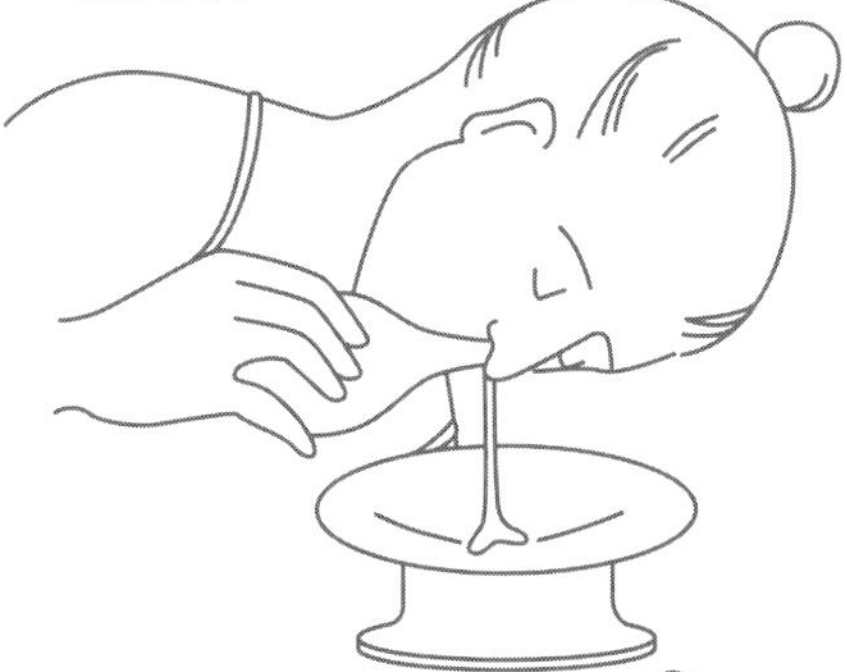

●点鼻

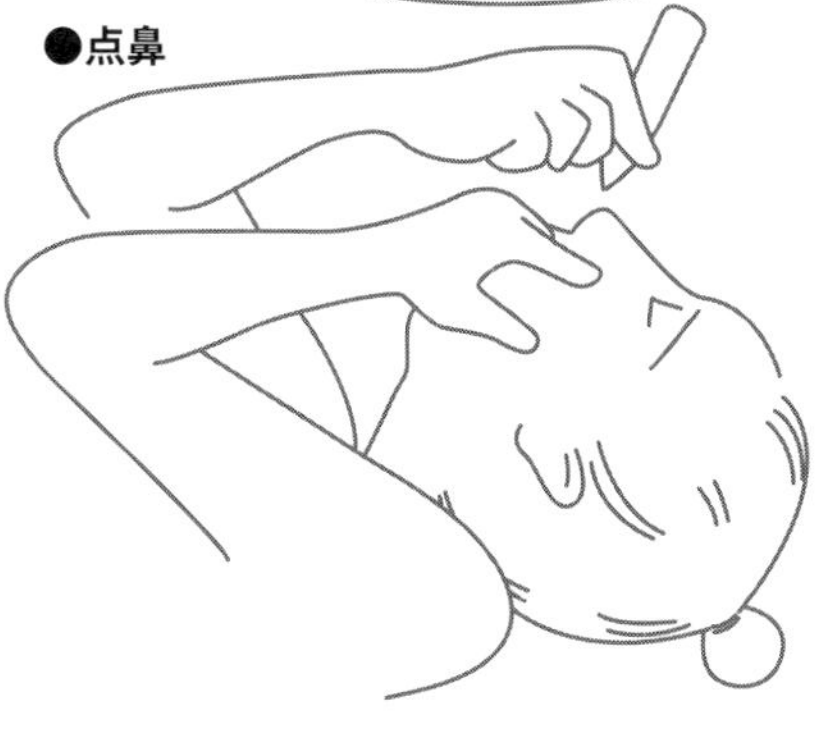

ます。しかし、プラティマルシャ・ナスヤ（2滴程度の点鼻）であれば、ヴァータを乱す心配はありません。この2滴のナスヤは1日に12回までも行なっても問題がないといわれており、毎日の点鼻によって花粉症の予防、頭痛軽減、視力改善などの効果も期待できると言われています。

仰向けになって鼻孔を上に向け、片鼻に2滴ずつ点鼻します。その後、人差し指と親指とで鼻をつまんで鼻孔を狭くして、スースーと息を吸いながら鼻の奥に油を吸い込みます。喉に油が出てきたら吐き出しましょう。その後、気持ちよい温度のお湯で口をうがいします。

鼻出血がある人はピッタが乱れていますので、ゴマ油のかわりにギーを点鼻するとよいでしょう。その他、小指の先や綿棒にゴマ油をつけて鼻孔内に塗る方法でも、効果が出る場合もあります。

これらの処置は、一時的にくしゃみを誘発し鼻汁の分泌を増加させることがあります。また、急性鼻炎の人や発熱している人、酔っぱらっている人などは控えましょう。

アビヤンガとガルシャナを行なう

1日のはじまりにアビヤンガを行なうことにより、消化力を高め、皮膚や子宮を浄化します。アビヤンガの方法は、71頁を参照してください。

冷え性の人や、体が重くだるい人、むくみがある人、汗をかきにくい人などは、アビヤンガの前に、絹の手袋や刮痧《かっさ》プレート（かっさマッサージをする板）を使ってガルシャナを行なうと効果が高まります。82頁を参照してください。

皮膚の浄化、洗髪

アビヤンガの後は、入浴かシャワーでオイルと汗を流してください。アーユルヴェーダの古典『チャラカ・サンヒター』には、「沐浴は、強精・長寿にする」と記載されています。

インドでは、沐浴としてシャワーを浴

びることが多いようですが、日本人であれば湯舟に入ってリラックスするのもよいでしょう。朝の沐浴は、夜中のうちに皮膚にでてきたアーマを浄化する効果があります。それに対して夜間には、沐浴などによって頭を冷やすと翌日に頭部のカパが乱れると考えられています。夜に洗髪すると、翌朝の鼻の調子が悪くなることがあるのはそのためです。鼻が悪い人やカパが乱れやすい人は、特に夜ではなく朝に洗髪するのがおすすめです。やむを得ず夜に洗髪をしたときは、すばやく十分に乾燥させましょう。

調身 ――太陽礼拝とその他のアーサナ

沐浴後は、体をほぐします。入浴によっていくぶん体がやわらかくなっていますから、アーサナ（ヨーガのポーズ）を行なうには最適でしょう。

アーサナには、体という楽器を調律するような効果があります。運動のように筋肉を強めるだけでなく、内臓器官を活性化するのです。特に瞑想のための座法（蓮華座、金剛座など）は、精神を強固にして暑さや寒さ、空腹、渇きなどに耐える力を強めます。

まずは、正座をしてから立ち、目を閉じて自分の重心を調べます。前のほうに重心がある人はヴァータ、左右のどちらかに重心があればカパ、重心が片足はつま先でもう一方がかかとにあればピッタが優勢かもしれません。

天から釣り下げられているイメージをして、地に足をつけてしっかりと立ち、背骨をまっすぐにします。そして、カパで硬くなった朝の体をほぐし、全身を活性させる太陽礼拝を行ないましょう。

12のポーズを呼吸に合わせて行ない、7番目のポーズでは息を保持しますが、難しければ自然呼吸で行ないます。ヴァータやラジャスが優勢な人はゆっくりと、カパやタマス優勢の人は速く行なうとよいでしょう。

太陽礼拝は本来、太陽の昇る東に向かって行ないます。すべての人と物に惜

アーサナ
坐法という意味。現代においては、ヨーガのポーズ全般の意味として使われることが多い。ヨーガの根本経典である『ヨーガ・スートラ』第2章46、48節にアーサナについての記述があるが、これはあくまでも、瞑想のための安定した座り方を示したもの。

●太陽礼拝（スーリヤ・ナマスカーラ）（Sūrya Namaskāra）

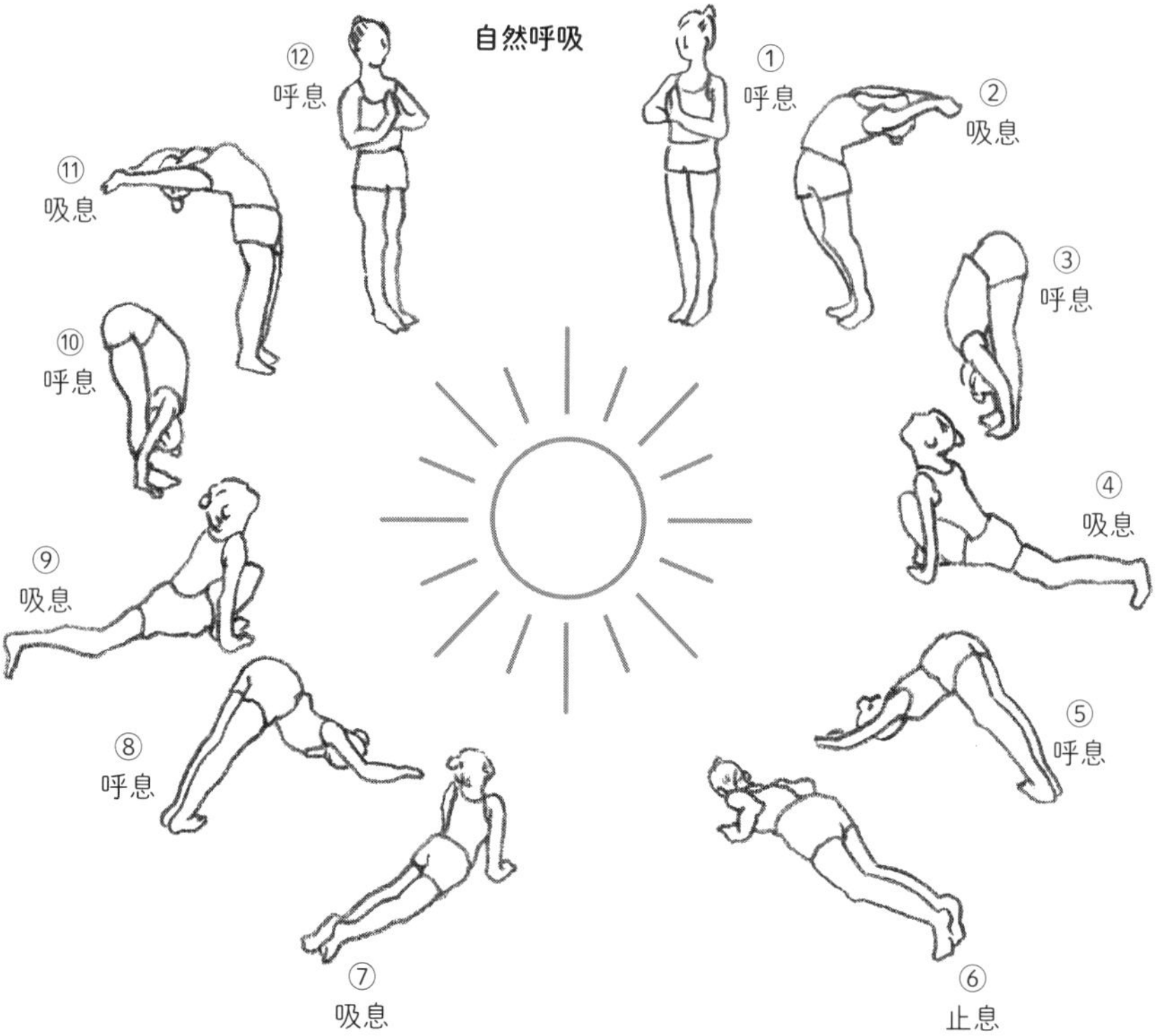

「Sūrya Namaskāra（a technique of solar vitalization）」by Bihar School of Yoga より引用。

⑤のポーズでは、手足の位置がずれないようにして胸を両手の間にもっていくようにすると、へそのうしろが刺激を受ける。

⑥のポーズでは、ひじが大地（床）についていないのに注目。

⑦の「コブラのポーズ」においては、つま先を立てることもあり、または④と⑨の「牡牛のポーズ」では足の甲をつけることもある。止息とは息をはいた状態で止めること。ヨーガの流派によって若干違いがあるが、自分にあった方法で行なえばよい。

初心者＝2～3ラウンド～12ラウンド

上級者＝24～54ラウンド

肉体の浄化や病気治療を目的＝108回

ヴァータ体質のためのポーズ

あせらずにゆっくりポーズを保って

思わず風のように吹かれ、動いてしまうヴァータ。その性質には軽さ、不規則、冷たさ、乾燥なども。バランスを整えるには、リラックスして、ゆっくりペースダウンすることです。ヨーガのポーズもリラックスさせるものを中心に。特に前屈系のポーズはヴァータの味方です。あまりがんばらずにお母さんのお腹の中で守られているような安心感を味わって。

1 ガス抜きのポーズ　パヴァナ・ムクタ・アーサナ

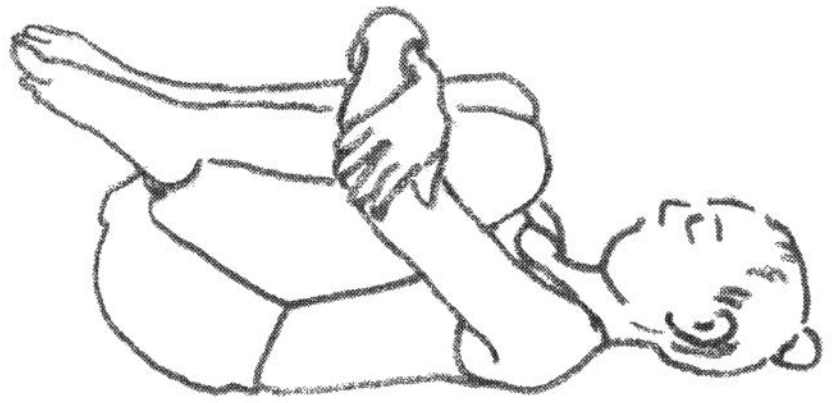

両膝を抱えます。お腹に大切なひなを抱えている親鳥のように、お腹のぬくもりを感じ取りましょう。ゆっくりとした呼吸をしながらポーズを保つことが大切です。

2 眠れる英雄のポーズ　スプタヴィーラ・アーサナ

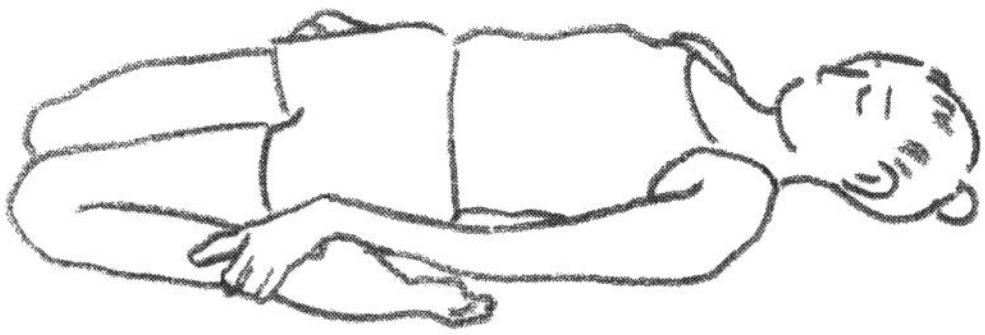

正座から両足を外にして、お尻を下ろして、そのまま後ろに寝てみましょう。股関節などのつまりがとれて毒素が溶け、体中の血液や体液がサラサラと流れる様子をイメージしてみましょう。

3 膝に顔をつけるポーズ　ジャヌシールシ・アサーナ

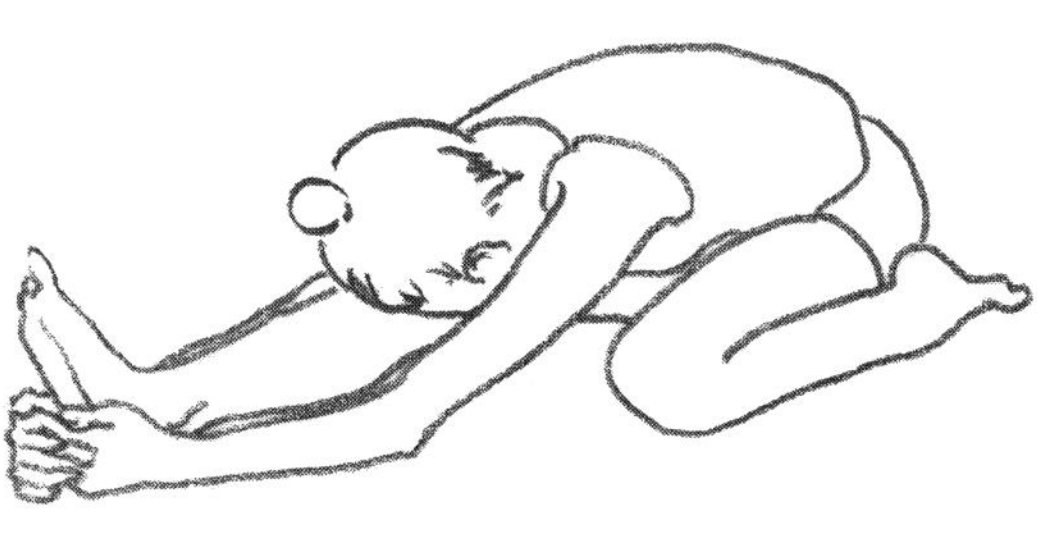

ヴァータが増えやすいお腹を刺激し温めるような気持ちで行ないましょう。片足を伸ばしてその足の指をもつように前屈していきましょう。

ピッタ体質のためのポーズ

柔らかな流れのあるポーズでクールダウン

火と鋭さを持つピッタ。そのためバランスがくずれると火の熱が体内に増加し、湿疹が出たり消化器系に負担がかかりやすくなります。心の面では短気で怒りっぽくなり、人の批判をしたりしやすくなります。バランスを整えるにはクールダウンが大切です。ポーズもあまり形を整えることにこだわらずゆったり柔らかい波のような動きがおすすめです。

1 ねじりのポーズ

アルダ・マッチェンードラ・アーサナ

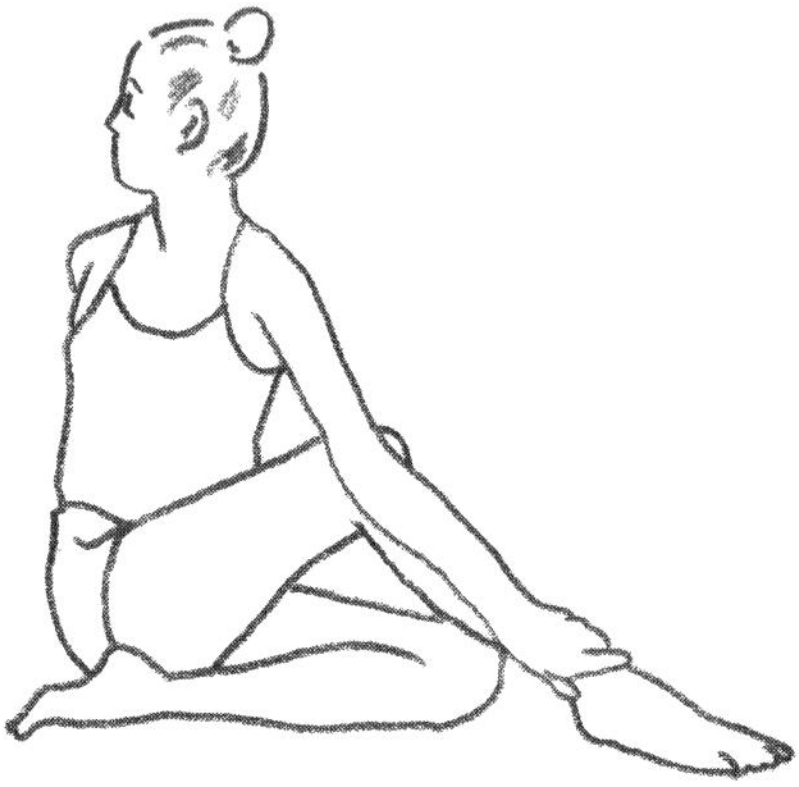

ねじるポーズは消化器系に刺激を与え、過剰になったピッタをバランスさせます。背骨が軸上で回転するように、息を吐きながら、腰、ウエスト、胸、肩を回すようにねじります。

2 ねじった膝に顔をつけるポーズ

パリブリッタ・ジャンヌシールシア・アーサナ

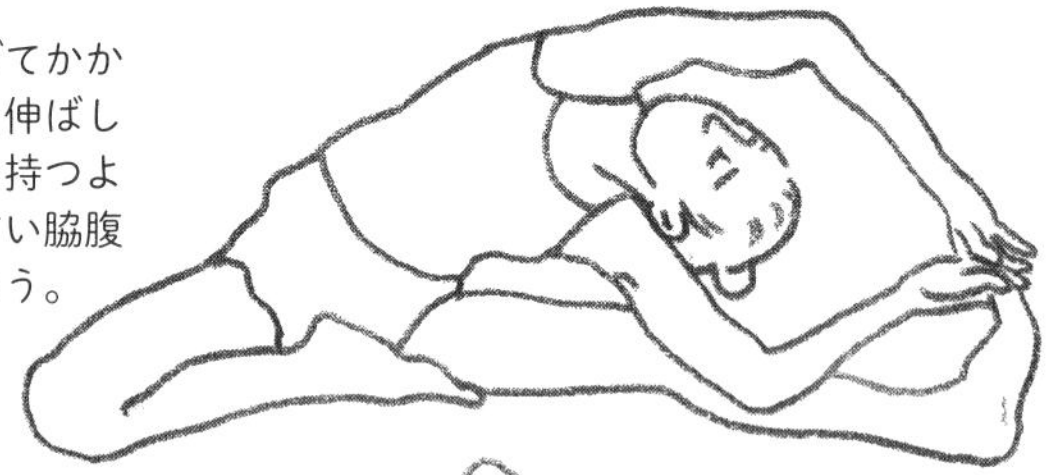

右足を伸ばし、左足は曲げてかかとを会陰にあて、左の脇を伸ばしていって両手で右足の指を持つようにします。日頃縮みやすい脇腹を十分に伸ばしてみましょう。

3 ハトのポーズ

カポラ・アーサナ

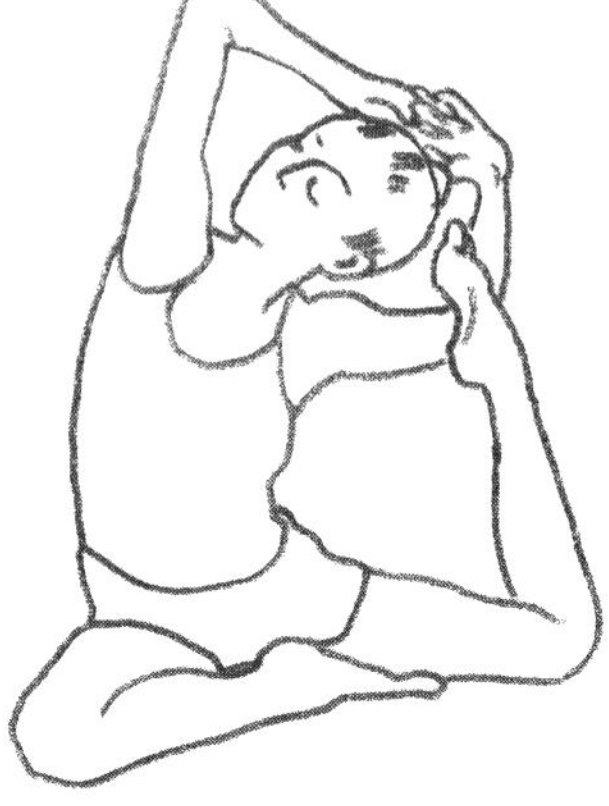

右足を曲げかかとを会陰につけ、組んだ両手の左の肘に左足の足首をかけるようにします。右の脇腹を肋骨の一つひとつが開いていくような気持ちで伸ばしてみましょう。反対側も同様に。左右に差がないかも感じ取ってみましょう。

カパ体質のためのポーズ

動きのあるポーズで体を刺激します

重く、安定性のあるカパ。ともすると運動不足や動きが鈍くなりがちです。生活には適度な刺激が大切です。たとえばスパイシーな食べ物、ワクワクする気持ち……。ヨーガもゆっくりとしたペースのポーズより、流れるようなリズミカルな動きのあるポーズで代謝を上げ、体を温めてみましょう。

1 魚のポーズ　マツヤ・アーサナ

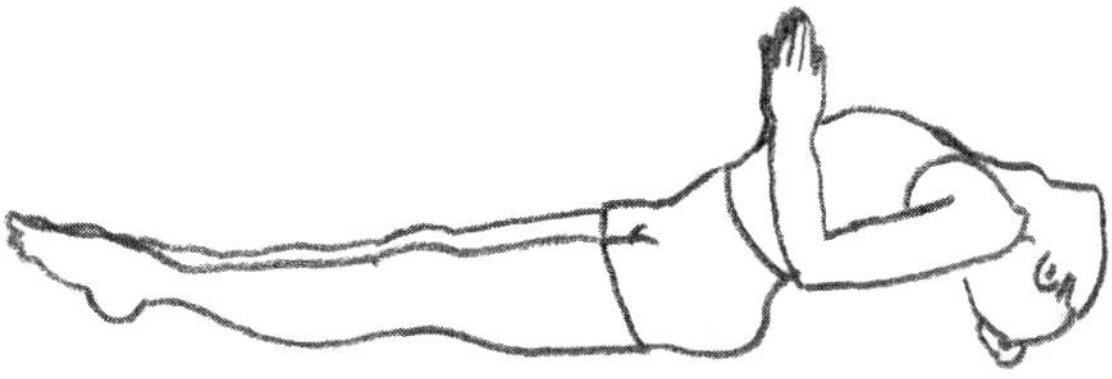

呼吸器が弱いカパにとって胸を広げることは大変効果的です。ポーズ中は、息を吐く時にお腹を凹ませ、吸う時にお腹、胸、肩も開くように。

2 弓のポーズ　ダヌル・アーサナ

手で足首をつかんで体全体を後ろに伸ばすと同時に体の前面を開いてポーズ。かなりきつめのポーズですが、ポーズ中、息を止めないように注意しましょう。

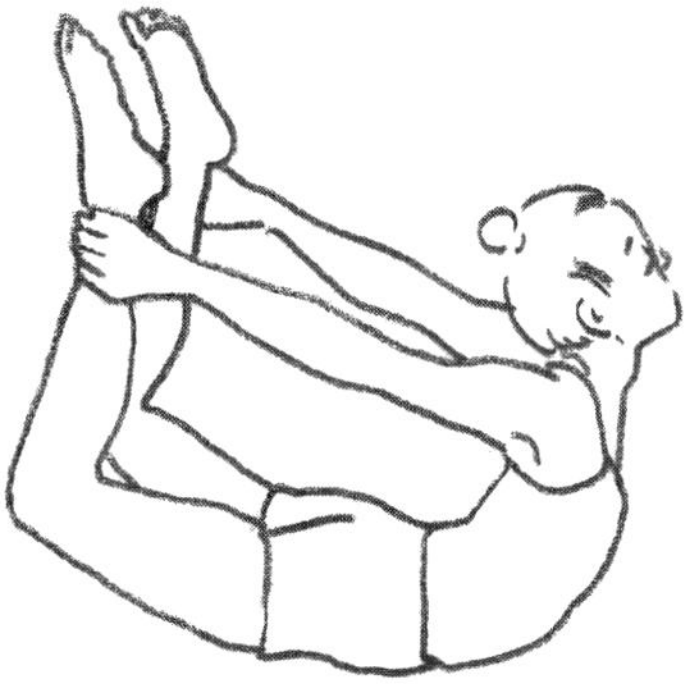

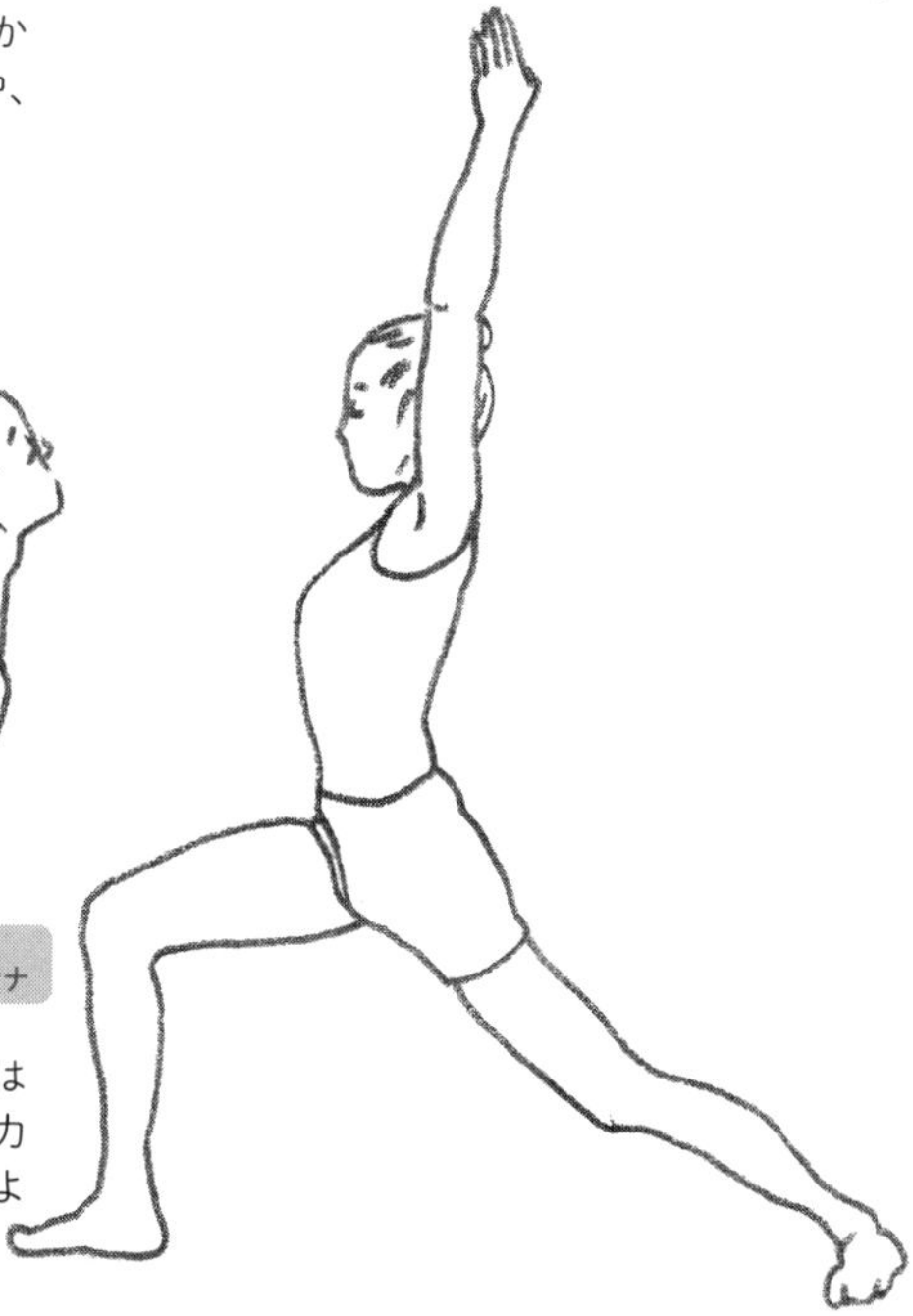

3 英雄のポーズ　ヴィーラ・アーサナ

前足はももを床に平行にし、後ろの足は膝を伸ばします。勇敢な英雄のような力強さのあるポーズです。腰が反らないように注意しましょう。

しみなく愛を注ぎ、見返りを求めない太陽の姿に、感謝の気持ちをもって挨拶するためのものなのです。そして、自分自身もまた、太陽のようなエネルギーを持ち合わせているということに目覚め、限りない愛の波動を注げるようにと祈るものなのです。

太陽礼拝によって脊柱を屈曲させたり背屈させたりすることは、椎骨静脈叢の流れを促す作用があると思われます。椎骨静脈叢は脊柱管の内外にあり、仙骨部から頸部、さらには脳内の静脈洞にまで存在します。しかし、弁が極めて少ないため鬱滞しやすく、それによって脳脊髄液の流れも鬱滞させてしまうことがあるのです。太陽礼拝で椎骨静脈叢や脳脊髄液の流れがよくなると、中枢神経系にも大きく関与することが考えられます。

太陽礼拝の後は、その他のヨーガのアーサナを行ないます。カパが優勢な朝はペースを早くするなどの工夫をするとよいでしょう。

ヨーガの特徴は、体を動かすポーズに続いてリラックスポーズがあることです。リラックスポーズによって、体のすみずみにまで血液が届けられ、快適な状態を味わうことができます。

調息——心身の状態に合わせた呼吸

正座かあぐら、または結跏趺坐《けっかふざ》（座禅のときの座り方）をします。そして呼吸法（調気法）によって、息を調えましょう。

まず、全身の老廃物を排出するようなつもりで、息を吐き出します。続いて、腹→肺→胸という3段階で息を吸いこみます。これを三段式呼吸と呼びます。

床に横座りになるかイスに座り、両腕を胸の前で組

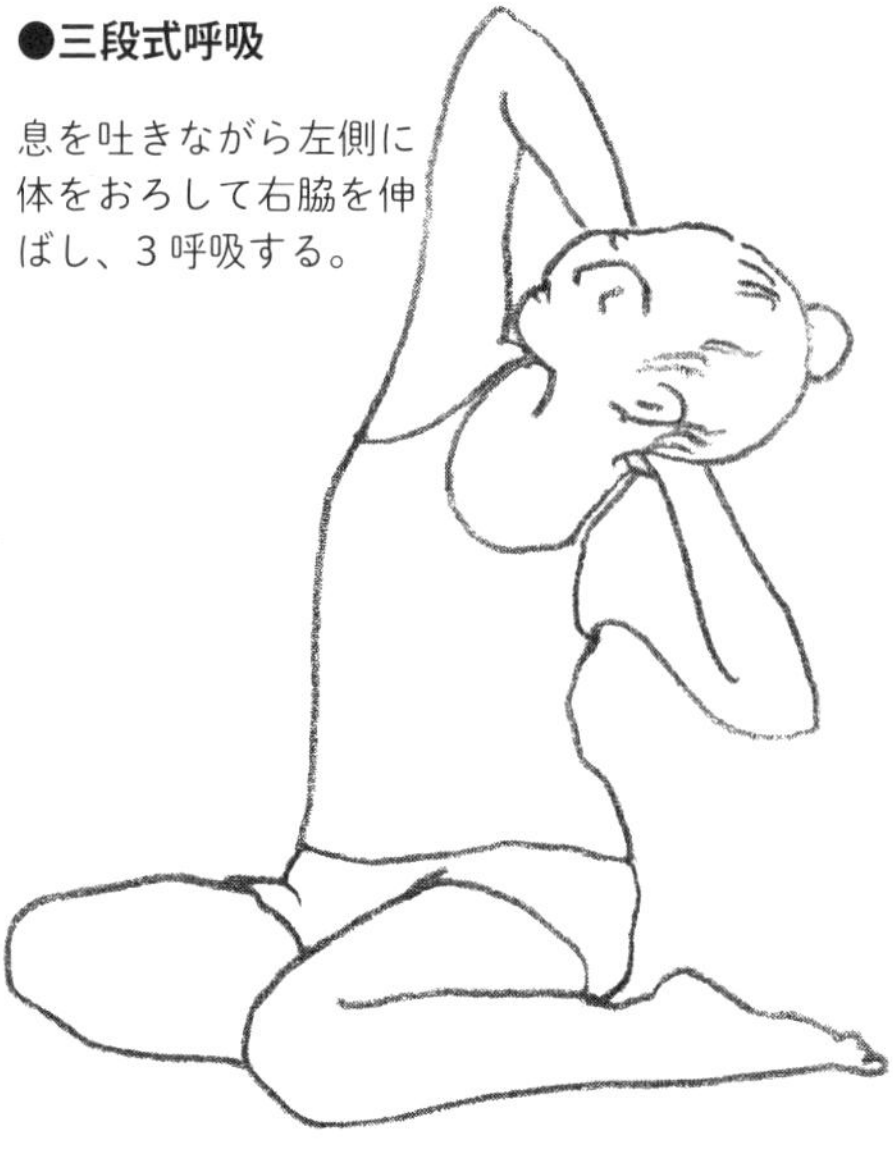

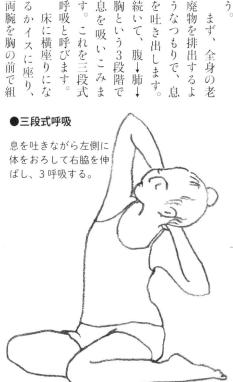

●三段式呼吸

息を吐きながら左側に体をおろして右脇を伸ばし、3呼吸する。

んで息を吐きます。息を吸いながら腕を上に伸ばし、吐きながら頭の後ろにあてがいます。息を吐きながら左側に体を下ろし右脇を伸ばして3呼吸します。続いて、息を吐きながら右側にも体を下ろして左脇を伸ばし、3呼吸しましょう。次に、胸を反らして息を吸い、背中を丸めて吐き出します。両手を下ろして鼻から息を吸い込み、おなか→胸→肩の順で息を届けるようにします。続いて、肩→胸→お腹の順でできるだけゆっくりと息を吐きだします。この三段式呼吸を、3回繰り返しましょう。

次に、ナーディー・ショーダナ（アヌローマ・ヴィローマとも呼ぶ）を行ないます。これは浄化呼吸法として、最も簡単で最も効果の高いものです。私たちの研究では、熟練者がナーディー・ショーダナを行なうと、筋肉だけでなく脳内（前頭部）の血流も増加することがわかりました。ただし初心者の場合は、筋肉の血流のみ増加する傾向がありました。習慣的に実践し、熟練することをめざすとよいでしょう。

また、朝のカパを浄化するのに、さらに効果的な調気法は、ブレス・オブ・

ヴァータ体質のための呼吸法――ナーディー・ショーダナ呼吸法

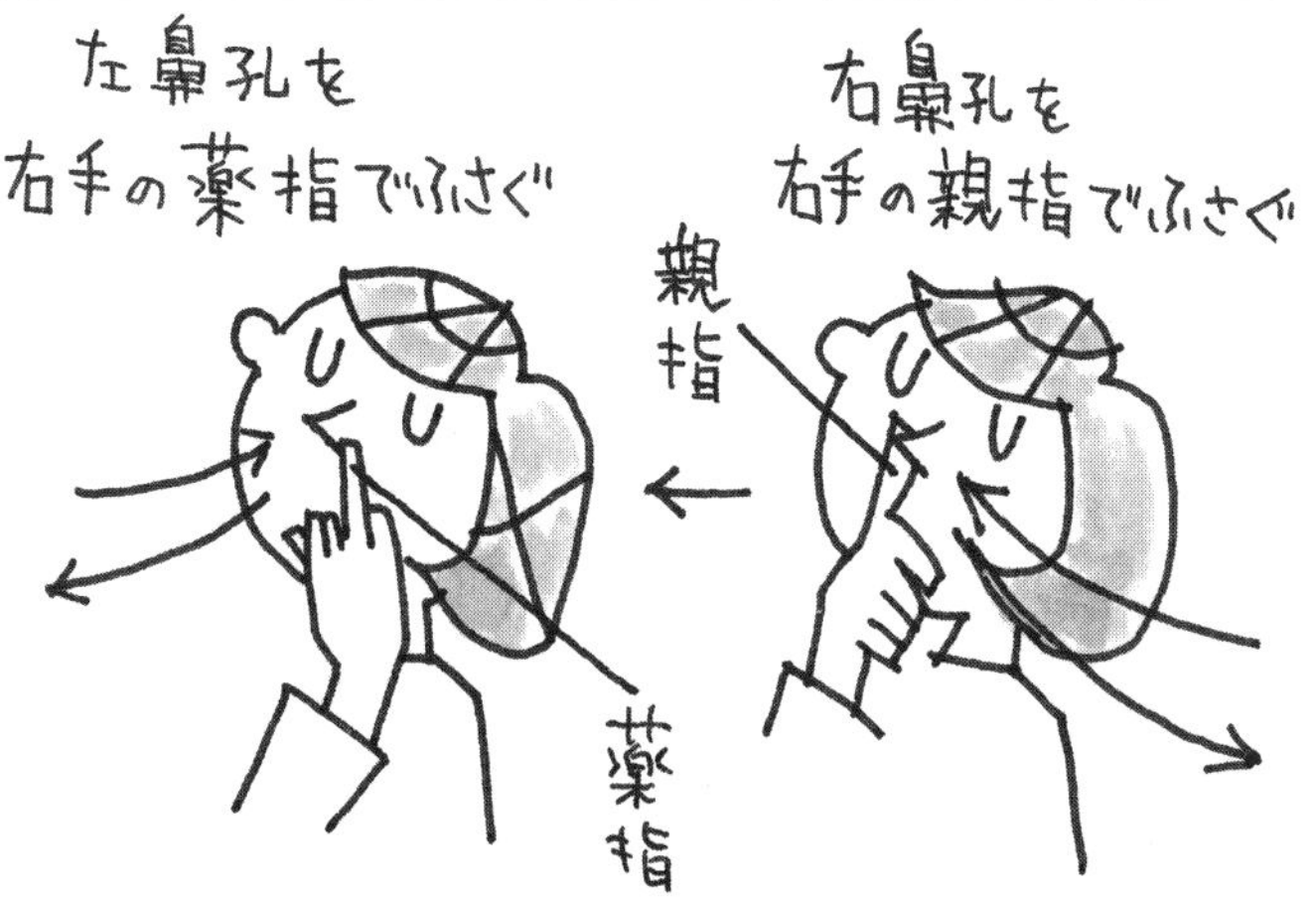

この呼吸法は、気道を浄化し、イライラや不安を解消する効果があります。安定と落ち着きが必要なヴァータ体質のバランス法として取り入れましょう。
右鼻孔を右手の親指でふさぎ左の鼻腔から息を吸い、止めた後、左鼻孔を右手の薬指でふさぎ右の鼻孔から息を吐きます。次に同じように右の鼻腔から息を吸い、止め、左の鼻腔から息を吐く。これでワンセットです。4、5セット行なうようにします。ヨーガでは、左の鼻腔からの息は月に関係し安定と落ち着きを、右の鼻腔からの息は太陽に関係し代謝や活動に関係すると考えられています。交互の鼻腔からの呼吸は、正反対の性質をバランスさせ神経系を整え、心を穏やかにする効果があります。ゆっくりと規則的に行ないます。

ファイアーです。お腹をすばやくへこませながら鼻から息を出し、吸うときはそのまま息が入るにまかせます。これをやや速めのリズムで50回ほど行なうとよいでしょう。

この呼吸を行なうと血圧が上昇するため、全身の循環が促されます。ただし、交感神経が優位になりすぎる危険性がありますので、10回程度でとどめるか軽快な感じで行なうとよいでしょう。高血圧の人などは気分が悪くなる場合もありますが、そのときは2〜3回行なうのみにして、ナーディー・ショーダナに移るのがよいでしょう。

調心——瞑想とマントラ（マインドフルネス）

調息の後は、瞑想や気功（静功）を行ないましょう。近年、「マインドフルネス」と呼ばれる心理的療法が世界的に普及してきました。これは、仏教の修行法からティック・ナット・ハン氏が創生した方法ですが、基本的にはヨーガの瞑想や気功の入静と同じものだと思われます。つまり、無判断ですべてを受け入れることで、心の静寂を体験する方法です。

自分の呼吸に意識を向けて、無心にな

ピッタ体質のための呼吸法——シータリー呼吸法

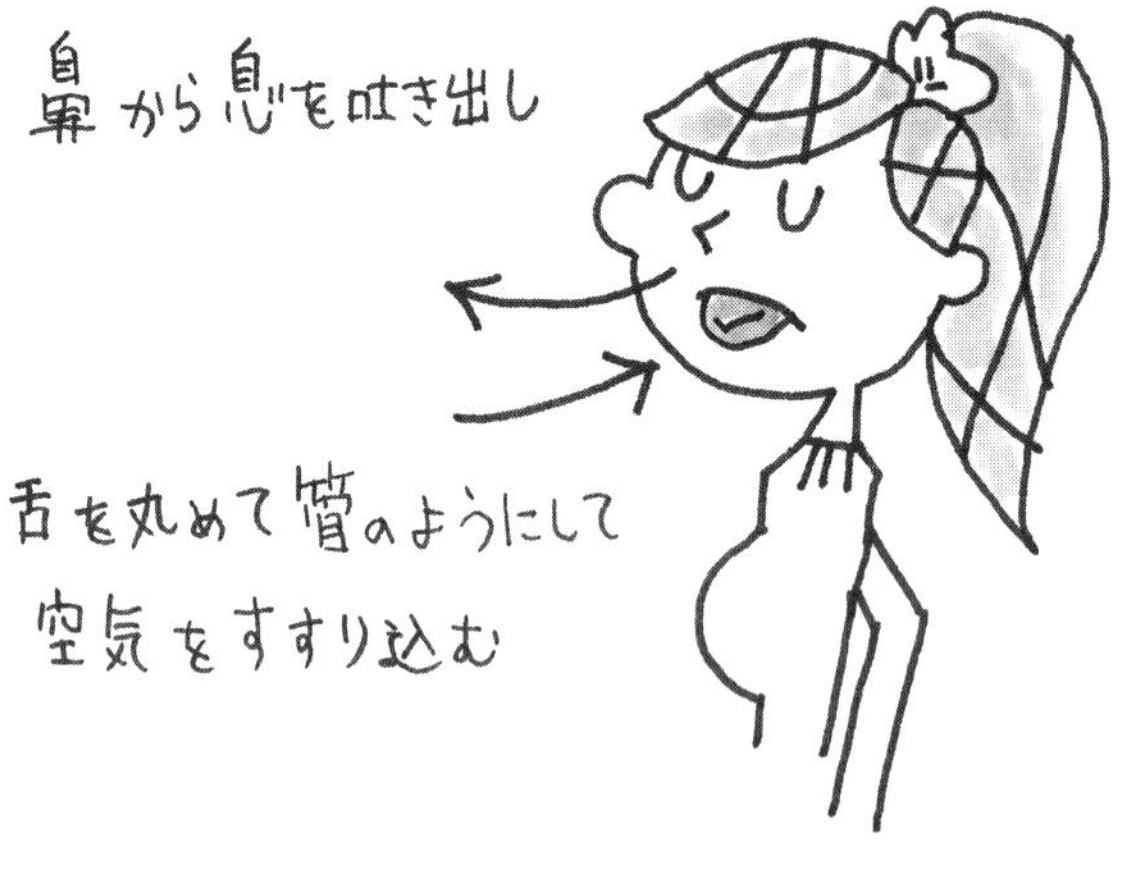

ピッタのバランスを整えるにはクールダウンが効果的です。冷たい空気を体内に取り入れることができるシータリー呼吸法を行ないます。
舌を管のように丸め、そこから冷たい空気を吸い込んで、しばらく息を止めます。その間、冷気が体内の熱くなっているところや必要な部分に行き渡っていくとイメージし、その後、鼻から熱風を吐き出すようにします。舌が管のように丸まらないときは、歯と歯との間から冷気を吸い込み鼻から吐き出すやり方でも効果は同じです。それを3、4回行なうと驚くほど気持ちも落ち着き、体内の熱が冷めていきます。この呼吸法には、のどの渇き、空腹感、イライラ感をバランスさせる効果もあります。

る瞑想法を1日3分ずつでもいいので実践してみましょう。瞑想によって、ストレスが緩和されたり認知機能が向上したりするという報告もあります。

アメリカでアーユルヴェーダを教えるディヴィッド・フローリー氏は、心を整えるときにマントラを唱えることをすすめています。そこでここからは、マントラ瞑想と呼ばれる方法をおすすめします。

これは、マントラの波動が生命の波動を調整するという理論によるものです。マントラとは、マン（心）のトラ（道具）という意味で、心の奥深い体験をするための道具です。心の中でマントラを唱えていると、マントラとマントラの間のギャップでは、マントラさえもない無心・静寂の状態（＝マインドフルネス）になってゆきます。重要なのはマントラではなく、マントラとマントラの間にあるギャップを体験することなのです。

マントラは、声を出して唱えても心の中で繰り返してもよいでしょう。一般的には、心のなかで繰り返す方法がより効果が高いといわれています。

ちなみに、主なマントラには表のよう

カパ体質のための呼吸法――カパラバーディ呼吸法

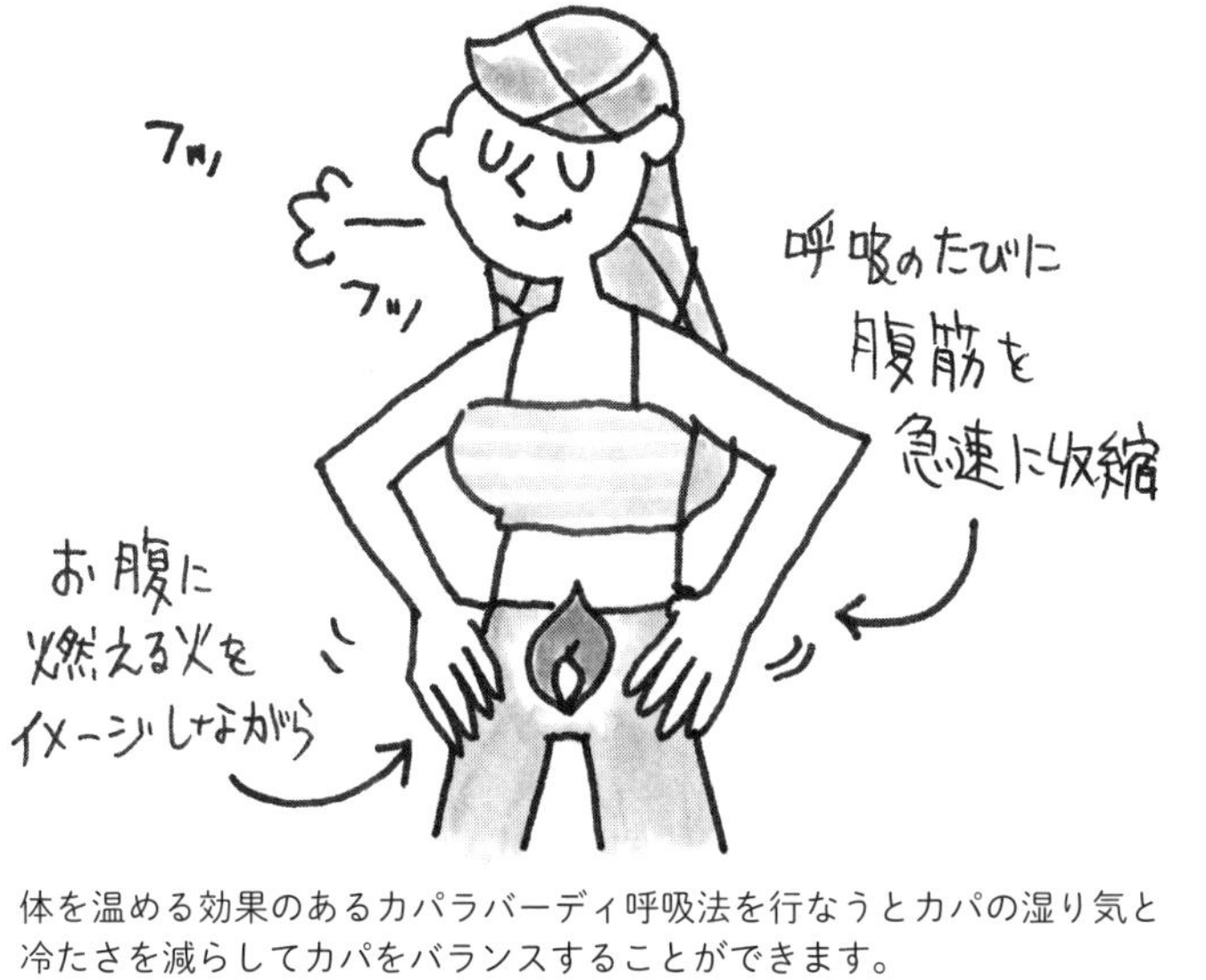
フッ
フッ
呼吸のたびに
腹筋を
急速に収縮
お腹に
燃える火を
イメージしながら

体を温める効果のあるカパラバーディ呼吸法を行なうとカパの湿り気と冷たさを減らしてカパをバランスすることができます。
この呼吸法は、腹筋を急速に収縮し、息を吐く瞬間に横隔膜を上に押し上げ、その反動で息を吸うときに横隔膜が下がり自然に息が入るという呼吸を繰り返し行なうもの。腹筋を使ってお腹を急速に凹ませることによって、おへそ下の丹田のツボ、パスティマルマ（カパをバランスするポイント）をフッフッとリズミカルに刺激します。この呼吸法によってカパが上手にコントロールされることで、代謝が上がり燃えやすい体作りにつながります。体調に応じて無理ないペースで30～100回くらい行ないます。

ヴァータ体質のための瞑想法――聴覚瞑想

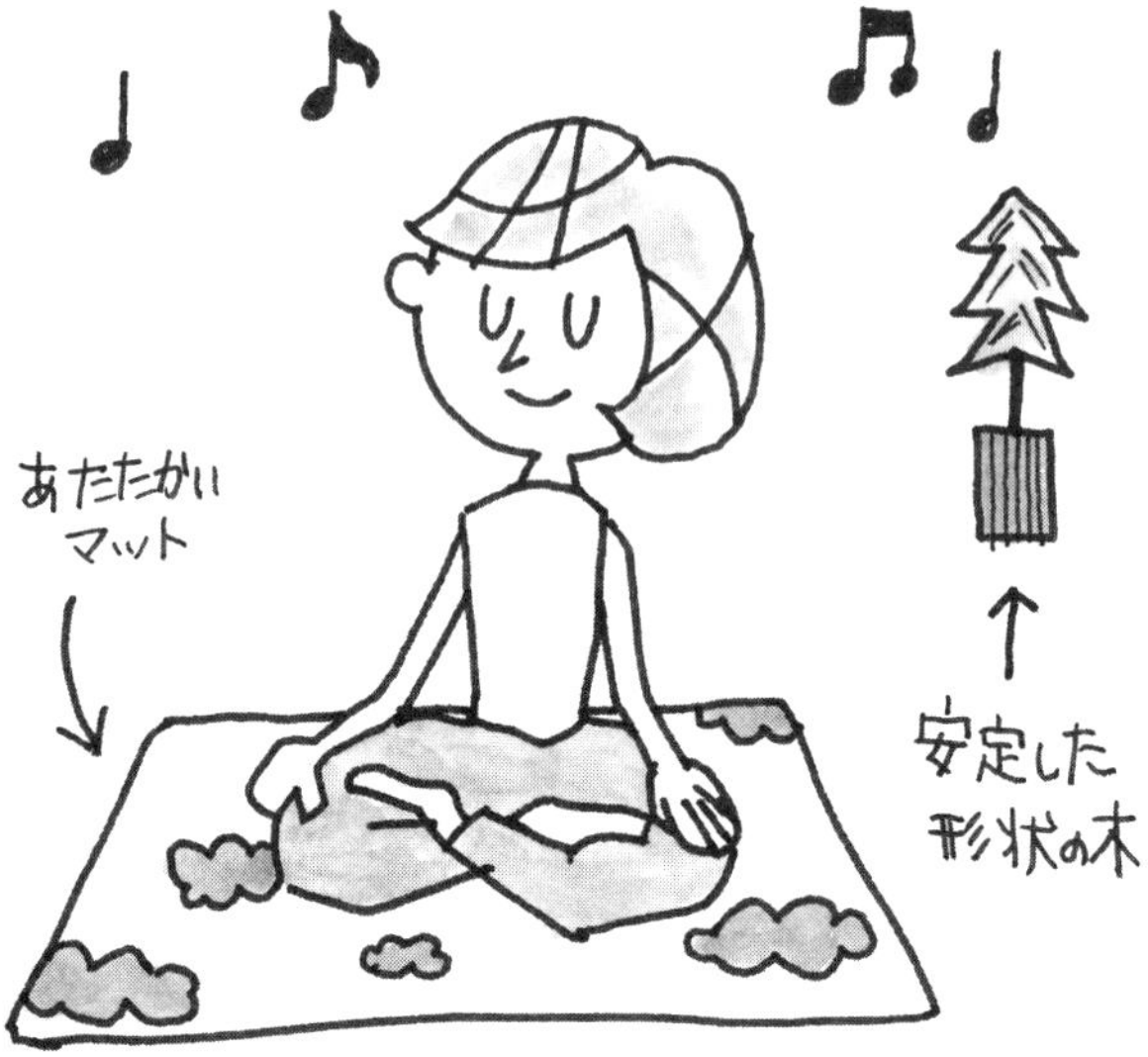

ヴァータは体も心も動く性質を持っています。ヴァータが増えている人ほどそのバランスを取りもどすには瞑想が有効です。ヴァータ体質特有の動きのある体と心には、それを休め鎮めるような瞑想がおすすめで、特に聴覚からリラックスを与えるようにすると効果的です。
マントラ（マントは心、トラは道具という意味）と呼ばれるパワーのあるキーワードを唱えて瞑想してみましょう。Hrim（フリーム）は浄化のマントラです。エネルギー、楽しさをもたらし、どのような浄化の過程も促す助けになります。姿勢を安定させてゆったりとして意味を考えずゆっくりとしたペースで心の中で唱えるようにしてみます。心にゆとりと安定が戻ってくることでしょう。
リラックスできる曲をバックミュージックにして、ただ座るだけでも、心が休まり純粋な静寂に触れることができるでしょう。

ピッタ体質のための瞑想法――視覚瞑想

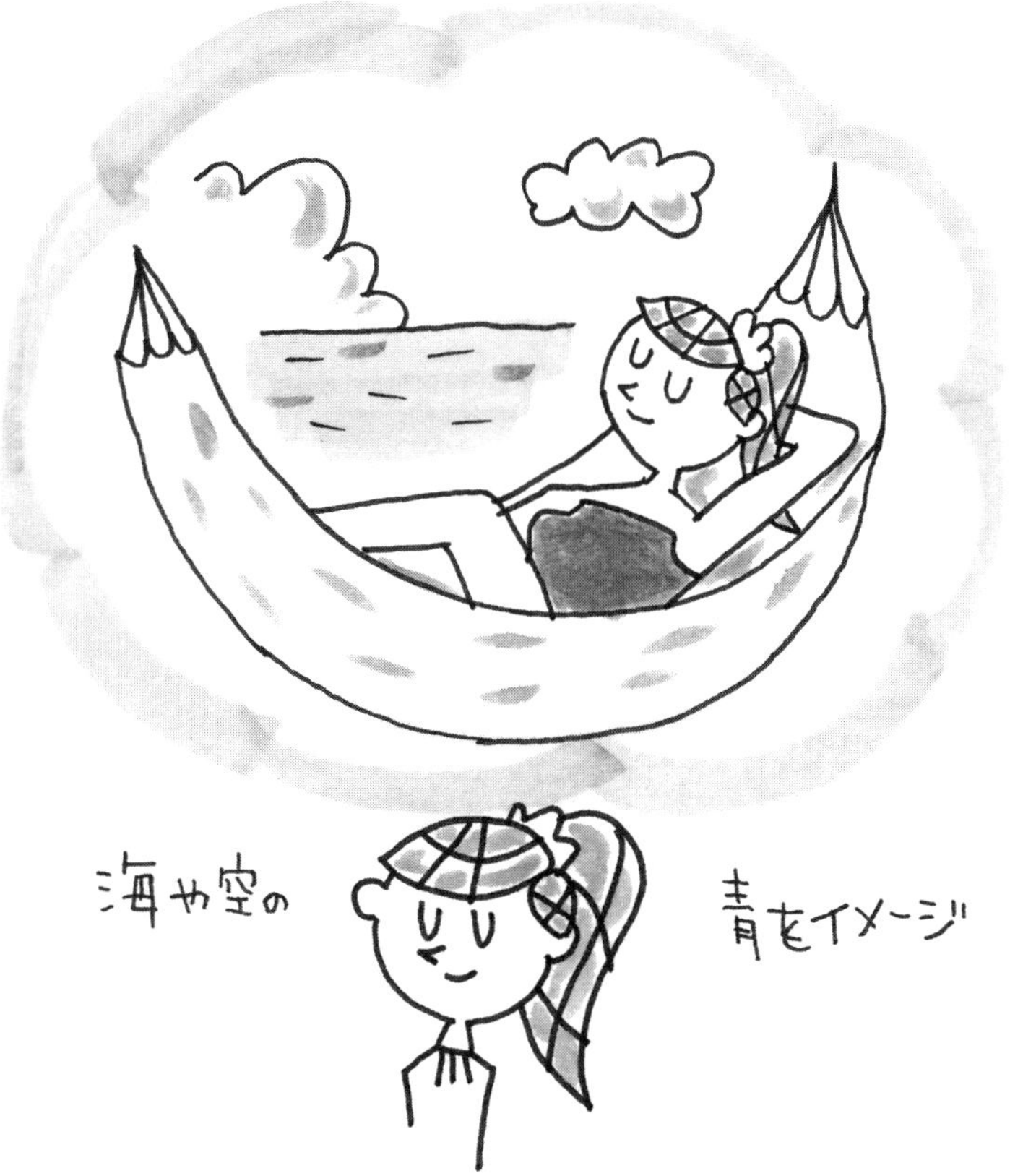

ピッタは体や心に熱や鋭さを持っています。そのため情熱的でシャープです。日頃からその熱や鋭さを増やすことを行なうと、イライラしたり不平不満が出たり、批判的になることがあります。

暑さをバランスするためにはブルーの色でクールダウンすると効果的です。瞑想にもカラー瞑想を取り入れてみましょう。

青い空や青い海をイメージしてみます。そこにハンモックをつるしてゆったりしている姿を想像してみましょう。日常の環境から離れて美しく限りなく深いブルーの海や空は心や体にゆとりと広がりを与えることでしょう。ピッタは美しいものを見たり想像したりすることでバランスしやすくなります。

カパ体質のための瞑想法——嗅覚瞑想

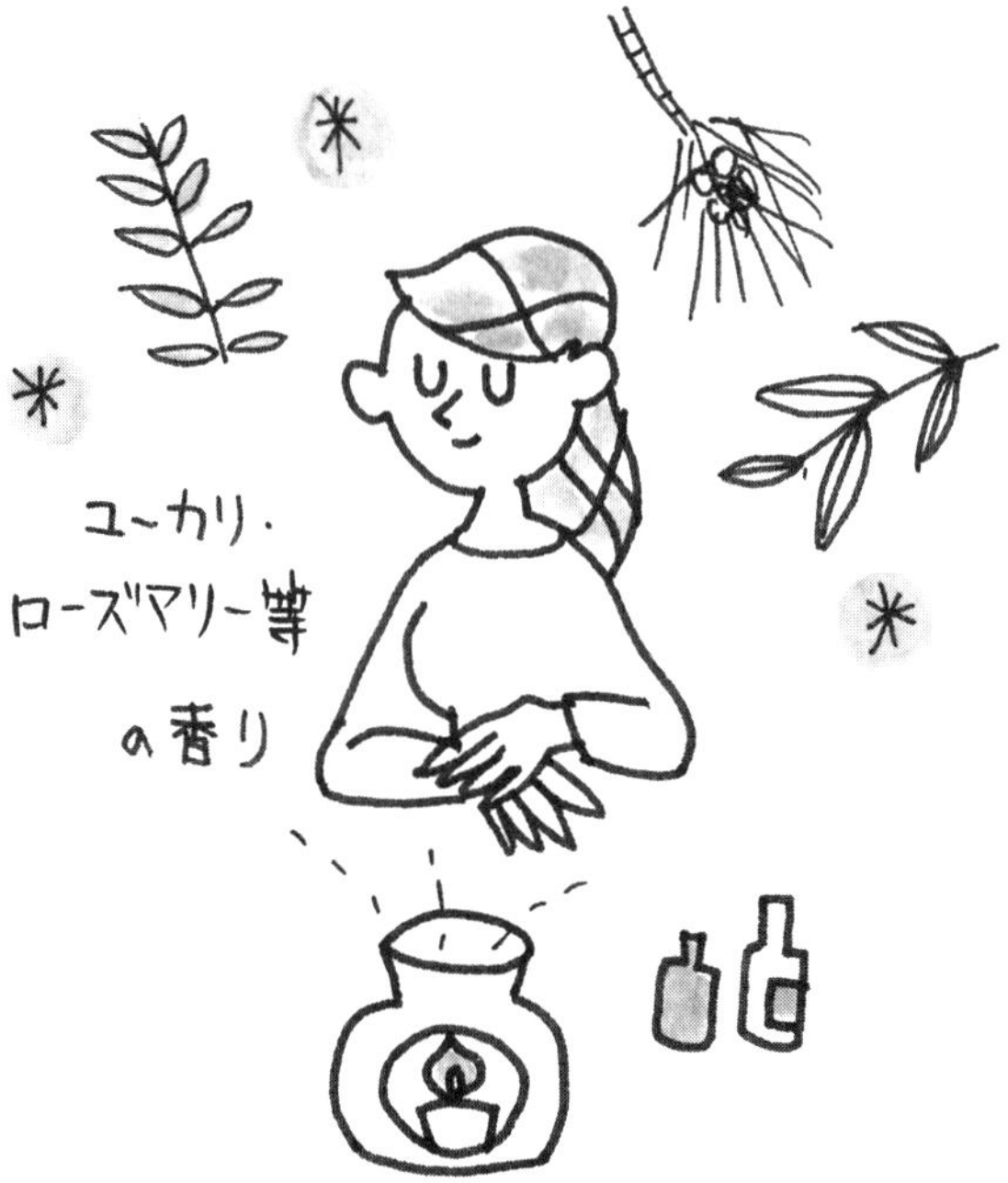

カパの質を持つ人が瞑想するときの、一番の敵は居眠りです。安定と重さの質のカパは瞑想すると眠くうとうとしてしまうことがよくあります。そんなカパにはスッキリ爽やかで温かく、スパイシーな香りや木やハーブの香り（ユーカリ、パイン、ローズマリー）などを室内に香らせて瞑想することがおすすめです。
瞑想は鼻腔から出入りする息づかいを意識して行ないます。息を吸うたびに爽やかなエネルギーが香りとともに体内に入ると、心もシャッキリしてきます。そして息を吐くたびに、重さやだるさ、眠気が体や心から出ていくとイメージしてみます。
頭と心がクリアになっていく自分を感じ取ってみましょう。

なものがあります。

朝食前に早足で散歩

『チャラカ・サンヒター』には、「運動は、消化の火を高め、精神的怠惰を取り除き、身体に強健さ・軽快さ・柔軟性を与える。身体的疲労・精神的疲労・口の渇き・暑さや寒さへの耐性をつける。運動をすることにより、最もよく健康を促進する」とあります。また、「毎日運動をしている人は、急激な老化のアタックを受けることがない」ともあります。

運動に適当な時間帯は、朝食前です。夕食によって高まったカパは、睡眠中は充分に活用されず身体組織内に蓄積されています。蓄積されたカパによって重さが生じるために、朝のけだるさが出るのです。カパを適度に消費するには、運動が最適で

●主なマントラ

マントラ	特徴	調整するドーシャ
オーム (OM)	最も重視されているマントラ。心を浄化し、スロータスを開いてオージャスを増やすほか、すべての物事と過程を活性化すると言われています。また、すべてのマントラは「オーム」ではじまり「オーム」で終わります。	ピッタ、カパ
シュリーム (SHRIM)	美容と健康、創造、繁栄をもたらします。月の性質（冷静さなど）を持ち、女性的な質を高めてオージャスを増やすと言われています。	ヴァータ
シューム (SHUM)	オージャスを増やします。	ピッタ
ラム (RAM)	大いなる力に守られ、自然の運行の力がスムーズになります。体力を強化し、静けさ、休息、平安を与えると言われ、ヴァータ異常による精神障害や不眠などに良いと言われています。	ヴァータ
フーム、ハム (HUM)	アグニを高める作用があります。また、癌に効果的だとも言われています。	ヴァータ、カパ
アイム (AIM)	集中力や思考力、理性を向上させ、会話を円滑にする力があります。また、精神・神経疾患にも効果的だと言われ、心には最も良いマントラだと伝えられています。	カパ
クリーム (KRIM)	活動能力を高めるマントラです。仕事の前などに唱えると、能率が上がると言われています。	ヴァータ、ピッタ、カパ
シャム (SHAM)	平安、静けさ、無執着、満足をもたらします。不眠などヴァータ異常の症状に効果的だと言われています。	ヴァータ、ピッタ
フリーム (HRIM)	浄化の過程を促すマントラです。エネルギーや楽しさをもたらすと言われています。	ヴァータ、カパ

しょう。

運動の方法としては、全身をバランスよく動かすものが理想的です。しっかりと手を振り足を動かして散歩するのもいいでしょう。その場合、ずっと同じ速さで歩くよりも、最初の3分間はゆっくりと～次の3分間は速足で……というように、強度のメリハリをつけるほうがよいということが、近年の研究ではわかってきました。目安としては1日8000歩を歩き、そのうち約20分間を速足にするとよいと言われています。

現代医学の研究によれば、運動中の心臓死が最も多いのは朝だといわれています。原因として考えられるのは、カパが増大して血液が重くなり動きにくくなっているため、心臓の負担が強くなってヴァータが乱れ、血管の閉塞などが起こるためです。ですから、朝から大きな負担をかけないようにするため、ジョギングなど負荷のかかるものではなく、散歩程度の軽い運動にするのがよいでしょう。

また、春と冬（初冬、厳冬）は、朝と夕に軽度から中度の運動をするのがおすすめです。運動量の目安は、体力の半分程度です。ハーハーと息が弾んできたとき、口渇を覚えたとき、額・鼻・腋下・背中に汗がうっすら出てきたときの状況を目安にしてください。

アーユルヴェーダでは、現代医学がすすめるのと同じく、最大酸素摂取量の60％程度の運動が適度であると考えています。心拍数は、安静時心拍数／分と最大心拍数（220マイナス年齢）の中間までの運動がよいとされています。

また、体質によってそれぞれ、適した運動には違いがあります。ヴァータ体質はダンスやサイクリング、散歩が向いているでしょう。ピッタ体質はスキー、登山、水泳、カパ体質はランニング、ウエイトトレーニングなどがよいでしょう。毎朝でも実践しやすい運動としては、ゆっくり歩行と速足を交互に行う散歩が一番おすすめです。

ショウガで食欲を高めてから朝食を

朝の散歩の後は、朝食をとりましょう。食前には、自分のおなかの状態を感じてください。

健康的に食事を摂るためには、食事の前に短時間の静寂を楽しむことが効果的です。また、食前の祈りもいいでしょう。不自由せずに食事をとれること、食事を作ってくれた人や食物を育ててくれた人、自然への感謝を込めて、「いただきます」などの言葉を口にします。

食事の際にはまず、アグニを高めるためにショウガのスライス2、3枚に、塩とレモンの汁をかけてかじってください。あるいは少量のお湯にショウガの絞り汁とハチミツ大さじ1杯を混ぜ、レモンやライムの絞り汁、コショウ、クミンなどをかけて飲みます。

時間があれば、ショウガ湯を作って飲むとよいでしょう。これらによってアグニが燃え立ち、食欲が湧き起こってくるはずです。

カパの増大が強いときは、レモンやライムは少なめにして、ショウガとハチミツを混ぜます。ヴァータが増大ぎみのときは、ハチミツを多めにしてレモンを加えます。ショウガがはいっている処方をとると、さらにピッタが乱れて鼻血が出たり、胃の調子が悪くなったりする人もいます。その場合は、ライムを多く加えるか、コリアンダーやクミン、フェンネルなどの粉を少量のお湯に入れて飲んでもよいでしょう。

このようにアグニを高める処方をとっても食欲が起こらないときは、食事を抜くのがよいでしょう。特にカパの人は、朝を白湯のみで過ごすこともおすすめです。ヴァータやピッタの人は、食事を抜くとふらふらしたり、怒りっぽくなることがあります。食欲がないときは、温かい牛乳または豆乳を180mlに、ドライジンジャーとターメリックを小さじ1／4加えて飲むとよいでしょう。

食欲が十分にある人の場合は、温かい

食前の言葉

インドには、食前に唱えるマントラがある。「オーム アンナ プールネ サダー プールネ シャンカラ プラーナ ウッラベ ニャーニャ ヴァイラギャ シディヤルタン ビクシャーン デヒー チャパールバティ」（尽きることなく、満ちている食物を与えてくださるパールヴァティ女神。智恵と冷静さを得るための食物をくださる。私たちはあなたから食物をいただきます）。

3 ねじりのポーズ

アルダ・マッチェンドラ・アーサナ

左足を伸ばして左膝の外側に曲げた右足を置きます。右膝に左肘をあて、息を吐きながら左側に上体をねじってみましょう。体の硬いところを気持ちよく刺激をしてみましょう。反対側も同様に。

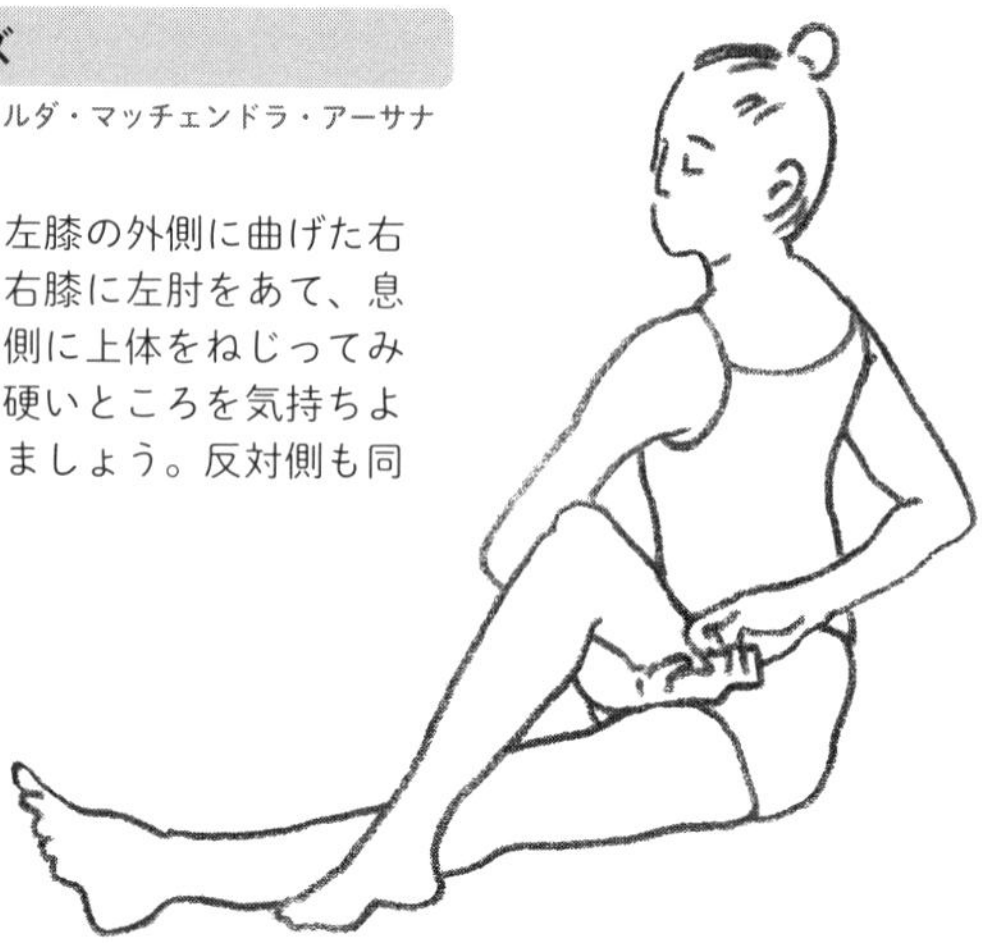

4 魚のポーズ

マツヤ・アーサナ

あお向けで寝た姿勢から両肘で床を押すようにして、頭のてっぺんを床につけお尻のほうに近づけるようにしてのどを伸ばし、お腹も胸も開きます。胸を開くと心も前向きに。

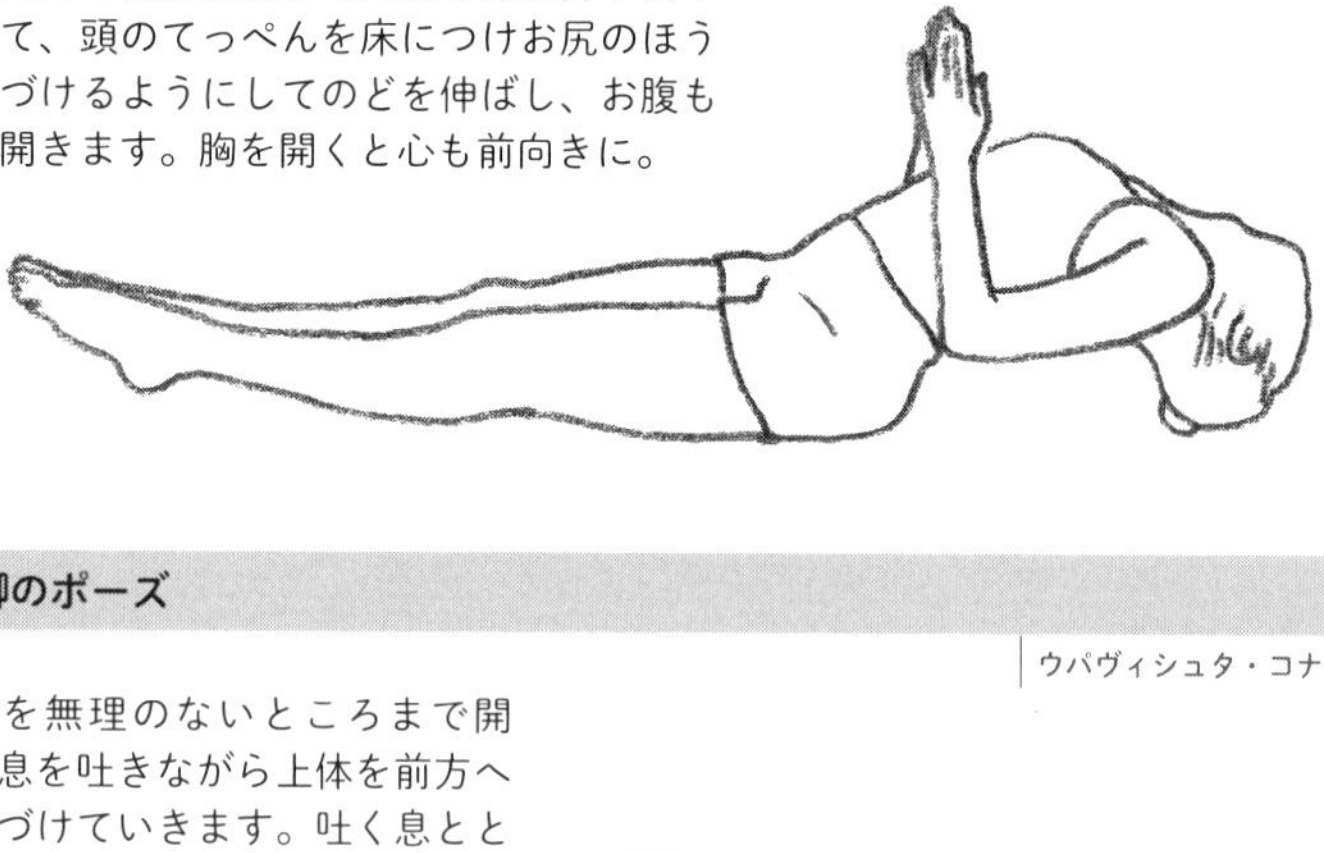

5 開脚のポーズ

ウパヴィシュタ・コナーサナ

両足を無理のないところまで開き、息を吐きながら上体を前方へと近づけていきます。吐く息とともに、緊張や力み、痛みを感じるところからそれらを吐き出すような気持ちで行ないましょう。

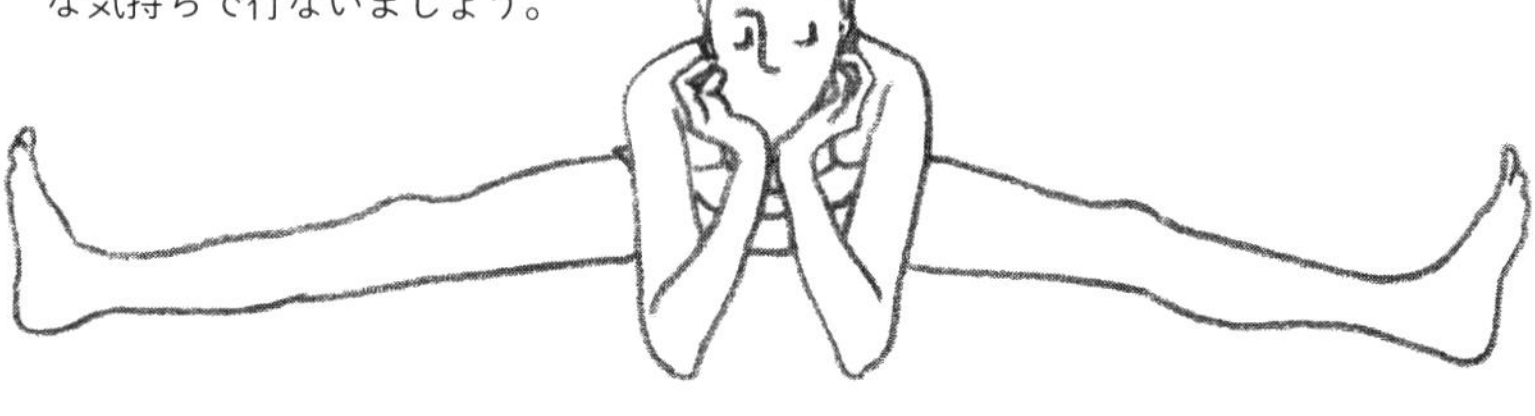

朝のヨーガで体をほぐしましょう

起きたら熱めのお風呂に入ってカパを溶かし、体温が平常に戻ったらヨーガを行ないましょう。ヨーガのアーサナ（ポーズ）は運動とは別のものです。運動は筋肉を強めますが、ヨーガは内臓器官を活性化します。すてきな１日は毎朝の過ごし方から始まります。まずは正座をして今の心と体に耳を傾けてみましょう。

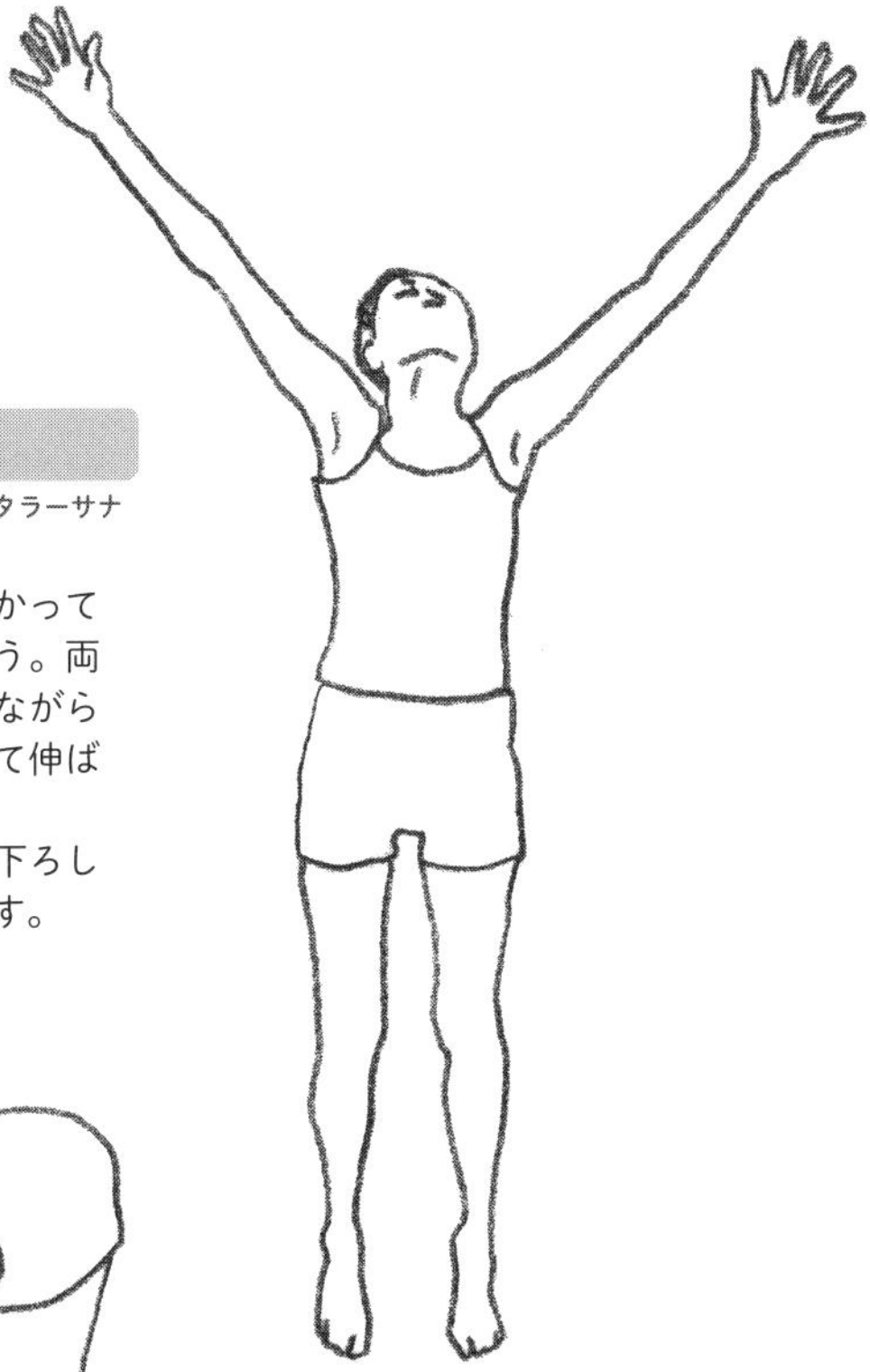

1 椰子の木のポーズ

タラーサナ

大地の栄養を吸い上げ青い空に向かって伸びる椰《や》子《し》の木になってみましょう。両足を腰幅に開いて立ち、息を吸いながらつま先立ちをして両手を天に向けて伸ばしていきます。

次に吐く息とともに両手を体側に下ろしていきます。踵《かかと》も同時に下ろします。

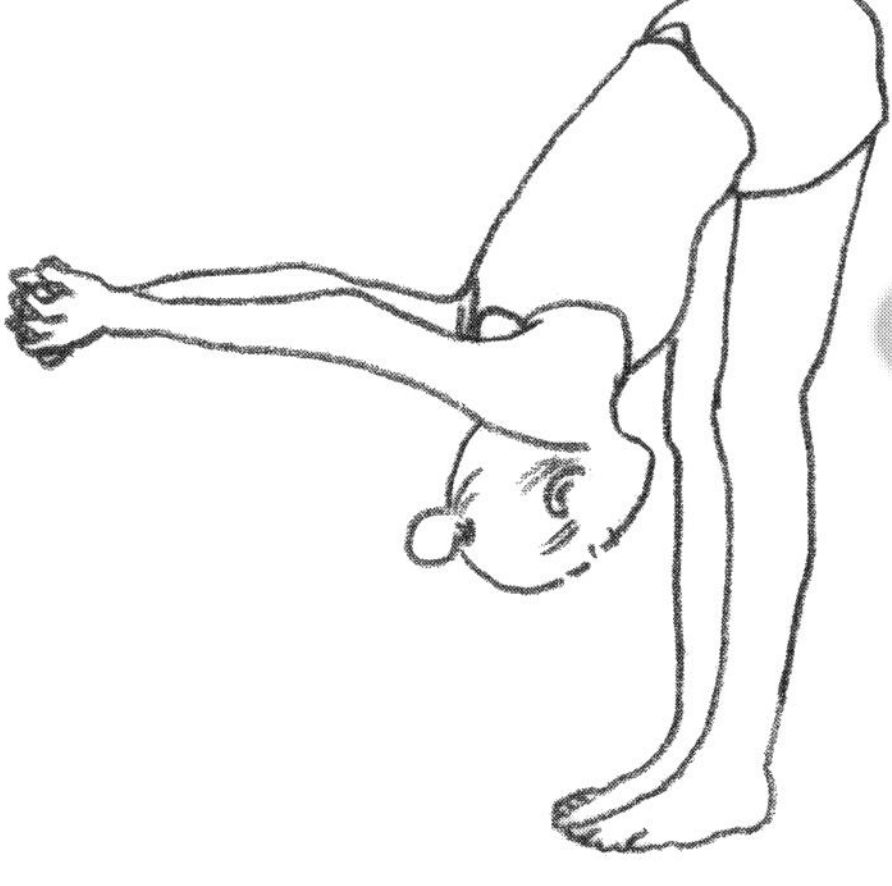

2 指を組んだおじぎのポーズ

ウッターナ・アーサナ

両足をそろえて立ちます。指を組んで上体と一緒に腕を足のほうに伸ばし下ろしていきます。無理をせず、ゆっくり膝の裏も伸ばしていきましょう。さらに胸を広げて肩甲骨と肩甲骨を近づけるようにして硬くなっている肩を回すように行ないます。

和食（ご飯、みそ汁、魚、種々の海藻、少量の果物など）を、１口30回以上噛んで消化を促すことをおすすめします。

日本ではパン食も普及していますが、21世紀に入って遺伝子組み換えの小麦などが増えたため、小麦に含まれるグルテンが消化しにくくなっています。そのため、アーマが発生したり腸内細菌叢が乱れたりして、アレルギー反応が惹起されるとして問題視されているのです。また、牛乳も食物アレルギーの要因として知られているため、小麦や牛乳をあまり使わない和食を選ぶことがよいと考えられます。このことは、日本人の寿命が世界的にも誇れる状況であることからも言えるでしょう。

朝のヨーガでやる気を出す

仕事などをはじめる前から疲労感がある人は、朝食によってカパが増大しすぎていたり、睡眠時間が不足してヴァータが乱れていたりすることが考えられます。

そんなときは、ヨーガを行ないましょう。また、ヨーガに加えて三段式呼吸を行なうのもおすすめです（１９２頁参照）。このような呼吸を２～３回繰り返してみてください。ゆっくりと吐くことでリラックスでき、疲労感が緩和できるでしょう。

昼の過ごし方

朝や夜と比べて昼は、消化の火が強くなる時間帯です。日本では夕食の量を多くしがちですが、夕食よりも昼食の量を多くしたほうが消化によいでしょう（ただし、昼食を摂りすぎると午後に眠くなり、未消化物であるアーマを生むことになるので要注意です）。

昼食の時間がきたからといって習慣的に食事をするのではなく、まずは自分の体に聞いてみてください。いま、お腹がすいているでしょうか？　お腹がすいていないのであれば、アーマの蓄積があるか、ドーシャのアンバランスによってアグニが乱れていると考えられます。そんなときは、軽くて消化のよい昼食にしたり、白湯やスープなどで済ませるのもよいでしょう。

一般的には太陽と同じで、昼間のアグニは1日のうちで最も高くなります。ただ、それに乗じて食べ過ぎないように注意してください。場合によっては、昼食を抜き、遅めの朝食と早めの夕食の2食を習慣にするのもよいでしょう。

午後の活動の前にリラックス

食後は、すぐに仕事や運動などをするのではなく、体内で消化が進んでいる感覚を見届けてからにしましょう。満足感や幸福感、体の軽さがあるでしょうか。満腹で体が重くなるまで食べると、アーマを溜めるもとになりますので、控えめにしたほうがいいでしょう。

食後にコーヒーを飲むと消化を阻害するといわれていますので、ハーブティーのほうがおすすめです。昼間にはピッタが増えやすくなりますので、ピッタのバランスを整えるコリアンダーやシナモンのティーがいいでしょう。ただしカパ体質の場合は、アメリカンなどを1日3杯程度までであればおすすめできます。

仕事などにとりかかる前には、椅子に座って自分の体を観察してみてください。コリがあれば、一度伸びをします。両手を後頭部で合わせて左右の脇を反らし、大きく吸いながら胸をはります。その後、息を吐きながら背中を丸めましょう。両手を下ろしてもとの姿勢にもどり、三段式呼吸を行ないましょう。2〜3回繰り返してみてください。

そのほか、昼間の仕事の能率を高めるためには、座ったままで15分間程度の仮眠をするとよいとも言われています。完全に横になるとカパを増やしてだるさを悪化させますが、椅子に座ってウトウトとすることで、脳の疲労がとれることも知られ

●昼間の仮眠のとり方

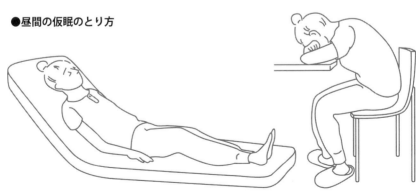

ています。仮眠をとっていた高校生は成績が上昇したという報告もあります。

企業によっては、室内を暗くして横臥の昼寝をするところもあると言いますが、アーユルヴェーダでは、半坐位（リクライニングシートに横たわった姿勢）で瞑想姿勢がよいと思われます。もしくは、イスに座って机にうつ伏せる姿勢でも構いません。

昼寝と間食のとり方

15時頃になるとヴァータが増大するため、休息と甘いものがほしくなります。しかし、昼寝も間食も、アーユルヴェーダでは推奨していません。

まず、昼寝はカパを増加させるといわれています。そのため、糖尿病や皮膚病、頭痛などの原因になると考えられ、アーユルヴェーダでは禁じています。ただし、椅子に座った状態での仮眠であれば、前述のようにカパを増加させることがなく、むしろ疲労が取れるのでおすすめです。

また、例外的に、猛暑のときなどには積極的に昼寝をすすめています。そのほか、老人や女性、小児、虚弱者、長期旅行の後の人、けがをしている人には昼寝がおすすめです。これは、ヴァータの増大によって体力が低下しているときには、横臥や半座位の昼寝によって疲労を回復できるからです。

そして日中は、甘いものを食べたくなっても、基本的には控えたほうがよいでしょう。アグニの負担となり、カパが増大するためです。

間食をしたくなったらまず、目を閉じて自分の体にたずねてみてください。それでもほしい場合は、たとえばイモなどの自然食にするとよいでしょう。砂糖を摂取するとヴァータは鎮静化しますが、カパが増大しすぎる危険性があるからです。イモを丸ごと食べたり、甘草などの甘いハーブティーや白湯を飲んだりすると、甘味や温かさによってヴァータが適度に鎮められます。甘いものの代わりに塩味のものを摂れば、ヴァータが鎮まることもあります。

ヨーガで気分一新、心と体を活性化

肩こりや目の疲労が気になるとき、リフレッシュしたい気分のときには、ヨーガをするとよいでしょう。座ったままで気軽にできるヨーガがあります（208頁参照）。

調息と調心

体を調えたあとは、息を調えます。ゆっくりと目を閉じ、息を吐き出したら三段式呼吸をしてみましょう。

その後はさらに、心を調えます。楽な姿勢で座り直し、両手はももの上に置いて手のひらを上向きにします。親指と人差し指で輪を作ってもよいでしょう。親指は大宇宙、人差し指は小宇宙である自分自身を示しています。瞑想をすることは、それらの間にプラグを差し込むことになるのです。

その状態で自分の呼吸の出入りをしばらく眺めたら、続いて調心法（瞑想）を行ないます。具体的には、①集中瞑想、②ボディスキャンニング、③観察瞑想（アナパーナサティ）などを行なうとよいでしょう。こうした瞑想は、それぞれ20分間ほど行なうのが理想的ですが、難しいときは短時間でもよいので行なってみてください。

集中瞑想は、マントラ瞑想を行なうとよいでしょう。無判断、無邪気、無拘束でひとつのキーワードに集中します。ボディスキャンニングでは、自身の体の一か所一か所に順々に意識を持っていきます。その部分を意識しながら、痛みや感覚をただ眺めることを行なうのです。観察瞑想では、目を閉じて周囲の環境などをイメージし、無判断の状態で観察します。いずれも、無判断の状態であるがままを受け入れることが大切だと言われています。

瞑想の後は、両手で拳を作ってギューッと伸びをしてから目を開けます。瞑想によってだるさが出てしまった

親指と人差し指で作る輪
ヨーガではチンムダラーと呼ばれる。

アナパーナサティ
吐く息（パーナ）と吸う息（アーナー）を守意する（サティ）という意味。

昼休みのポーズ

椅子で行なうチェア・ヨーガにトライ

頭が疲れていたり、能率が落ちてきたと感じたときのおすすめポーズ。刺激を受けたところにエネルギーが送られて元気が戻ってくるイメージで、ちょっとした時間を使って行なってみましょう。肩こりや目の疲労が強い人もぜひ試してみてください。午後の仕事の能率もグンと上がることでしょう。

1 椅子で反るポーズ

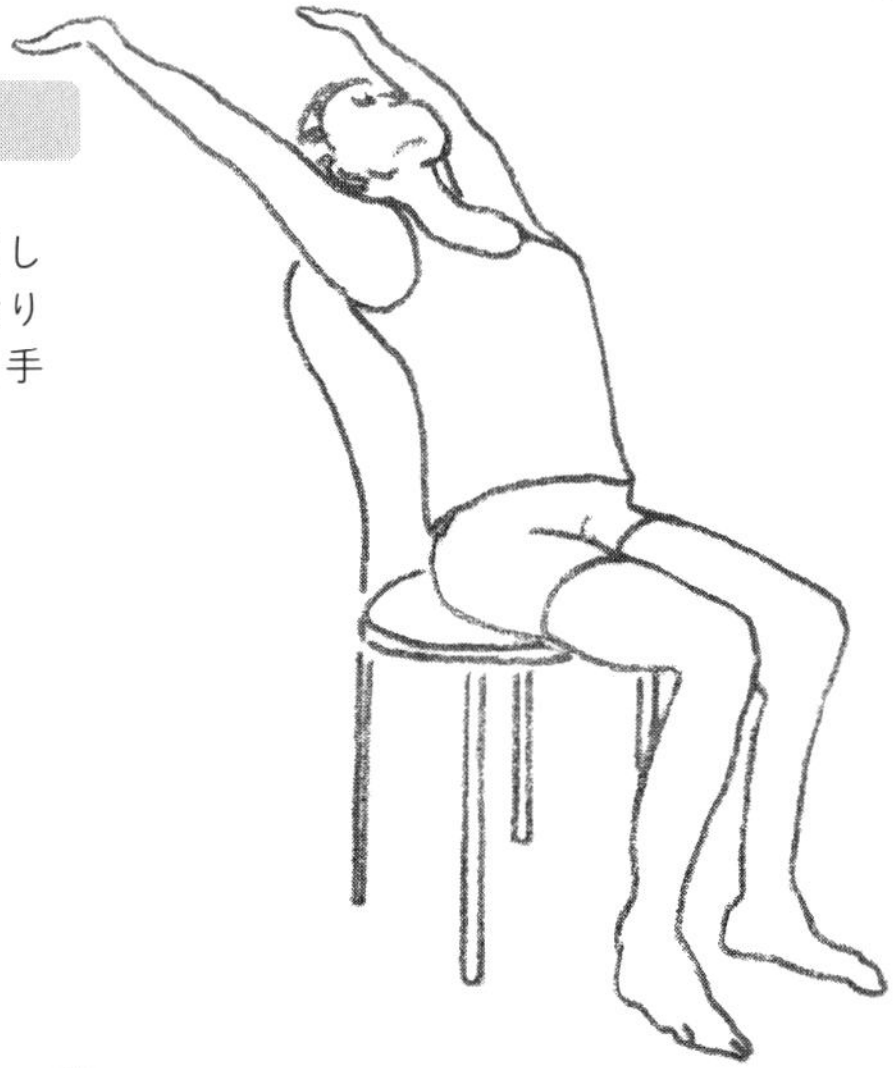

椅子に浅めに座って背もたれを利用して行ないます。仕事中に前屈みになりがちな姿勢を正すように気持ちよく手を上げ、上体を反らせましょう。

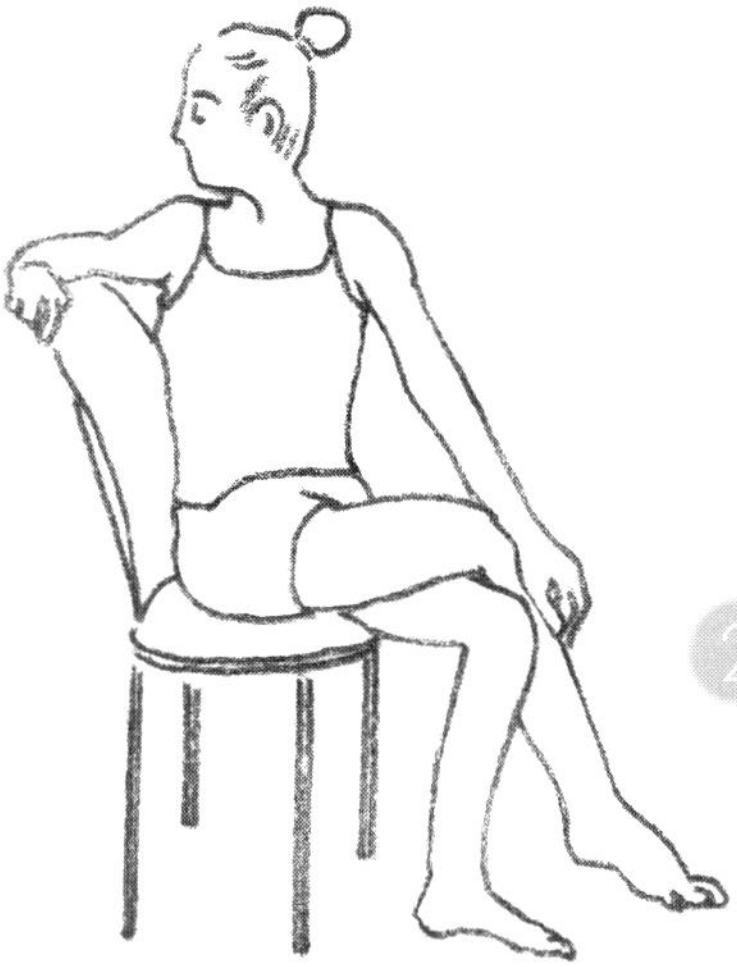

2 ねじりのポーズ

右足を組んで左手を右膝にあて、右手を背もたれに置き、十分にねじっていきましょう。背もたれを上手に使うと、椅子ならではのねじりを味わうことができます。

3 目のストレッチ

顔を動かさないようにして、目だけを左右、上下、斜め、時計回り、反時計回りにゆっくり回していきます。その後、両手のひらを丸めてカップのようにして目を覆い、リラックスさせます。

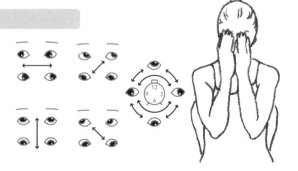

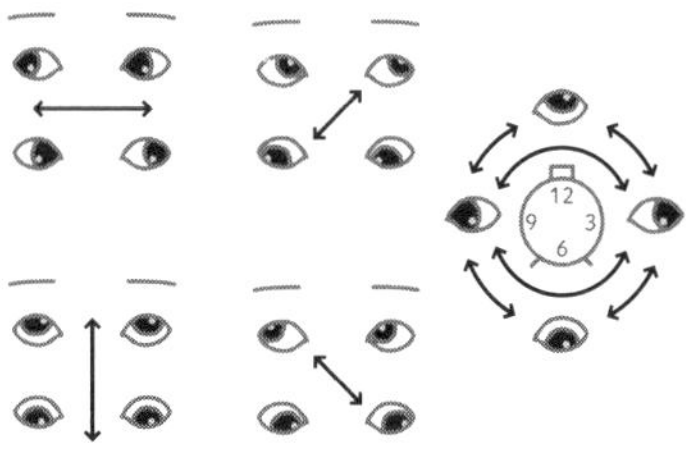

人は、ブレス・オブ・ファイアー（193頁参照）を2～3分間行なうとよいでしょう。

夕方の過ごし方

三段式呼吸と入浴

まずは、1日の活動でたまった心身の疲れや老廃物をとり除くようなイメージで、息を吐き出しましょう。三段式呼吸を行なうとよいでしょう。三段式呼吸は、まずはおなかを満たすように息を吸い込み、続いて胸、肩まで吸い込みます。無理のない程度に息をとめたら、ゆっくりと吐きだします。まずは肺の上部まで満たした息を吐き出し、続いて、胸、おなかの息を吐きます。一連の呼吸を5回くらい繰り返しましょう。さらに、心を調えます（192頁参照）。

帰宅後は、入浴かシャワーで体の汚れをきれいにしましょう。寝る前でも構いませんが、夕食前のほうがよいでしょう。

入浴後のヨーガ

入浴後には少し体を冷まして、調身・調息・調心を行ないます。床でゆったりと体を伸ばし、ヨーガのアーサナなどを

●瞑想の方法

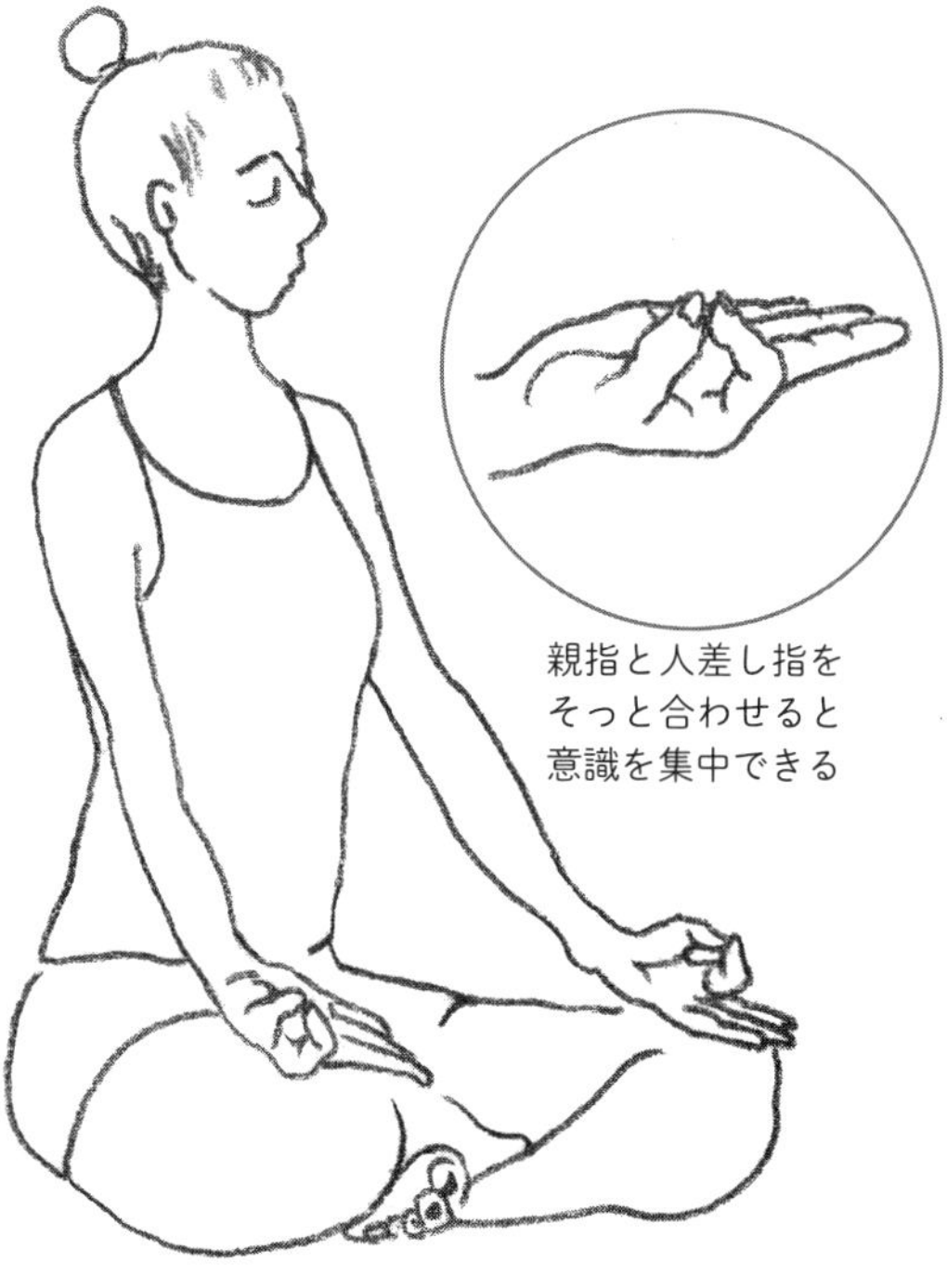

親指と人差し指をそっと合わせると意識を集中できる

ブレス・オブ・ファイアー　炎の呼吸法とも呼ばれる。腹筋が鍛えられて内臓のマッサージになるほか、鼻の通りがよくなって多くの酸素を取り込んだり、体内の毒素の排出を促したりする作用がある。

行なってください。激しい動きやポーズは、ヴァータを乱すので控えましょう。朝のヨーガと同じものを行なっても構いません。瞑想は、朝よりも長めに行なうとよいでしょう。

ヨーガには「つなぐ」という意味があります。ひとりで行なってもいいのですが、家族あるいはパートナーと一緒に行ないながら、くつろぎの時間を過ごすとよいでしょう。体が硬い人は相手に手伝ってもらえば、よりしっかりとストレッチ効果を得られるでしょう。

早い時間帯に少量の夕食を

夕食時にアグニが弱っているようであれば、ショウガの処方が最適です。生のショウガをスライスして食べるほか、湯がいたショウガをスライスして食べるのも、体が冷えている人にはよいでしょう。ショウガは、加熱することでショーガオールという循環促進成分が増加するためです。ヴァータとカパが乱れている人は、食前酒として梅酒や赤ワインを少

2人のヨーガ

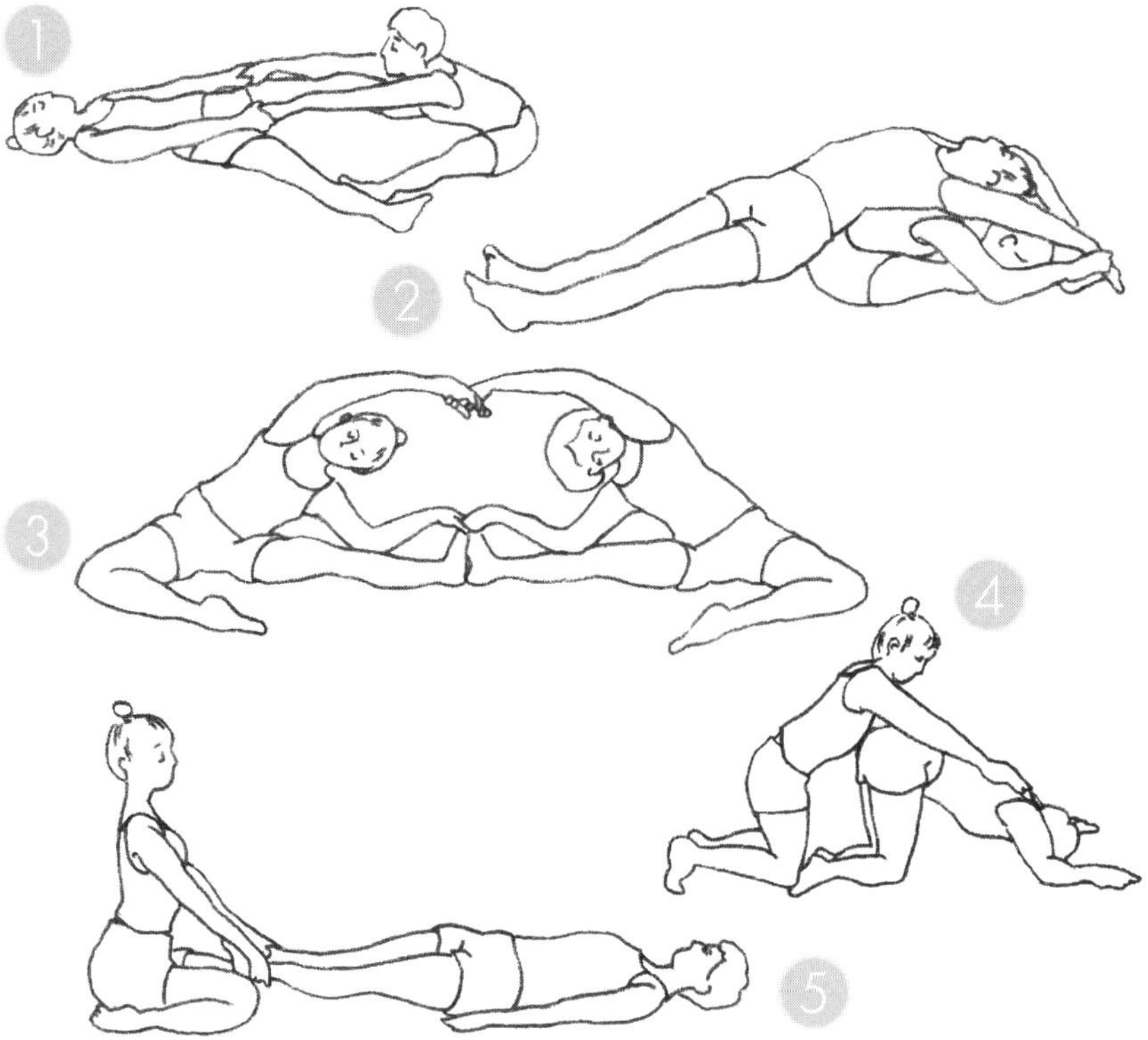

量とれば、アグニを高められるでしょう。

日本の習慣では、遅い時間に夕食をたくさん食べることが多いのですが、アーユルヴェーダでは日没3時間以内（18～21時）に軽めの食事をとることをすすめています。アグニが弱くなる夕方以降は、日中のような活動よりむしろ、休息に向かう時間帯のためアーマ（未消化物）を作りやすいのです。

夕食では、油分の多い揚げ物やヨーグルトなどは避けてください。そうすれば、翌朝の体の軽さを実感できることでしょう。食養生のうち、もっとも効果が高くて簡単なのは、夕食を軽くすることです。肥満や糖尿病の場合は特に、主食を控えておかずだけを摂取するよう指導することもあります。

1日1食主義で夕食だけをたっぷり食べる場合もありますが、摂食回数が少ないとかえって肥満になったりすることも知られていますので要注意です。

夕食後の散歩

夕食後1時間ほど経てば、15分程度の散歩をするとよいでしょう。これは、アグニを活性化させて、就寝までに消化を完了させることを目的としています。貝原益軒は『養生訓』のなかで、夕食後に百歩歩くことをすすめています。

食事の後、特に20時以降は、熱めの白湯かハーブティー以外は口にしないほうがよいでしょう。夜間にはアグニが低下しています。食べずに過ごせば、未消化物の生成を減らすことができるのです。

おなかが空きすぎて眠れない場合は、ヴァータやピッタが増大していることが考えられます。コップ2／3程度の温かい牛乳にショウガを少々入れ、ギーを小さじ1杯弱加えて飲むとよいでしょう。牛乳の代わりに、温めた豆乳を使い、ギーやシナモン、ウコンなどを加えて飲んでもよいでしょう。

夕食後に入浴をする場合は、2時間以上経ってからにしましょう。これは、入

3 ガス抜きのポーズ

パヴァナ・ムクタ・アーサナ

両膝を胸のほうに両手で近づけ、自然呼吸で気持ちよくポーズを保ってみます。背中や腰が心地よく伸び、お腹が温まりリラックスするのを感じとってみましょう。

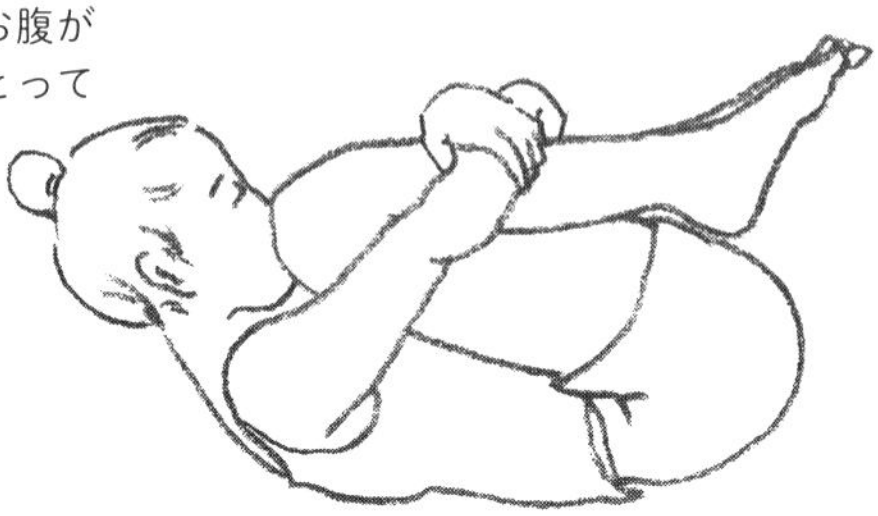

4 背中立ちのポーズ

ヴィパリタカラニー・ムドラー

両足を伸ばして寝ます。その足をそろえて床に対して 90 度まで上げた後、はずみや反動をできるだけ使わずに足を天井の方向に上げ、最終のポーズは体全体でひらがなのくの字になるように保ちます。甲状腺を刺激し、体のむくみを取ってくれるポーズです。このまま 1〜3 分くらい保ってみましょう。

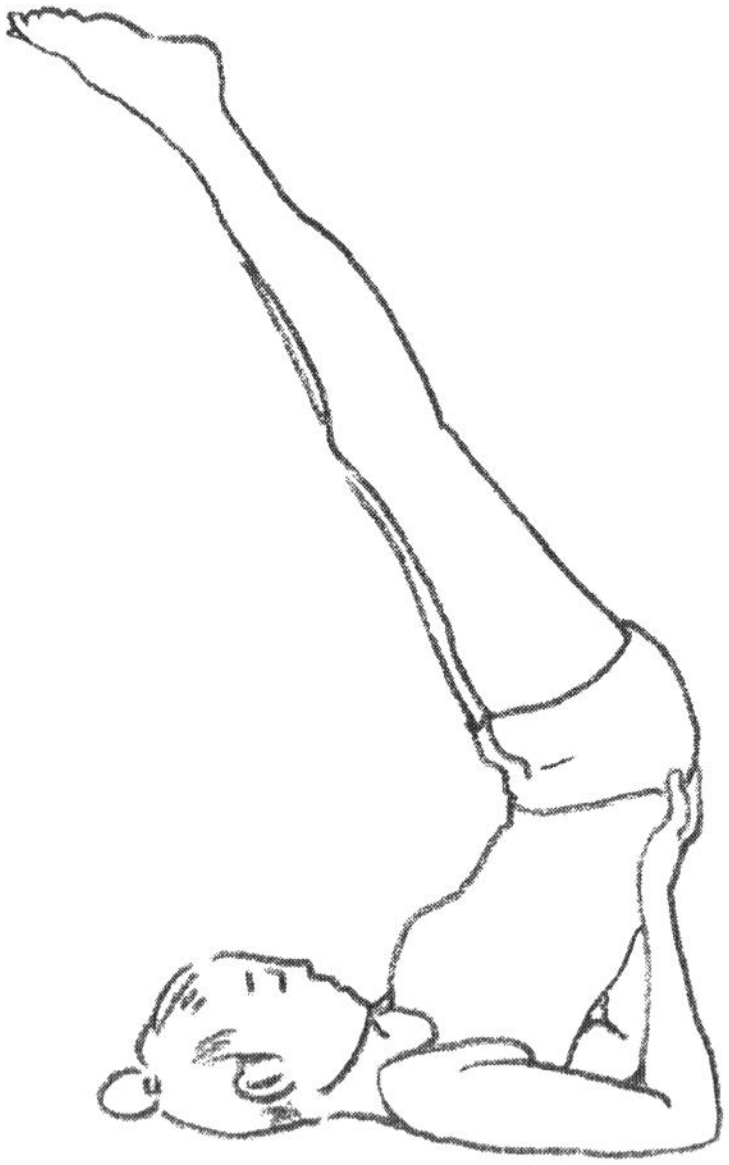

5 背中を伸ばすポーズ

パシチモッターナ・アーサナ

伸ばした両足の方向にお腹、胸、顔の順番に近づけるようにして、膝の後ろ、もも、腰、背中を、くまなく十分に伸ばしていくようにします。自然呼吸でしばらくポーズを保ちます。体の緊張やつっぱりをゆるめる気持ちで行なってみましょう。

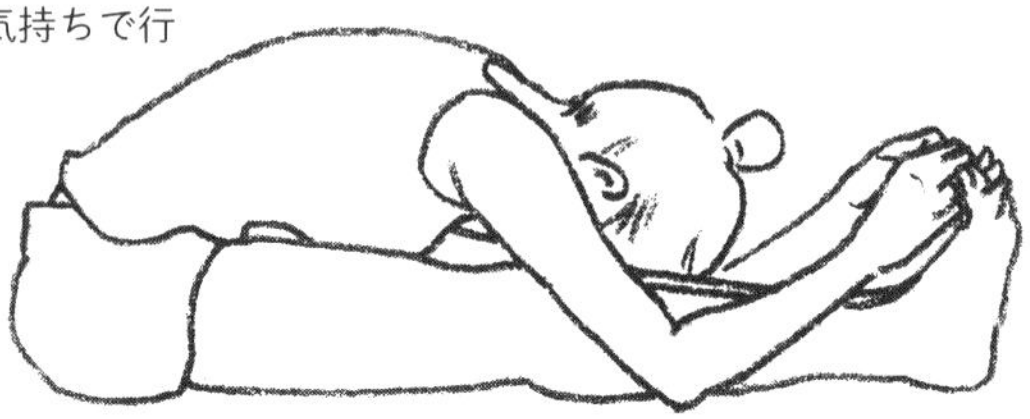

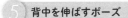

夜のポーズ

カパを生かすポーズが安眠を誘います

午後の 6 時から 10 時までは、カパの時間帯です。朝のカパは太陽の下で温め活性させることが大切ですが、夜は心を落ち着かせ、ゆったりした時間を過ごして入眠に備えます。夕食後は眠りにつく前に前屈を中心にしたリラックスするポーズを行ない、安定と落ち着きがあるカパの良さを生かすようにします。

1 脇を開くポーズ

ヴァラドヴァヤ・アーサナ

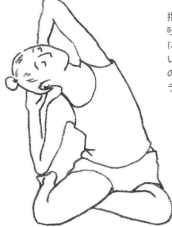

指を組んだ手を頭の後ろに持っていき、息を吐きながら左の脇を広げていくように、右側に体を倒していきます。反対側も同様に行ないます。日中の体の使い方によっては、左右のアンバランスも起こります。ていねいにバランスを図りましょう。

2 うさぎのポーズ

シャシャンカ・アーサナ

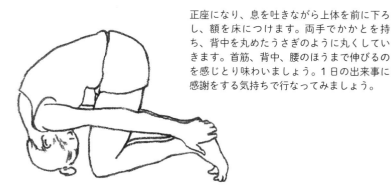

正座になり、息を吐きながら上体を前に下ろし、額を床につけます。両手でかかとを持ち、背中を丸めたうさぎのように丸くしていきます。首筋、背中、腰のほうまで伸びるのを感じとり味わいましょう。1 日の出来事に感謝をする気持ちで行なってみましょう。

浴によって手足など末端部分への血流が促進され、肝臓や胃腸など消化器官の働きが弱くなるのを防ぐためです。

性生活

性本能は人間の生理的欲求です。性生活によって心身の疲れが回復することもあるでしょう。『チャラカ・サンヒター』は13種類の自然の生理的欲求をあげており、その一つに射精があります。欲求を抑制すると、ヴァータが乱れると教えています。

また、「ルールに従った性生活を楽しむ人は、いつまでも若く長寿を楽しむ」とも書かれています。喜びをもたらすだけではなく、適度に行なうことで筋肉の強さを増進させ、皮膚につやが出ると言われています。

性行為を行なう時間帯は、夜明けや真昼、夕暮れどき、真夜中など、ヴァータとピッタが増大しているときを避けましょう。また、行為後に十分な休息がとれない時間帯も、避けたほうがよいでしょう。

頻度の目安は、日本の四季において秋と春は4日に1度、夏と雨期は15日に1度、冬は満足いくまで、とされています。行為後に消耗感があるようなら、次回のタイミングを遅らせたほうがよいでしょう。ヴァータとピッタの人は少なめ、カパの人は多めでもよいといわれています。身体を清潔にし、空腹や口の渇きがない状態で正常位で行なうのがよいとされています。

香りを使うこともすすめられます。ヴァータならカモミールやラベンダー、ローズマリーなど。ピッタならローズ、ゼラニウム、ベルガモット、イランイラン、カパならユーカリやティートリー、レモングラスなどがよいでしょう。

1日を振り返り、眠りにつく

ベッドに入る前に、できれば正座やあぐらなどの楽な姿勢になって目を閉じ、三段式呼吸（192頁参照）を行なうとよいでしょう。できるだけゆっくりと、できるだけ吐く息を長くしながら4～5回繰り返します。

その後で、自分の呼吸の様子を眺めながら、1日の反省をするのです。1日のうちに抱いた否定的な思いを捨て去り、その思いを無判断で眺めましょう。いろいろと詮索をはじめると眠りを浅くする可能性もありますから、できるだけ無判断でいるのがよいのです。全ての出来事は、必然性があって起こっているものです。無駄なことも間違ったこともないのだということを理解しましょう。詳しくは、238頁からの生命と宇宙の法則を参照してください。

一般的には早めに眠ることが推奨されていますが、カパ体質、あるいはカパ性疾患のある人、肥満の人、油分や脂肪分に富む食事をした人は、夜更かしをしてもよいとされています。

もしも頭が冴えて眠れないなら、ヴァータやピッタが乱れていることが考えられます。アーユルヴェーダの古典『スシュルタ・サンヒター』では、不眠の治療として、入浴や性行為をすること、頭・顔・額にクリームなどを塗ること、オイルマッサージをすること、好みの香水や音楽を楽しむこと、快適な環境で眠ること、指圧を受けることの6つをすすめています。

前述のような香り（214頁参照）のサシェ（香り袋）や浴剤、香水を使うのもよいでしょう。精油を滴下した布などを枕元に置くのも効果的です。

オイルマッサージもすすめられますが、その後に洗髪をしたら髪をよく乾かすようにしてください。濡れたままにしていると、カパを増やす傾向がありま す。もしくは、オイルを使わないヘッドケア（チャンピサージ）や、足を使った足踏みマッサージ（ステッピングマッサージ）などもおすすめです。

●ヘッドケア（チャンピサージ）

特徴：頭皮ケア＋背骨部指圧＋上肢（指先）の軽擦

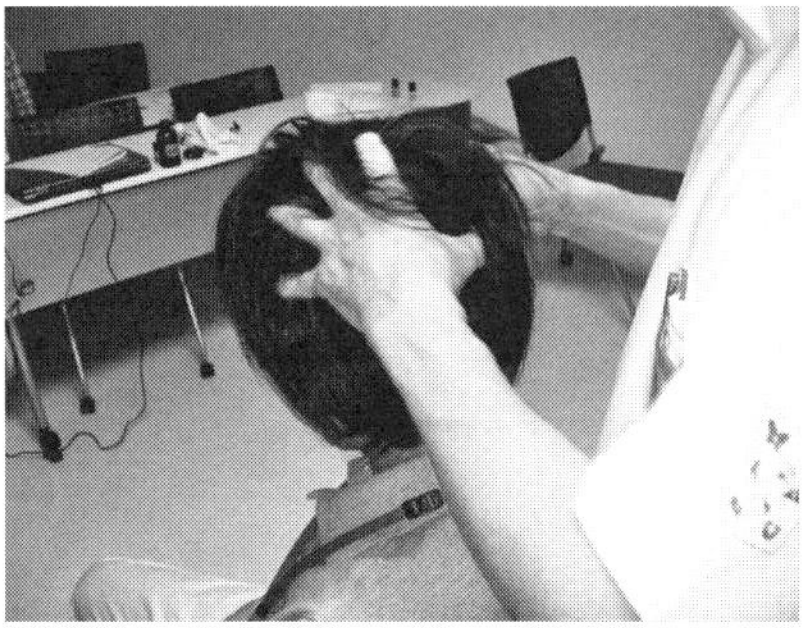

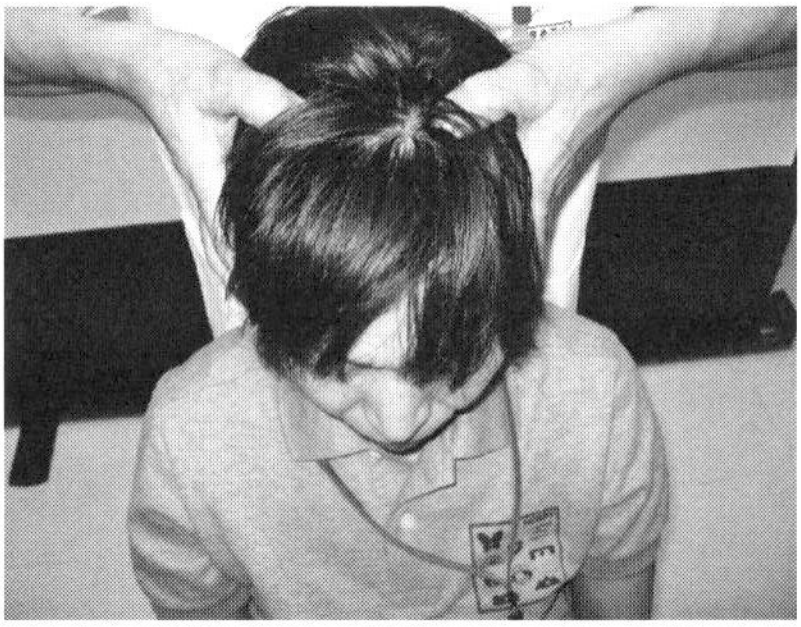

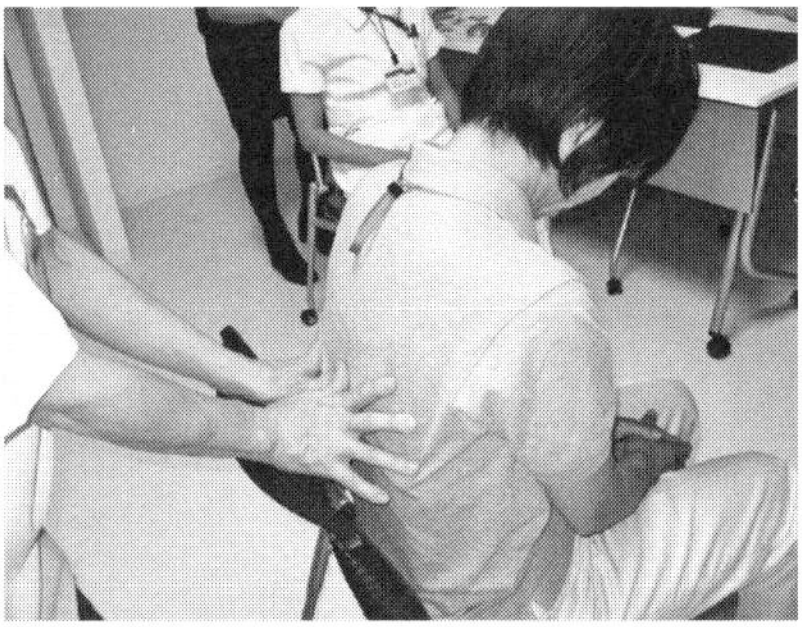

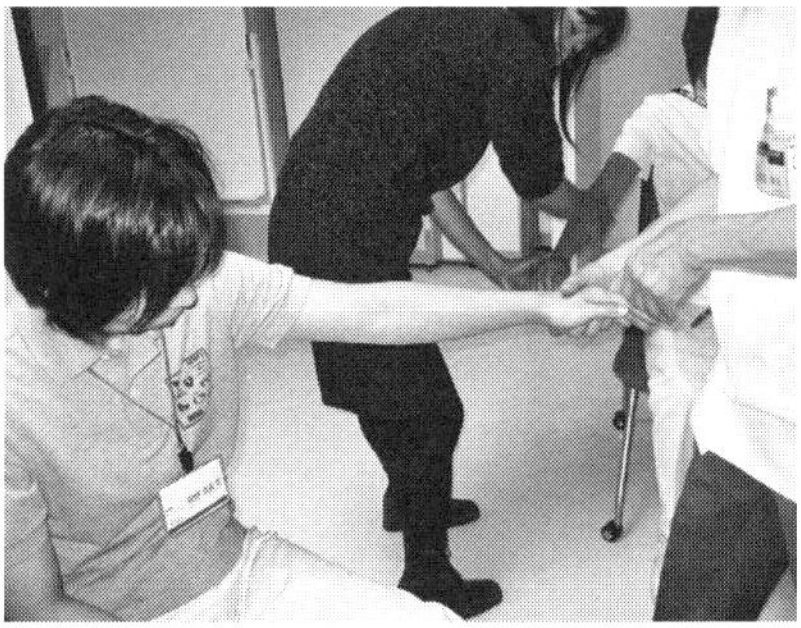

●足踏みマッサージ（ステッピングマッサージ）

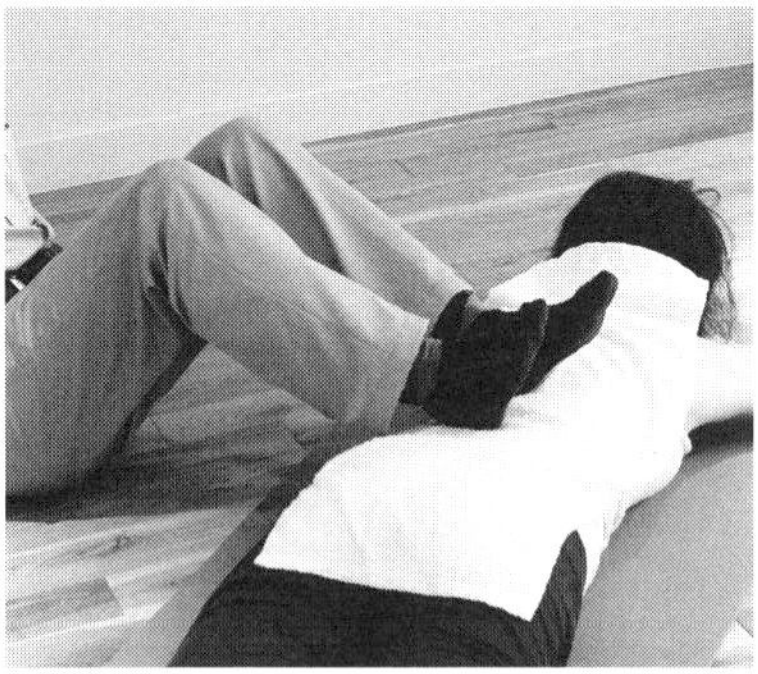

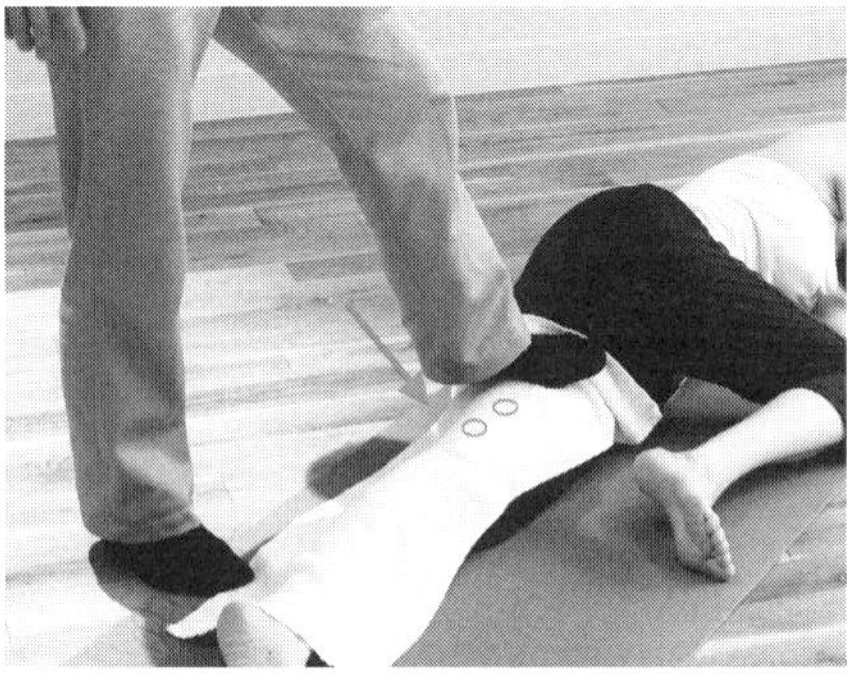

健康を左右する五感の使い方

五感と病気の関係性

アーユルヴェーダでは、五感の使い方が健康状態を左右すると考えています。『チャラカ・サンヒター』には、「五感とその対象との接触の誤り（過剰・過小・過誤）が病気を引き起こす」とあります。

たとえば、大音量の音楽をヘッドフォンで聞き続けることによって、聴覚と音との接触が過剰になれば、騒音性難聴などの病気を引き起こすことがあります。そのほか、無音の環境で会話などをすることなく過ごせば聴覚の過小になりますし、不吉な話を聞くことなどは間違った五感の使い方である過誤になります。

こうした誤りは、体や心のドーシャの乱れを引き起こすため、病気の原因になると言われています。五感はあくまでも、適切な方法で適度に使うことが大切なのです。

知覚器官（五感）は、その対象を通じて外界から5元素を摂取する入口です。『シヴァ・サンヒター』には、「虚空から風が出現し、風から火、火から水が出現し、水から地が出現した。虚空は声をその属性とし、風は運動と触を、火は形相を、水は味を、大地は香りを属性とする」とあります。聴覚は「空」、視覚は「火」、嗅覚は「地」、味覚は「水」、触覚は「風」の元素を摂取するのです。

正しい量と質の元素を五感から摂取するとき、消化・吸収がうまく行なわれるため、体内はもちろん意識のレベルにおいても栄養となります。しかし、これらを間違えるときに病気を引き起こすのです。

元素を摂取するかどうかは、自分自身で決めることができます。感覚器官による摂取をコントロールすることで、病気の原因を取り除くことができるのです。

コントロールの基準となるのは、自分自身の「快」「不快」の感覚です。マニュアルを盲信して従うのではなく、自分の五感がどのように捉えているのかを頼りにしてください。私たちは、「本に書かれていたから」「先生に言われたから」などと、自分の体感を無視して五感を使ってしまうことがあります。勉強熱心な人ほど、そのように頭だけで理解をして実行してしまう傾向があります。もっと、自分自身の感覚を重視しましょう。まずは生活の中で、「見る・聞く・嗅ぐ・触る・味わう」という活動を大切にしてみるのです。そうして五感に耳を傾けるうち、誤った使い方（過剰・過小・過誤）に気づくようになります。自分の感性を信頼して誤りに気づき、「快」の感覚に従って行動すれば、自然と調整作用が働いて健康を保てるようになるはずです。

五感を研ぎ澄ますために

まずは、私たちを取り囲む環境からの声に耳を傾けてみましょう。いつも以上に感覚への意識を繊細にし、五感を活用することからはじめてみるのです。

たとえば、起床後にはたとえ寒くても窓を開けてみます。朝の空気を肌で感じ、そのときの香りや味わい、音などを感じ取ってみるのです。

また、食事のときには味覚だけでなく、五感をすべて使ってみましょう。食べものの色や形を目で楽しみ、鼻によって香りを感じ、口に入れたときの感触（固い、柔らかい、滑らか、ざらついている……など）をとらえてみます。

こうして五感を研ぎ澄ましていけば、たとえビルの谷間に住んでいても、自然を感じて五感を活用できるようになります。そうすれば、自分の感覚に従って病気の原因を取り除き、健康的な日々を楽しめるようになることでしょう。

視覚

色彩心理学や現代医学の研究により、色が生体に影響を与えることが実証されています。

たとえば、赤い部屋にいるときには興

奮して血圧が上がり、青い部屋にいるときには鎮静作用が働いて血圧が下がり体感温度が低下することもあります。これは、赤がピッタを高め、青がピッタを鎮めるという作用によるものとも考えられます。色による心理的・生理的作用は、ドーシャへの作用に翻訳できます。

　各ドーシャには対応した色があります。ピッタは赤、カパは青、ヴァータは黄です。

　赤と黄を混ぜると橙色になることからも導き出せるように、ピッタ・ヴァータは橙色です。同様に、カパ・ヴァータは緑、ピッタ・カパは紫です。この配色は、六芒星で示すと理解しやすくなります。六芒星の配置においては、補色関係にある色が向かい合う位置に置かれ、カウンターバランス（均衡状態）になっているという考え方が有効です。

　また、色調はトリグナに影響するため、ギラギラした色や蛍光色はラジャス、ダークな色や濁った色はタマス、透明感のある色はサットヴァを高める力があると考えられます。この力は、インテリアやファッションのコーディネートをするときに応用してみるとよいでしょう。元気を引き出したいなら鮮やかな色、心のバランスをとりたいならパステルカラーを選ぶなどしてみると、心の調整に役立つはずです。

　ただし、色の選び方においても、自分自身が心地よく感じるかどうかを重視してください。理論にとらわれるのでなく、自分の感性を頼りにすることが大切なのです。

　また、色には「同質の原理」が働くた

●色彩とドーシャの関係（六芒星）

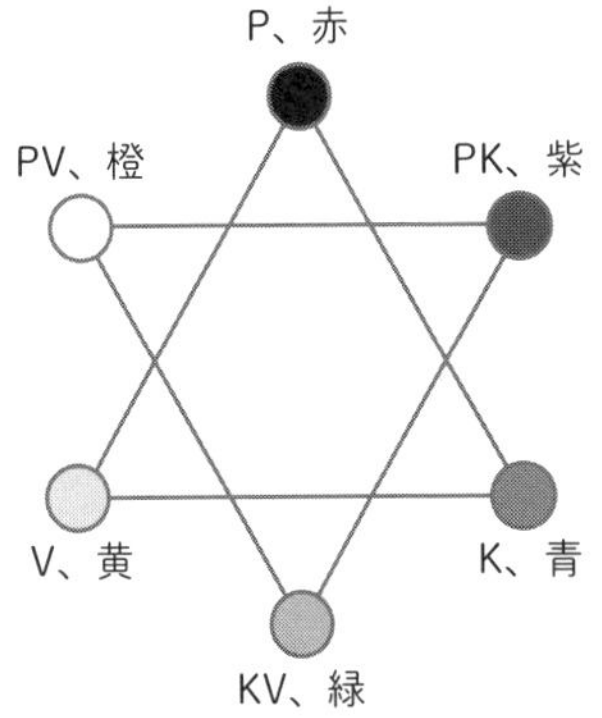

同質の原理が色彩療法でも必要である
V＝ヴェータ、P＝ピッタ、K＝カパ

●色彩による効果

赤	エネルギーを活性化させる。ヴァータとカパを鎮める。ピッタを増加させる。
黄	知性や理解力を高める。ヴァータとカパの憎悪を軽減させる。
青	純粋意識の色。心や体を落ち着かせる。ピッタを鎮める。カパを増やす。
緑	感情をやわらげて幸福にする。ヴァータとピッタを鎮静させる。治療効果を持つ。
紫	宇宙意識の色。ピッタとカパを沈静化させる。

め、最初から相反する色を使うのではなく、同質の色を使った後に相反する色を使うといいでしょう。

聴覚

アーユルヴェーダでは、五感の中で最も早く確立されたのは聴覚だと伝えられています（サーンキャ哲学における宇宙創成論）。ちなみに聖書にも「はじめに言葉あり、言葉は神とともにあった」と書かれています。

音の中でもマントラは、古くから宗教儀式や瞑想などに利用されてきました。『リグ・ヴェーダ』『アタルヴァ・ヴェーダ』などの古典には、マントラを使った治療が多く記載されています。日本でも、祈祷や祝詞などの音の波動が大きな力をもつことが認識されていました。

そして、インドの伝統音楽には「ガンダールヴァ・ヴェーダ」「ラーガ」などがあり、これらはそれぞれ、時間帯や季節によって音色が異なります。理由としては、心身のドーシャのバランスがとれるよう考慮されているからだと考えられます。

さらにここでは、リズム・メロディ・ハーモニーをアーユルヴェーダ的に考えてみましょう。リズムは律動感、基本的な気質、メロディは旋律で人間的な感情、ハーモニーは調和バランス、醸し出される雰囲気であると捉えてみます。さらにドーシャにあてはめてみると、ヴァータは完結しないメロディの中に早くて不規則なリズムが刻まれ、旋律が合わないハーモニー、和音にたとえることができるでしょう。ピッタは、金属音的で機械的なリズムを刻みながらも強いメロディでシャープなハーモニーを醸し出します。カパは、ゆったりとしたリズムの中に重厚なメロディが流れゆったりしたハーモニーです。

音楽療法を行なうときには、色彩と同じく、同質の原理を考慮しましょう。手早く解決させようとして、すぐに逆の性質の音楽を聞くのではなく、徐々にバランスを整えていくのです。

●楽器とドーシャの関係

打楽器	地の要素	カパの質	情動に作用する
弦楽器	水の要素	カパの質	感情に作用する
金管楽器	火の要素	ピッタの質	意思に作用する
木管楽器	風の要素	ヴァータの質	知性に作用する

たとえば、失恋などで心が傷ついている人に対しては、いきなりアップテンポの音楽を聞かせて元気づけようとしても響かないことがあります。そのときの状態に合わせて、スローなものから徐々にリズミカルなものへと移行していくほうがスムーズでしょう。動きの質や変化の質を一気に変えようとするのではなく、少しずつ変化をもたらす方法がおすすめです。

そのほか、音楽だけでなく言葉も音療法に活用することができます。

インドには、マントラと呼ばれ、周囲のエネルギーを変えてしまうほどの強力な言葉があります（195頁参照）。日本にも、古くから言霊《ことだま》の存在が伝えられていますし、「ありがとう」など人の心が和むような言葉がたくさんあることが知られています。

言葉はその人の思考から生まれますから、日頃の思考に気を付けて良い言葉を使うことが、音療法になります。ちなみに、現代日本では短縮語などを使うことが日常的になりました。このように、あわただしく短縮語を使う生活の中では、ヴァータが増えがちだと考えることができるでしょう。

また、張りのある澄んだ声はサットヴァの質、張りがなくブツブツとつぶやくような声はタマスの質、人を罵倒するときなどのざわざわと耳障りな音はラジャスの質を持つと考えられます。

嗅覚

嗅覚は、情動の座である大脳辺縁系と直結していることから、心身に大きな作用をもたらします。

例えば、20名のうつ病患者に柑橘系の香りを嗅いでもらったところ、3か月ほどで全員が改善したという報告があります。これは、柑橘系の香りが心を刺激してカパを減少させたため、うつ病（タマスとカパ増悪の症状）が改善したのだと解釈することができます。

香りは、トリドーシャだけでなくトリグナにも影響を及ぼします。たとえば、バラやジャスミンの香りはサットヴァを増やし、幸福感をもたらして3つのドーシャのバランスを調整します。ゼラニウムやフランキンセンスといった調整作用をもつ香りも、サットヴァを増やすと考えられます。ユーカリやローズマリー、レモン、ペパーミントなどの刺激的な香り、催淫作用があるイランイランの香りは、ラジャスを増やすことでしょう。ラベンダーやシダーウッド、サンダルウッド、カモミールなどの鎮静的な香りは、タマスを増やすことでヴァータやピッタを減らします。

また、アロマテラピーで用いられる精油は、揮発性の程度によってトップノート（揮発速度が速く、急速に嗅覚にうったえかける香り。柑橘系の精油など）・ミドルノート（トップノートが消えた後に香り、ブレンドしたときの主要部となる。ローズウッドやラベンダーなど、穏やかで調和的な精油が多い）・ベースノート（香りを定着・保持させ、トップノートの蒸発速度を遅らせる働きがある。パチュリやシダーウッドなど、濃厚で数日間は香り続ける精油）に分類されます。

揮発性とトリドーシャの性質は共通しており、軽さと動きの質を持つヴァータはトップノート、重さと安定の質を持つカパはベースノート、ピッタはそれらの中間です。これらの性質から、ヴァータをバランスさせたいときには反対の質を持つベースノート、カパの場合はトップノート、ピッタにはミドルノートを使えば調整可能だと知ることができます。

ヴァータを鎮める香り

軽性・動性・不規則性・冷性・乾性などの質を持つヴァータのアンバランスには、重さや安定、温かさ、潤いをもたらすことが効果的です。重さの質があるベースノートの精油がいいでしょう。

根からとれるベチバーのほか、サンダルウッド、ミルラ、アンジェリカなどの濃厚な香りが、精神的安定をもたらします。熱性のあるローズマリーやジンジャー、ブラックペパーもいいでしょう。中でもローズマリーは、忘れっぽいヴァータの人におすすめの香りのひとつです。

不眠、肩こり、生理不順、腰痛などの不調、不安や恐れなどの感情は、ヴァータの過剰によるものと考えられるため、これらの香りを使ってみるといいでしょう。

ピッタを鎮める香り

熱性・鋭性・速性・微油性などの質を持つピッタには、クーリング（冷却）効果があるミント系（スペアミントやペパーミントなど）のほか、マイルドな甘さがあるネロリ、チャンパカ、カモミールなどがおすすめです。鎮静作用のあるフェンネル、コリアンダー、ラベンダーのほか、ミドルノートでフローラル系の香りが特徴的なジャスミンやローズもいいでしょう。

消化器系のトラブル、目の充血、皮膚の発疹などの症状、イライラや怒りの感情など、ピッタのアンバランスに起因する不調があるときは、ピッタに効果的な精油が効果的です。

カパを鎮める香り

重性・安定性・粘性・冷性・湿性などの質があるカパには、さっぱりと刺激的な香りが適しています。

トップノートで刺激的な香りがするレモンやレモングラス、水分の鬱滞を緩和する作用があるジュニパーベリーやサイプレスもおすすめです。

アグニ（消化の火）を増大させることでカパを減らすという観点で、クローブ、バジル、ジンジャー、ブラックペパーなど刺激剤のように働く熱性の香りもおすすめです。

むくみ、だるさ、呼吸器系のトラブルなどの不調、停滞感や鬱積感があるときには、このように活性作用のある香りを活用してみましょう。

味覚

食事療法は、アーユルヴェーダの中で最も大切なもののひとつです。

ただし、「これを食べてはいけない」「まずいけれど体にいいから食べよう」などと意識しすぎると、頭を働かせて食物を選ぶことになり、本来の味覚を抑制してしまいます。

インドには、ミタハーラという考え方があります。好きなときに好きなものを好きなだけ食べる、というものです。これは知性の誤りがない人にのみ適用できる考え方のため、バランスが崩れたままでこの感覚に従うと、さらにドーシャを乱すこともあります。

まずは知性を取り戻し、自分の味覚を信じて「おいしい」と感じるものを適度な量、適したタイミングで食べられるようになりましょう。

知性に働きかける食事のポイントが、9つあります。①ネガティブな話題で気持ちをそらすことなく、食事に向き合う、②自分の消化力に見合った食事をする、③腹7～8分を心がけ、食べ過ぎない、④6つの味と旨味を取り入れたバランスの良い食事をとる、⑤消化を促進するようなものを併せて食べる（ショウガや長コショウなど）、⑥自分が住む土地や、近場でとれた食材をとる、⑦そのときの体調や体質に合わせて食べる、⑧食べ合わせを考慮する、⑨食事の内容や方法を変化させるときは、徐々に変えるようにする

味覚や食事については138頁を参照してください。

触覚

乳幼児をあまり触れずに育てると、発育が遅れるといわれています（Deprivation dwarfism）。これをアーユルヴェーダ的に解釈すると、触覚と関連する風の元素の摂取が少ないためだと考えることができます。

早産児の研究では、1日3回10分間ずつ触れた群は、触れなかった群と比べて

1日あたりの体重の増加率に1・5倍もの違いがあったと言われています。これは、触れられることによって成長ホルモンの分泌が促されたためと推定されます。

また、ウサギに高コレステロール血症になるような食事を与えて動脈硬化度を調べたら、多く触れながらケアしたウサギは、触れなかったウサギと比べて7割程度だったという報告があります。

近年では、触れ合うことやアイコンタクトにより、体内にオキシトシンが分泌されて、抗ストレス作用や免疫促進作用、鎮痛作用などが発揮されるということがわかってきました。こうした触れ合いが家族やペットなどの間で行なわれると、双方にオキシトシンが分泌されます。

高齢者のケアにおいても、触れることによって、増加したヴァータのバランスの調整に効果があると考えることができます。ケアを行なう際にはハンドトリートメントを取り入れるなど、触れる機会をできるだけ増やすとよいでしょう。ちなみに、高齢者自身がベビーのマッサージを行なうと、双方が元気になったり発育が促されたりするということが知られはじめています。そのせいもあり、特にインドにおいては、ベビーマッサージが母親ではなく祖母の仕事とされている場合があります。

オイルマッサージをする際は、セルフの場合はもちろん、施術を受ける場合や行なう場合も、タッチの質に考慮すると、さらにドーシャを調整する効果を期待することができます。

ヴァータを鎮めたいときには、重さのあるタッチでゆっくりと規則的な動きで施術を行なうとよいでしょう。ピッタを鎮めたいときは、やさしく穏やかなタッチを心がけましょう。円を描くような動きでマイルドな刺激を与えることが大切です。カパを鎮めたいときには、スピーディーで軽やかなタッチが効果的です。

第6章 生命とは、真の自己とは何なのか

生命の本質と構造について

生命の本質を捉える「生命科学」

第1～5章では、あなたの現在の状態（健康、病気など）を知り、心と体の法則を理解することで、心身ともに健康で幸せに生きるための方法を説明してきました。病気の原因となるドーシャのアンバランスを整え、消化・排泄をスムーズにすることで、不要なものをため込まず快適に生きるための方法です。

しかし、生活を整えさえすれば快適さを維持できるかといえば、必ずしもそうではありません。不調になることもありますし、現代医学では治せない病気にかかることもあります。

ではここで、「本当の自分」や「病気が意味するもの」「生命」などについて、アーユルヴェーダの生命観に則って考えてみましょう。

「自分とは何なのか」「真の幸福や健康とは何なのか」といった問いは、なぜ自分が生まれ、現在生きているかという問いでもあります。

医学のことを、病気を修繕するための技術だと思っている人の中には、このような問いは不要だと考える人もいるかもしれません。しかし、医学技術の進歩によって延命がなされるがゆえに、生命観

や死生観が問い直される現代は、修繕医学のみに甘んじてはいられなくなりました。

特に近年は、寝たきりの高齢者が増えたり、平穏死の必要性が高まったり、LGBT（レズビアン・ゲイ・バイセクシャル・トランスジェンダー）をカミングアウトする人たちが増えて法律的にも保護されはじめたりと、私たちの生きる環境が大きく変化しています。だからこそ、これからの医学には「修繕」だけではなく、真の健康や幸福について問いかける「生命科学」が求められているのではないでしょうか。

アーユルヴェーダは元来、生命をまるごと扱う壮大な医哲学であり、生命を支える法則を教えてくれるものです。この章では、アーユルヴェーダにヨーガを加えた古代インドの英知「ヴェーダ科学」における生命観とともに、「生命とは何か、真の自己とは何なのか」を考えていきましょう。そして、誰もが健康で幸福に生きるためにはどうしたらよいのかを考察していきましょう。

アーユルヴェーダの古典『チャラカ・サンヒター』には、「生命とは、身体、感覚機能、精神、真我が結合したもの」「精神と真我と身体の3つは、あたかも鼎のごとくであり…略…その統合体が人間である」と述べられています。そして、真我以外は常に変化するものであり、真我は変化することなく永遠不滅のものだと言われています。

では、真我とは一体何なのでしょうか。

例えば、「私」について説明しようとするとき、職業や性格、外見の特徴といった個別性を手掛かりにすることが多いでしょう。しかし、これらはすべて変化しうるものです。生きていくうえで、心や感覚が刷新したり細胞が生まれ変わったりしてしまえば、それまでとは別人の「私」ということになります。

しかし実際には、どんなときにも変わらない「私」という存在があります。その部分こそが、真我です。

心や五感、身体が常に変化するのに対し、真我はどんなときも変化することがありません。常に変わることなく、評価や判断をくだして何かに働きかけることもなく、個別性を越えた自己として存在する「私」。それが、真我なのです。真我は、常に移り変わる体や心をどんなときも観照している、宇宙意識（ブラフマン）と同質の存在です。

身体と精神と真我という3つの結合体が生命をつくるという生命観は、欧米の自然療法が、生命を「ボディ・マインド・スピリットの統合体である」と定義することと通じているでしょう。

また、現代生化学やコミュニケーション理論では、情報がエネルギーを生み、エネルギーが物質化するという考え方をしていますが、これもまた、「身体・精神・真我」「ボディ・マインド・スピリット」の概念と対応していると考えることができます。

そして、「真我とは意識である」とみなすとき、意識とは記憶情報のことであり、自分のこれまでの記憶が「私」という自分を作り出すと考えることができます。脳科学などを研究する前野隆司氏は、意識について「エピソード記憶をまとめたものである」と定義しています。

また、「三つ子の魂百まで」という諺がありますが、これを「3歳までに記憶（学習）したことは一〇〇歳になるまで影響する」と捉えると、魂＝記憶情報＝意識と考えることができます。意識とはトランスパーソナルな場に近い概念であり、下図のように捉えられるものです。

生命とは、「身体・精神・真我」という3つの複合体です。真我から精神が生まれ、精神が身体を作ります。非具象の存在である精神が具象化され、身体が生まれるのです。

●生命モデル

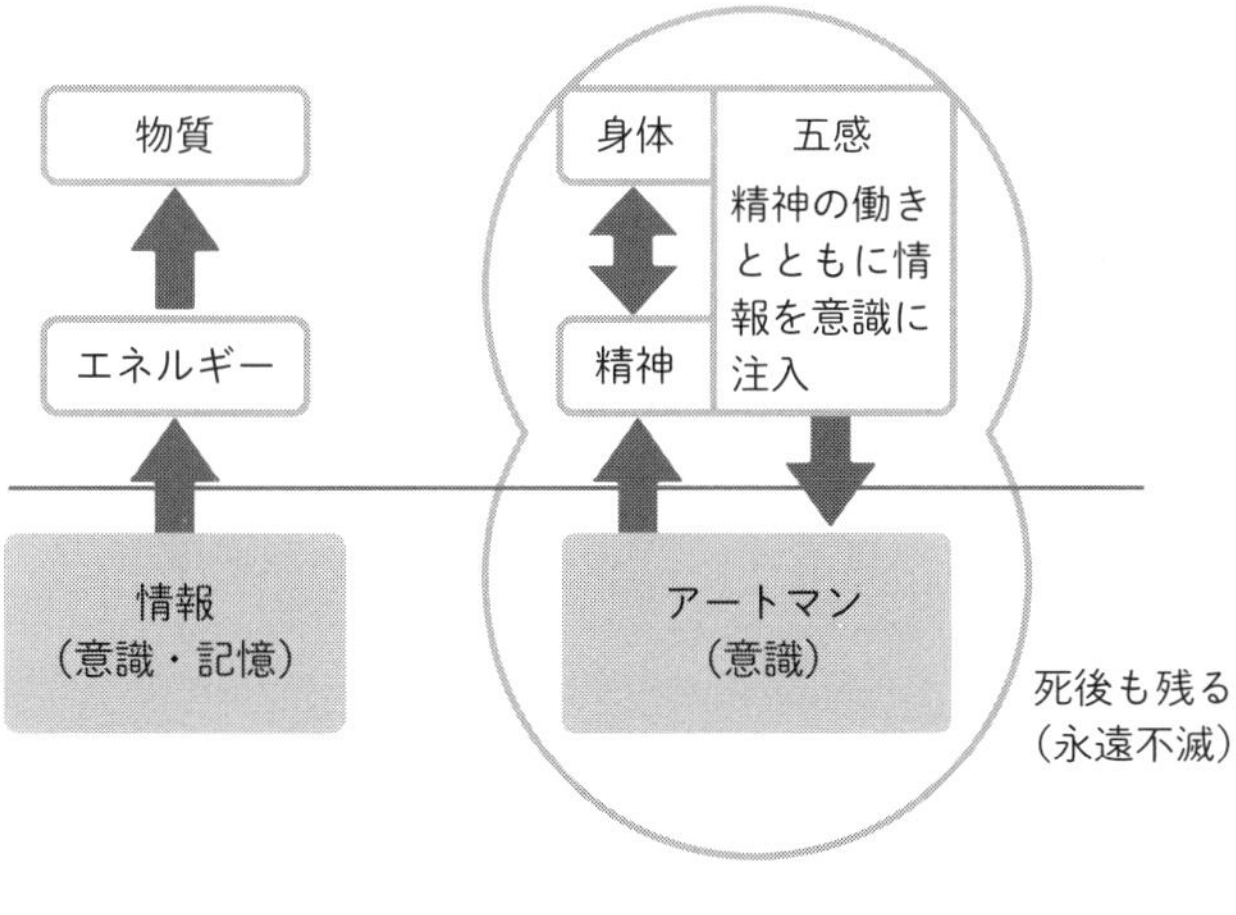

これを海に浮かぶ島にたとえると、非具象のレベルでは、時間と空間を超越したすべての生命は、共通な場をつくっています。水面に出ている島々は「身体」、海水の中にある見えない部分が「精神」、ひと続きになった海底が「真我」に相当します。つまり、すべての生命は海底でつながっていて、同じ意識の場に立脚しているとみることができるのです。

生命は5つの鞘(層)で構成されている

ここでは、生命の構造について、『タイッティリーヤ・ウパニシャッド』の「人体5鞘論」を引用して説明しましょう。

人体5鞘論によると人体は、食物鞘・生気鞘・意思鞘・理知鞘・歓喜鞘という5つの鞘で構成され、その奥に真我があります。最奥にある真我が身体へと具象化され、身体は5つの感覚器官を通して、私たちが生きる環境と関わり合っています。

まず、物質の領域である身体は、食物鞘に相当します。身体は生命の最表層であり、感覚器官をもっています。感覚器官は、知覚器官(耳・皮膚・目・舌・鼻)と行動器官(口と声帯・足・手・生殖器・肛門)に分かれ、知覚器官は環境から5元素を取り入れる入口、行動器官は環境に働きかける出口です。

身体として具象化されていないトリドーシャ(ヴァータ・ピッタ・カパ)は、エネルギーレベルの概念で、生気鞘に含まれています。生気鞘は、トリドーシャなどのエネルギーが活動する領域であり、プラーナ・テージャス・オージャスも働いて、食物鞘の物質的変化の原因となります。

さらに深層にある意思鞘と理知鞘は、変換場とも呼ばれ、サットヴァ・ラジャス・タマスというトリグナ(心の性質)がダイナミックに活動する精神の領域です。

タイッティリーヤ・ウパニシャッド
ウパニシャッドの中心となるのは、ブラフマン(宇宙我)とアートマン(個人我)の本質的一致である「梵我一如」の思想。ただし、宇宙我は個人我の総和ではなく、自らが常恒不変に厳存しつつ、無数の個人我としてあらわれるものであると考えられた。

人体五鞘論
ヨーガの身体観である5つの鞘(パンチャコーシャ)。

●生命は島々（入れ替わる肉体と不変の非具象）

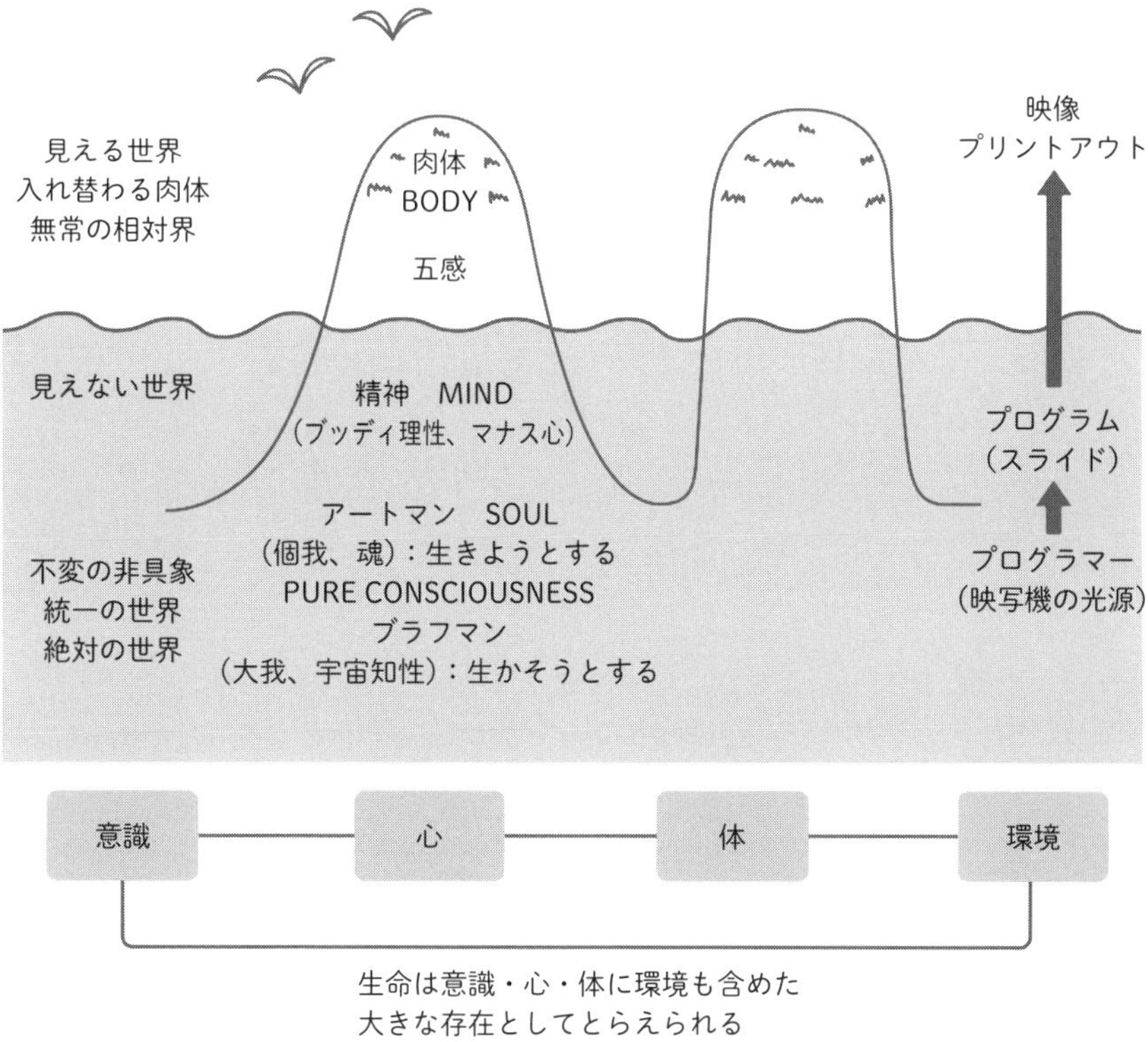

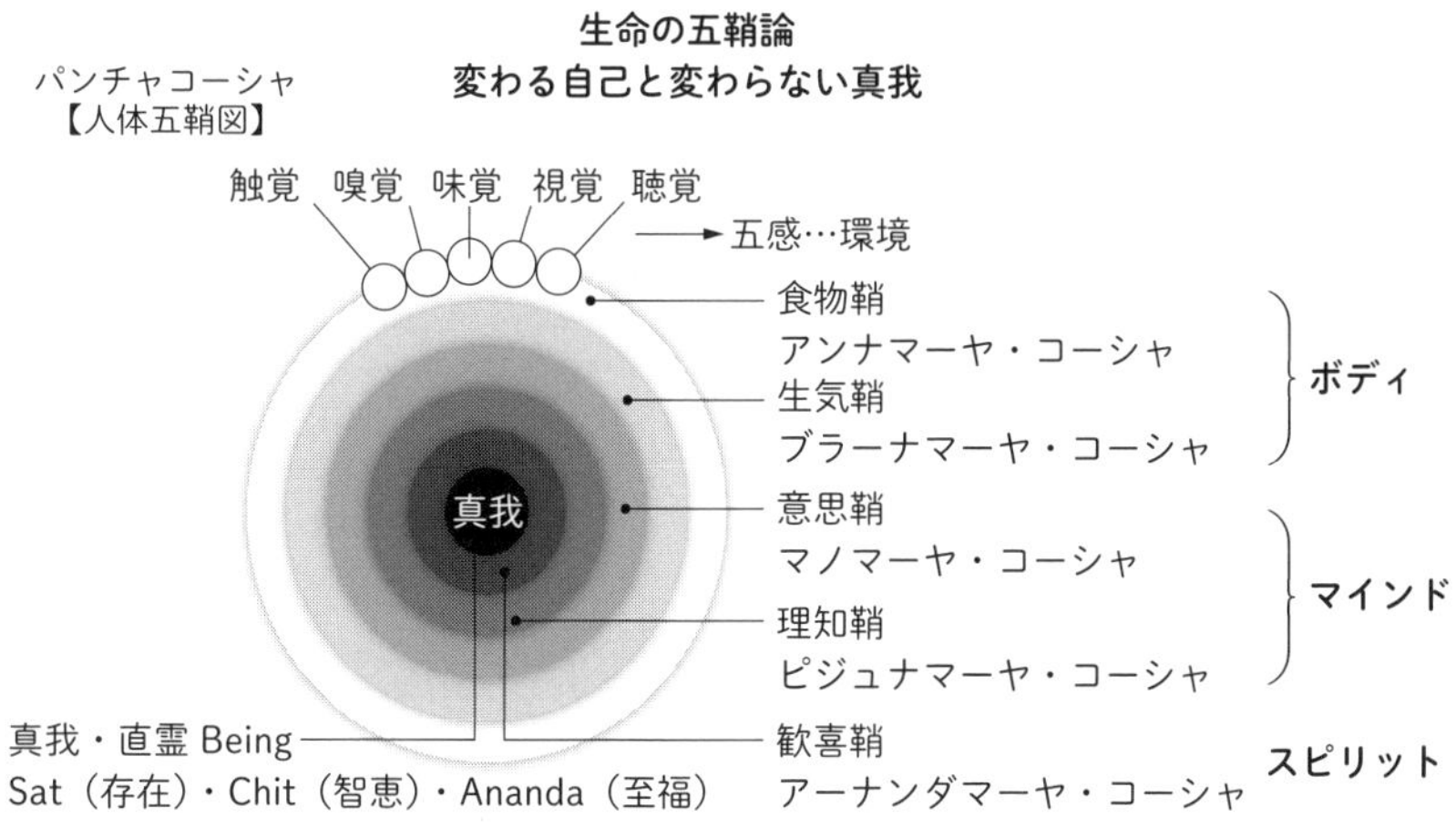

理知鞘の一部と、その奥にある歓喜鞘は、記憶や判断、知性がインプットされており、情報場と言われます。ちなみに、アーユルヴェーダでは病気の原因の一つとして、理知鞘の誤り（プラジュナ・アパラーダ、記憶・情報の誤り）があると考えています。そして、歓喜鞘の深層が、真我に相当すると考えられます。真我は、歓喜鞘に包まれているのです。真我とは、純粋潜在力の領域であり、宇宙の方向を生み出している宇宙の知性です。ヴェーダ科学では、このような構造の中で、真我から精神がつくられ、精神から身体がつくられると考えています。

アメリカでアーユルヴェーダの普及につとめるディーパック・チョプラ氏は、こうした構造をコンピューターにたとえて説明しています。

プログラマーがプログラムをつくり、そのプログラムにしたがってプリントアウトされることで、物質ができる。その過程に生命の構造を当てはめると、情報や記憶、知性を包含する理知鞘・歓喜鞘・真我を含めたものが「プログラマー」、生気鞘・意志鞘・理知鞘から成る変換の場が「プログラム」、そして、身体である食物鞘は「プリントアウト」

●人体5層論
（ターイッティリーヤ・ウパニシャッド：Taittiriya upanishad）

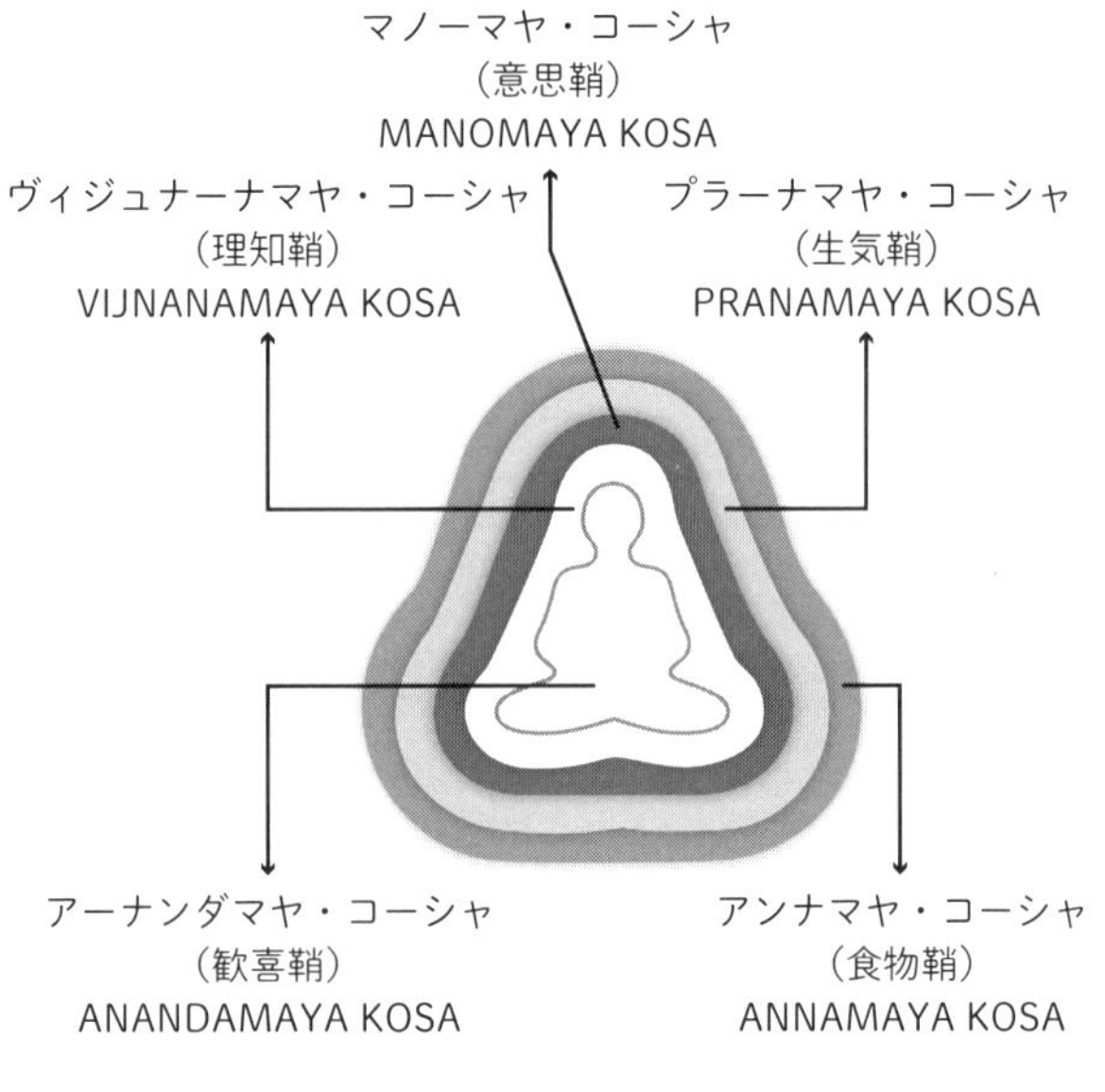

タイッティリーヤ・ウパニシャッド（Taittiriya Upanishad）では、5蔵からなる人間存在を系統的に解説している。

に相当するというのです。

この構造はまた、ゲノムの変化がプロテオームの変化となり、メタボロームへと具象化されるという現代医学のゲノム生物学的概念と対応できると考えられます。

これらの5層を、アーユルヴェーダにおける生命の構成要素に当てはめてみると、真我と歓喜鞘は「意識・魂」、理知鞘・意思鞘・生気鞘は「精神」、食物鞘に運動器官と知覚器官を含めたものは「身体・五感」に相当します。

ここでは、真我と歓喜鞘にあたる「意識」のレベルからの具象化の仕組みを、さらに具体的に説明してみましょう。

両手のひらを上に向け、胸の前に出してみてください。そして、右手には羽毛、左手には鉛を置いたことを想像し、しばらく目を閉じます。すると、目を開けたとき、鉛を置いた左手のほうが右手よりも下がっているはずです。これは、「羽毛は軽くて鉛は重い」という記憶・情報が、あなたの心に「鉛のほうが重

●生命の場理論
（アーユルヴェーダとヨーガの統合理論）

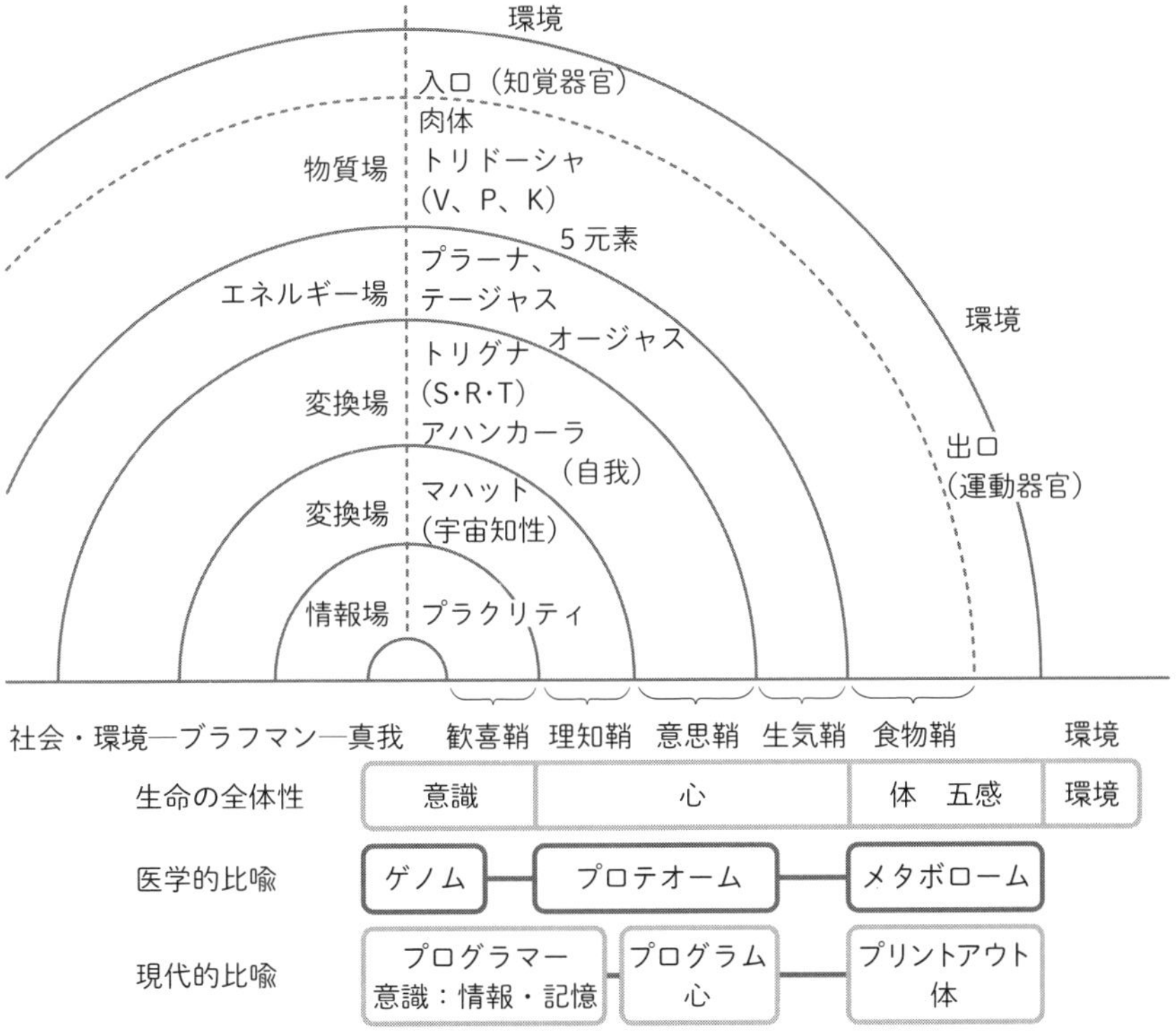

V＝ヴァータ　P＝ピッタ　K＝カパ　S＝サットヴァ　R＝ラジャス　T＝タマス

●アーユルヴェーダの生命観を現代医学的に翻訳

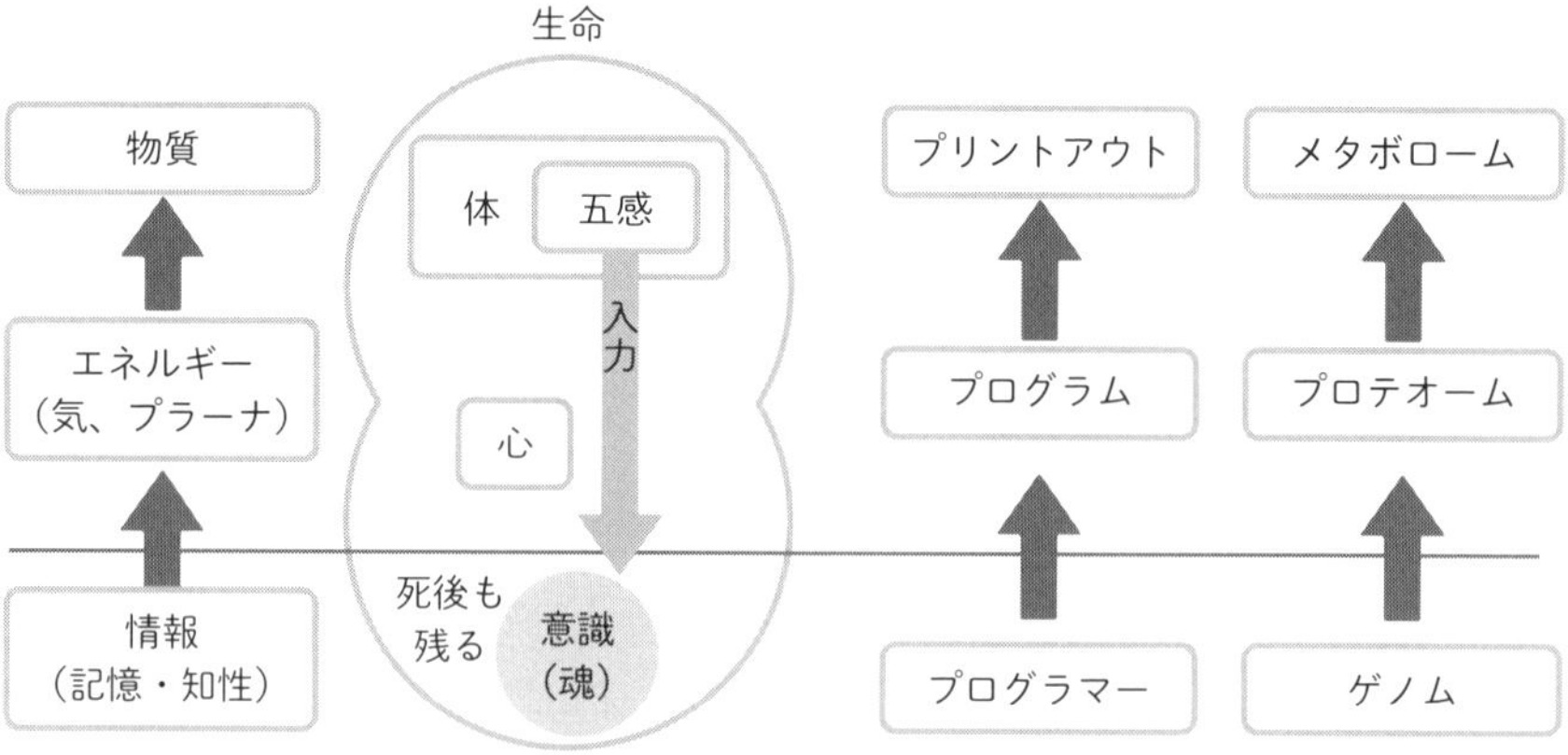

い」という思考を起こさせ、その思考が手を下げさせたのです。こうした身体の変化は再び記憶・情報となり、思考を起こさせる要因となります。そして思考は、さらに身体の変化を引き起こす、というループができるのです。

別の例では、プラシーボ効果があります。たとえば、「効果のある薬ですよ」と言われて治療効果のない小麦粉を飲むと、実際に効果があらわれることがあります。逆に、効果が証明されている薬でも、「効きません」と言われて飲むと効果が弱まることがあります。これをノーシーボ効果と呼びます。

このような現象は、臨床の場でよく起こります。こうした反応は、意識のレベルにおける思い込みの情報が生化学的変化をきたし、鎮静作用をもつ物質（薬）を作り出したと推定することができます。これは、意識をうまく利用すれば、どのような作用の薬も体内で製造できるということです。つまり体内には、製薬工場があるようなものなのです。

●羽毛は軽くて鉛は重いと思うと……

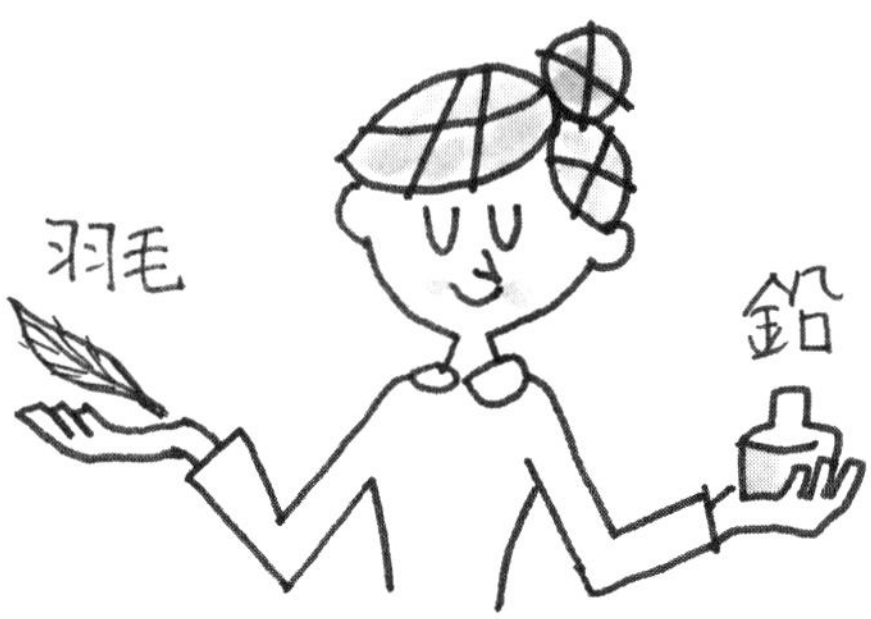

このように、意識のレベルにおける記憶・情報を操ることで、精神と身体のレベルにおける変化を自由自在に起こすことができます。意識とは「記憶・情報」であると考えると、現実に起こる現象がうまく説明できるようになるのです。

意識（記憶・情報）が身体と精神に作用する

では、ここからは、「記憶・情報」の場である意識のレベルについて、さらに具体的に説明しましょう。このレベルは、いくつかの層をなしていると考えられます。

すべての層のベースとなるのは「宇宙万物の持つ集合意識」です。これは「ヴェーダ」「ブラフマン」などと呼ばれる概念に相当すると考えられます。

この「宇宙万物の持つ集合意識」の上の層にあたるのが、「生命体の持つ集合意識（生物共通の記憶情報）、自然の叡

●意識のレベルにおける記憶情報を詳細に分析（仮説）

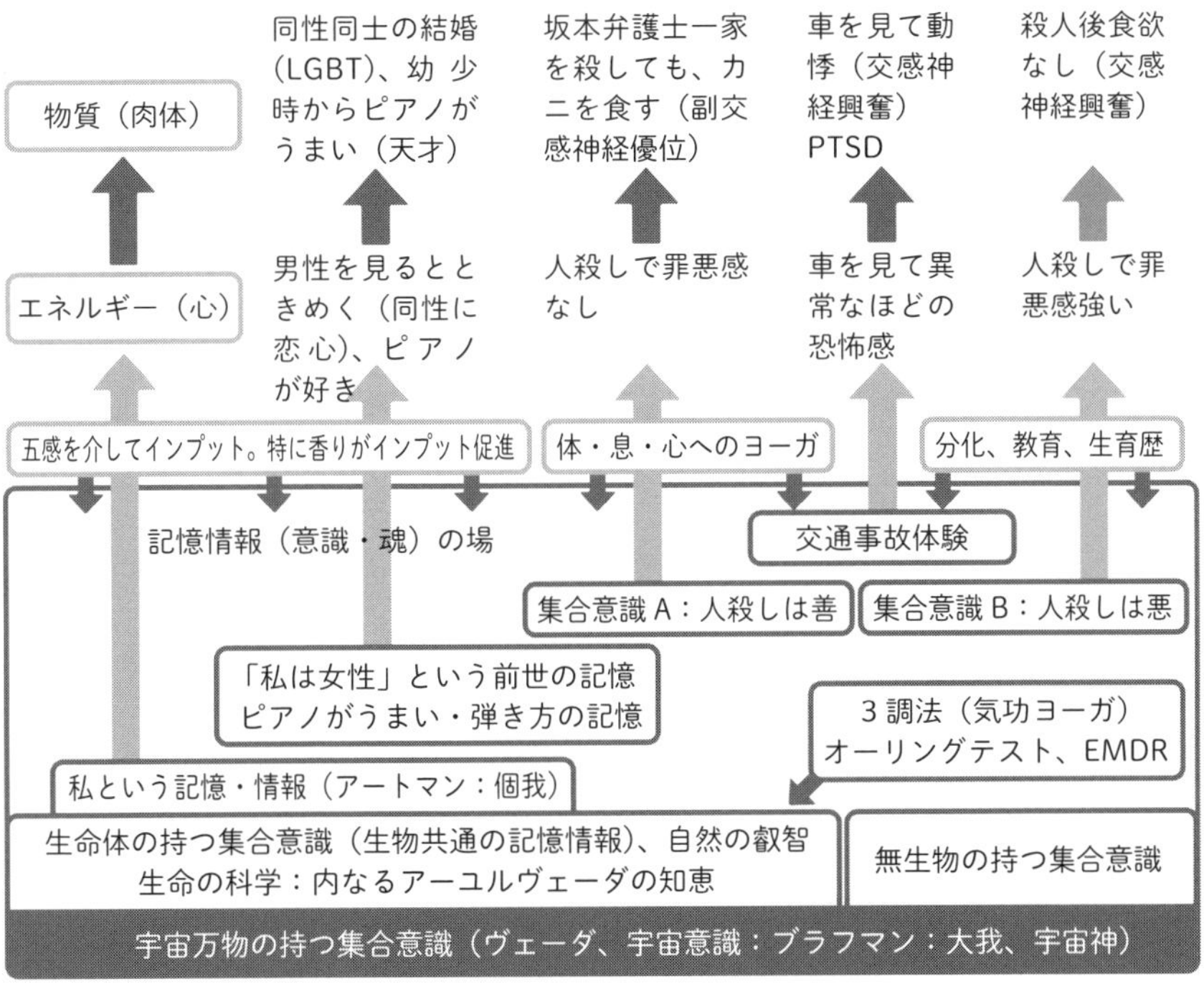

智、生命の科学（『内なるアーユルヴェーダの智恵』と『無生物の持つ集合意識』）です。

そして、これらの集合意識の上の表在的なレベルには「私という記憶・情報（アートマン、個我）」があると考えられます。

では、意識が「記憶・情報」の場であるということを、具体的に解説してみましょう。

例えば、車を見ると動悸がするというＡさんの場合。その原因は、交通事故による心の「記憶・情報」がＰＴＳＤを引き起こし、結果として、車を見るたびに交感神経が優位になっていると考えられます。精神に刻まれた「記憶・情報」が「身体」に作用し、車を見ると動悸がするという反応を引き起こしているのです。

また、身体に影響を及ぼす「記憶・情報」は、現世のもののみに限りません。例えば、幼少時から容易にピアノを弾くことができる全盲のＢさんの場合、それは前世の「記憶・情報」によるものだと考えることができます。ピアノの演奏技術が、前世からの記憶の遺残として蓄積しているため、「精神」ではピアノが好きになり、「身体」はピアノの演奏技術をすでに持ち合わせているのです。この例と同様に、ＬＧＢＴや多重人格なども、前世の記憶の作用を受けたものだと考えることもできます。

このように「記憶・情報」として刻み込まれたものは、私たちの精神や身体に大きな影響をもたらします。そのことを利用し、「記憶・情報」の場に凶悪な刷り込みをしたのが、オウム真理教でした。瞑想状態の信者たちに対して説法をし、「記憶・情報」の場に刷り込み（洗脳）をしたのです。

瞑想状態では、意識のレベルが無防備になり、どのような情報も記憶されやすくなると推定されます。特に、香りを使ったりシャクティパッドと呼ばれる頭部への接触をしたりすることで、その刷り込みをさらに促したものと考えられます。

「殺人は悪だ」という記憶のある人が殺人をすれば、精神は罪悪感でいっぱいになり、身体は交感神経が優位になって腸管の動きが止まり、食欲がなくなるなどの反応が見られます。しかし、坂本弁護士一家を殺戮した信者たちは、遺体を埋めながらカニを食べていたと言われています。洗脳により、「殺人は善だ」という記憶が「殺人は悪だ」という記憶に塗り替えられ、そのことによって、殺人を犯しても罪悪感が生まれなかったのでしょう。その結果、腸管の動きが止まって食欲が失せることはなく、カニを食べられたのだと推定できます。

瞑想は、純粋な静寂を体験して内なる声を聴くための方法です。そしてヴェーダ科学には、瞑想状態から覚める途中で取り入れた言葉や体験は、生命に大きな影響を与えるという仮説があります。

静寂になった湖面に小石を投げ入れることで波が立ち、湖全体に広がっていく。それと同じように、瞑想によって得られた静寂に対して言葉や体験という小石が投げられることにより、精神の変化、身体の変化へと波及するように具象化が進んでいくのです。

意識の場には、過去の「記憶・情報」があり、それが精神や身体に投影されます。そう考えると、心の平安（シャンティ）は、精神を表面的に調えるだけでは到達できないものだということがわかります。意識・無意識といったレベルでの不要な「記憶・情報」を取り除き、クリアにすることこそが、平安に至るための方法なのです。

マザー・テレサの有名な言葉に、「記憶・情報」と精神や身体の関係を思わせるものがあります。

「思考に気をつけなさい、それはいつか言葉になるから。

言葉に気をつけなさい、それはいつか行動になるから。

行動に気をつけなさい、それはいつか習慣になるから。

習慣に気をつけなさい、それはいつか

性格になるから。

性格に気をつけなさい、それはいつか運命になるから。」

意識のレベルに存在する「記憶・情報」はこのように、精神や身体において具象化されていくのです。

生命と宇宙の法則を知る

生命を支える9つの法則

本書ではここまで、心と体を支える法則について解説をしてきました。

ここからは、心と体だけではなく意識や環境も含めた「生命の法則」と、その法則に沿った具体的かつ実践的な生き方の智恵を紹介していきましょう。

この法則は、アメリカでアーユルヴェーダやヨーガの普及につとめるディーパック・チョプラ博士が、古代インドに伝わる『ブリハッドアーラーニャキャ・ウパニシャッド』や『バガヴァッド・ギーター』をもとにまとめた「7つの法則」をベースとしています。ここに新たに2つの法則を加え、現代日本人向けにアレンジを加えたものが、これから述べる「(生命を支える)9つの法則」です。

第1の法則●与える法則

与えることが循環を生み出す

「受け取りたいと思えば、まずは人に与えなさい」とは、よく言われることです。

与えるといえば、手みやげを渡す・電車で席を譲る・重い荷物を持つ人に手を差し伸べる……といった方法を思い浮かべる人が多いのではないでしょうか。

エネルギーは常に循環していますから、その場では、ただ与えているだけのように見えても、巡り巡ってやがては受け取ることになります。生命のすべての要素や力は調和的に相互作用し、ギブ・アンド・テイクの法則に従っています。

与える法則
仏教には「与える法則」にあたる布施の考えがある。物品の布施である財施、道理や暮らしの知恵を説く法施、悩みや恐れを取り除き安心を与える無畏施のほか、無財の七施と言われるものもある。

無財の七施

眼施（がんせ）	優しい眼差しで相手に接する。
和顔施（わがんせ）	和やかで明るい顔をして人に接する。
言辞施（ごんじせ）	優しい言葉をかける。
身施（しんせ）	身をもって布施する。
心施（しんせ）	心の底から人を思いやる慈悲心を施す。
牀座施（しょうざせ）	座席や立場などを人に譲る。
房舎施（ぼうじゃせ）	疲れを癒せるような場所を提供する。

そのため、与えることは受け取ることを生み、受け取ることは与えることを生む。与えれば与えるほど、受け取ることができる。この法則は宇宙の万物に当てはまります。万物は常に、ダイナミックに交換しあっているのです。

お金を例に考えてみましょう。お金を貯めこもうとして循環を止めると、自分に還元されるお金も同時に止まります。「金は天下の回りもの」というように、お金は社会の中で巡り続けるからこそ、その活力を保っています。循環を断てば、いつかは収入も途絶えてしまうのです。

こうした循環を止めることは、まるで呼吸を止めるようなものです。息は、吐き出すからこそ、取り入れることができます。吸ってばかりでは循環が止まってしまいますし、呼吸ができなくなれば死に至ります。つまり生きていくためには、与えることと受け取ることによる循環が必須なのです。

私たちはすでに与えられている

与えるときに大切なのは、受け取ることを意識した功利主義に陥らず、与えるという行為そのものに喜びを感じることです。そのためには、「すでに受け取っている」ということを知り、「いただいたものを返す」という謙譲の心で与えるといいでしょう。歓喜鞘に包まれた真我は、純粋な潜在力であり、無限の可能性の領域です。私たちはすでに十分に満たされているのですから、与えることとは、返すことなのです。

このようにして、与えることと受け取ることを繰り返すうち、与えることの背後にあるエネルギーはますます大きくなります。この原理は、個人はもちろん、企業や国家など、どのようなケースにも平等に働きます。

与える法則の実践はとても簡単です。あなたがもし愛を求めるなら、あなたが愛を与えれば（つまり、愛すれば）よいのです。感謝を求めるなら感謝を、物

与えることと受けとること
返応性の法則とも共通項がある。返応性の法則とは、何かを与えられると無意識のうちに「その人に対して返さないといけない」と恩義を感じるようになるというもの。

質的豊かさを望むなら、それを与えましょう。与えるものの中で最もパワフルなものは、形のないものです。関心や親愛の情、感謝など、お金がかからず目に見えないものこそ、最高の贈り物になるのです。誰かを祝福したり、幸せや喜びを願うことも、与えることになります。

あなたは生まれてこのかた、親からの愛情をはじめ、さまざまなものを受け取ってきました。何人の人たちからどれだけのものを受け取ってきたのか、目を閉じて思い浮かべてみましょう。眠る前には、静かに1日を振り返り、その日受け取ったものを思い出してください。そうすれば、今後、自分が与えるべきものがいかに多いのかに気づくことでしょう。このような感謝の心を持つことで、与える法則を最大限に利用できるはずです。

応用法

①どこに行くときにも、誰に会うときにも、与えることを思い、贈り物を持っていきましょう。花や食べ物といった物だけではなく、感謝やねぎらいの言葉もよいでしょう。配慮や親愛の情、祈りなども、すばらしい贈り物です。自分が出会う人すべてに、何かを与えさせていただきましょう。

②与えられた贈り物は、喜んで受け取りましょう。形のある贈り物はもちろん、褒め言葉や感謝の気持ちもありがたく受け取ります。日の光や鳥のさえずりなど、自然がもたらすものもあなたへの贈り物です。日本人は遠慮がちで、受け取ることを固辞する傾向があります。しかし受け取ることもまた、与えることだと知りましょう。

③この1日、そして、これまでの人生を振り返って、周囲の人びとから受け取ったものを思い出してみましょう。そして今度は、自分が与えたものを思い出してみます。自分に与えられたものの大きさを実感すれば、あなた自身も、感謝の気持ちを持って与えられるようになるでしょう。この方法は、仏教の内観修行と

形のない贈り物
和顔愛語。贈り物以上の価値がある贈り物、それは、道元禅師の教えによると、ほほえみと愛のある言葉のこと。

同じです。内観では「してもらったこと」「お返しにしてあげたこと」「迷惑や心配をかけたこと」の3つを思い出します。

第2の法則●純粋潜在力の法則

本来の自己を体験すれば純粋潜在力を活用できる

「あなたはあなたの部屋を離れる必要はありません。机に向かって座ったままで耳を傾けなさい。また耳を傾ける必要もありません。ただ待てばよいのです。ただ待つことさえ必要がありません。静かになり孤独を味わうことを学べばよいのです。世の中はそのとき、あなたに対して仮面をとって自由になるのです。選ぶ必要もありません。あなたの足元にもうすでにあるのです。」（フランツ・カフカ）

この法則は、「灯台下暗し」という日本の諺と似て、遠くを探し求めなくても、すでに持ち合わせた力が存在するということを示しています。

私たちの歓喜鞘は、純粋な静寂・無限で束縛のない状態・純粋な喜び・純粋知識・完全なるバランス・至福で満たされています。この歓喜鞘に包まれた真我こそが、本来の自己です。

私たちは、本来の自己を体験すればするほど（真我のレベルで純粋な静寂を体験するほど）、純粋潜在力を活用することができます。そのためには、意識を内にむけることです。自分自身の内側に物差しを持ち、拠りどころとするあり方が必要なのです。

本来の自己と対象志向の自己

環境などによって定義づけされる自分は、自分の外側にあるものを基準とした対象志向のため、常に不安にさいなまれ、承認を求めたり、物事をコントロールしたりしようとします。

「人からどんなふうに見られているのか」と周りの目を気にする人は、自分の外側に基準があるので、例えば「寒い」と感じているにもかかわらず、「この季

自分自身の内側の物差し
自灯明（法灯明）とは、釈尊が弟子に残した最後の言葉。「汝らは、みずからを灯明とし、みずからを依処として、他人を依処とせず、法を灯明とし、法を依処として、他を依処とすることのないように」

節に厚手の服を着るのはおかしいと思われるだろうから」と、薄手の服を着て出かけます。「寒い」と訴えている身体の声を無視し、無理をしてしまうのです。これは対象志向によって、自分の内側の感覚よりも、周囲の人の目や世間体を優先しているためです。

対象志向において基準となっているのは、真我ではなく、自分のエゴ（セルフ・イメージ）です。本当の自分ではなく、社会に向けて自分が演じている役割であり、被っている仮面にすぎません。そして、社会に対して被っている仮面は、人からの評価を得たり、自分の立場を認めてもらったりすることで、力を得て保たれています。

しかし、真我の力を体験するとき、自分の外側に対しての承認欲求はなくなります。そして、だれもが同じ真我を持つ存在だということを知れば、優越感も劣等感もなくなるのです。

もし、あなたが真我を求めるなら、「放棄の道」を歩むことです（対象志向は、「願望の道」を歩みます）。自己に回帰する「放棄の道」を歩むとき、私たちは本来の自己を体験し、何ごとをなすにも恐れることがなくなります。人を大切にするようになり、自分よりも下に見ることも、上に見ることもなくなります。それは、すべての人は異なる姿をした共通の自己だということを、認識するようになるからです。

真我と親しむことは、私たちに真の癒しをもたらします。真我に親しむとき、私たちには罪悪感も不安もありません。あらゆる物質的なものの本質が、純粋潜在力による生命エネルギーでできているということに気づいているからです。

純粋潜在力の領域は、無限の創造の領域であり純粋知識の領域ですから、本来の自己に近づけば近づくほど、創造的思考をするようになるでしょう。自己の本質は、自分の外側でなく自己の内側にあります。ですから外側に探しに行く必要はなく、ただそれに気づくだけでよいのです。

応用法

①「ただある」という状態を体験し、純粋な静寂・純粋潜在力の場に触れてみましょう。

1日うちのほんの少しの時間、言葉の活動をやめてみます。テレビやラジオを止め、電話の電源も切りましょう。そうして静寂を体験していると、最初のうちは「何か言いたい」などの欲求がわき起こり、心の中が騒がしくなります。

しかし慣れると、内部の雑念は静まり、静寂が深くなっていきます。心の中の対話が静まることで、純粋潜在力の場の純粋な静寂を体験することができるのです。朝と夕方に、20～30分間の瞑想をしてみましょう。純粋な静寂の場を経験することができるはずです。

②「無判断」を実践しましょう。

判断とは、物事の良し悪しを評価することを指します。私たちが評価をしたり分類したり、分析したりするとき、心の中に乱れが起こります。この乱れは、想念と想念の間（ギャップ）にある静寂のスペースを狭くします。すると、純粋潜在力の場と無限の創造力とのつながりを押しつぶすことになり、エネルギーの流れが阻害されます。

それに対して無判断は、このギャップを広げることになります。「今日、すべての出来事を判断しません」という言葉で、1日をはじめてみましょう。無判断のままに過ごすのは難しいことかもしれません。しかし、はじめは20～30分からはじめてみればいいのです。そして、その時間を日々少しずつ長くしていきましょう。

③自然と親しみ、すべての生物の内なる知性に親しみましょう。

夕日を眺めたり、小川のせせらぎに耳を傾け、花の匂いを感じるのもよいでしょう。その中で、すべての命あるものとの調和や一体感を体験することができるはずです。自然の知性にふれることが、純粋潜在力の場に近づく助けとなります。

言葉の活動をやめる
アンタルモウナ。ヨーガの行のひとつである沈黙行のこと。

知性
一般的に、知ったり考えたり判断したりする能力のこと。スコラ哲学においては、真理または存在を対象とする精神の上級能力をさし、下級能力である意志や感情に置き換えられる。理性と対置されるときには、推理によらない直接的な直観的認識能力のことを言う。

第3の法則●原因と結果の法則（カルマの法則）

意識的な選択が幸せをもたらす

私たちの行為の一つひとつはエネルギーを生み、同等の結果として帰ってきます。

これは「罰が当たる」といった「因果応報」の考え方とは異なり、「すべての結果には原因がある」という至ってシンプルな法則です。

今あなたが直面している問題は、あなた自身が過去に選んだ物事が原因となって起こった結果であり、今あなたが選んだ物事は、未来において結果として起こることになります。例えば、部屋を片付けないという行為の積み重ねが、家をゴミ屋敷にしてしまうことも、この法則に当てはまります。

カルマとは、こうした行為そのものと、その結果の両方を意味します。

行為と結果が連動するということのカルマの法則を知れば、今すべき選択が少し変わってくるかもしれません。

この法則を最大限に活かすために大切なのは、意識的に選択をすることです。私たちは多くの場合、無意識に選択をしています。というよりも、むしろさせられています。それゆえに、まるで選択をしていないかのように捉えがちです。

しかし、蒔いた種は、自分で刈り取らなければなりません。それがカルマの法則です。ですから、幸せになりたいなら、自分で幸せの種を蒔けばいいのです。大切なのは、カルマを意識的に選択することです。

例えば、怒られれば感情を害し、ほめられると喜ぶ。これらもみな選択です。なぜならあなたは、怒られたとしても感情を害さないという選択もできます。ほめられても喜ばないという選択もあるからです。

こうした無意識の選択は、パブロフの犬の条件反射のようなものかもしれません。私たちは、条件づけの結果としてほとんど自動的に、決まった反応を繰り返

原因と結果の法則
ジェームズ・アレン著『原因と結果の法則』では、次のように述べられている。「私たちがこれまで考えてきたこと（原因）が、私たちを、いまの環境（結果）に運んできたのです。自分の現在（の環境）は、自分の過去の行動の積み重ねの結果として生まれている。行動は思考から生まれる。つまり、過去の自分の考えという原因が今の環境という結果を生み出している、ということではないでしょうか。」

すようになっています。そのため自分が「選べる」ということを忘れて、いつしか無意識のままに選択をしてしまっているのです。

一つひとつの選択を心に問う

意識的な選択をするとき、宇宙には、あなたが正しい選択をできるように導くすばらしいシステムがあります。それは、「心地よい感覚」と「不快な感覚」です。

選択をするとき、「私がこれを選んだらどうなるだろう」と、あなたの心に聞いてみてください。

もしも心が、「心地よい」というメッセージを送ってきたなら、それは適した選択です。「不快」ならばそれは、適当な選択とは言えないものでしょう。心は、正しい答えを知っているのです。

インドの超人・サイババも、「心を大切にしなさい」といっています。心に従うことは不合理にも思えますが、どんな合理的な思考よりも正確な計算能力を持っています。宇宙のコンピューターをたたき、純粋潜在力の場・純粋知識・無限の創造力のすべてを考慮にいれて、答えを出すのです。

未来が、人生の一瞬一瞬の選択によって作り出されているということに気づきましょう。自分の選択に気づくことができれば、正しい選択ができるようになります。それが、カルマの法則を利用するための原理なのです。

過去のカルマへの対処法

過去のカルマは、現在にどのように影響するのでしょうか。過去のカルマに対して、できることが3つあります。

①カルマの代償を支払うこと

ほとんどの人は、無意識のうちにこの方法を選んでいます。それもまた、自分の選択です。そして、カルマの負債の支払いには、苦痛が伴うことが多いものです。

例えば、子どものころに動物をいじめたことがある人が、クマに襲われて痛い

心は正しい答えを知っている
心に関してインドに伝わる教え。ヨーガの聖典『ヨーガ・スートラ』では、「心のおしゃべりを静止する」、『バガヴァッド・ギーター』には、「心こそ最大の敵であり、友である」としている。

カルマ
シルバーバーチは、いくら神の摂理を守っても、現世で必ずしも成功するとは限らないということを伝えている。「地上では必ずしも正義が勝つとは限りません。なぜなら因果律というものは必ずしも地上生活中に成就されるとは限らないからです。ですが地上生活を超えた長い目で見れば、因果律は一分の狂いもなく働き、天秤は必ず平衡を取り戻します。」

目にあったとします。これは、カルマの法則が働いていると考えることもできます。

この法則において、これまで支払われなかった負債はありません。宇宙には、完全な会計システムがあるのですから。

②カルマを成長の糧にすること

カルマの負債を支払う過程で、「この経験から、私は何を学べるのだろう」「この出来事は、なぜ起こったのだろう」「宇宙が私に与えるメッセージは何だろう」「この経験は、どうしたら役立つのだろう」と、自問してみましょう。

例えば、病気にかかったときには「私はこの病気から、何を学べるのだろう」「宇宙が私に与えるメッセージは何だろう」とたずねてみるのです。あなたは病気をすることで、健康と病気、生と死について多くのことを学ぶかもしれません。それはきっと、「生命について学びなさい」という宇宙のメッセージなのです。

③カルマを超越すること

カルマを超えるためには、真我（想念と想念のギャップにある静寂）を体験するという方法があります。これは汚れた布（過去のカルマの代償）を川で洗うようなことです。純粋な静寂という清水によって布を洗い続けることで、次第にきれいになっていくのです。

このギャップに入って出てくることで、カルマの種が洗われ、やがて超えていくことができます。これは、毎日の瞑想を通しても行なうことができます。毎日の行為（カルマ）としての瞑想が、結果（カルマ）をきれいなものにし、代償を払う必要がなくなるのです。

応用法

①一つひとつの選択を、そのたびにしっかりと意識しましょう。例えば食事のときには、「食べること」を意識します。食べるという行為を選択し、料理を選んで口に入れてよく噛み、飲み込む……といった一つひとつの選択を意識するのです。なにげない行為のすべてが、

自分の選択なのだということに気づきましょう。

②何事においても自分の心に尋ね、快と不快のメッセージを聞きとります。

そして、もしも快適であるならば、躊躇せずに進みましょう。不快に感じるのであれば、ちょっと一息入れて、静寂の中で内なる声に耳を傾けてみましょう。

例えば、タバコを吸いたいと思ったときにも、静寂の中で内なる声にたずねてみます。内なる道案内が、適切な選択ができるよう導いてくれることでしょう。

第4の法則●最小努力の法則

自然の知性は願望を無理なく実現させる

あなたを取り囲む自然界を見渡してみましょう。自然の叡智によって、無理や頑張りを強いずとも、すべてがうまく機能しているということに気がつくはずです。

地球は、宇宙空間を高速で動いていますが、そのために努力をしているわけではありません。植物は、精進することもなくただ生えており、咲き続けることに対しても執着することはありません。ろうそくはただ燃えるだけで、尽きないよう抵抗することもありません。

このように「自然の知性は、努力や無理をすることなく働いている」というのが、最小努力の法則です。ヴェーダ科学では、「最小の力で最大の効果を得る」と表現しています。

この法則に調和し、真我に気づけば、望むものを最小の努力で実現することができます。奇跡とは、最小努力の法則のあらわれです。星がその性質によってキラキラと輝くように、無理なく願望を叶えることができるでしょう。

愛に支えられた行動が力を増幅させる

この法則は、愛情に動機づけられた行動であれば、それだけ拡大します。自然は、宇宙の愛のエネルギーによって創造

最小努力の法則
「引き寄せの法則」と基本的に同じ考え方。

されているからです。

あなたの行動が愛で支えられているならば、エネルギーを無駄にすることなく、増大させながら蓄えることができます。そうして有り余るほどになったエネルギーは、あなたが欲するものすべてをつくり出すことでしょう。

しかし、例えばあなたが誰かを無理やりコントロールし、お金や権力を得て自我の満足を得ようとするなら、エネルギーは浪費されることになります。愛に支えられた行動ではなく、ただ自分のためだけの身勝手な行動は、エネルギーの流れを止めて自然の知性を妨げることでしょう。そして、今ある幸福を楽しめなくしてしまうのです。

そのため、最小努力の法則は「愛と調和の法則」と言うこともできます。私たちがこの法則を学べば、あらゆる願望は達成されやすくなります。

私たち人間も自然の一部です。そのため、自然界全体を包み込む愛のエネルギーに気付くことができたとき、本来の自然界には存在しない無理や我慢や辛抱といったものから解放され、調和できるようになります。

ただしその本質は、単に楽な道へと導くものではありません。また、努力や修練を否定するものでもありません。何もせずに「果報は寝て待て」というのではなく、やることをやった後は自然の力にお任せしてみようというものなのです。

この法則を理解するうえで、お釈迦さまによる「筏のたとえ」が役に立ちます。それは、川を渡るときに筏を使った人が、渡り終わった後にも「また必要なときが来るかもしれない」と思い、平地や山を移動するときにも、筏を引きずって歩き続けるというたとえ話です。

このシーンにおける最小努力というのは、「川を渡る努力をしない」というものではなく、「その後は不必要となる筏を運び続けるという努力をしない」ということです。その場その場で必要なことを行ないながら、必要以上にしがみつかないことが大切なのです。

この法則に則り、「最小の努力で最大の効果を得る」ために、守るべきことが3つあります。

1つ目は「受容」です。受容とは、あるがままに受け入れるということです。周囲の人びとや環境、起こった出来事などをあるがままに受け入れ、受容しましょう。なぜなら「今」は、過去のあらゆることの結果として、あるべくしてあるからです。

ここで、もし「今」に逆らうのなら、それは宇宙全体に逆らうことになります。しかし「今」をあるがままに受け入れるのであれば、それは全宇宙を受け入れるということになります。未来に対しては望みを持っても構いませんが、「今」についてはそのまま受容するとよいでしょう。

そして、2つ目は「責任」です。責任とは、あなた自身の問題や状況を受け入れ、創造的な反応をする能力のことを指します。たとえ苦しい状況にあったとしても、その状況をあるがままに受け入れ、そして、見方を変えるゆとりを持って「これは、自分の進歩のために必要なことなのだ」と受け止めることが責任です。

どんな苦悩も、見方を変えれば好機になります。あらゆる出来事には表と裏があり、表面では苦悩のように見えても、裏面ではあなた自身の進化を促すための機会だと捉えることができます。このようにして、物事をあるがままに受け入れつつ、すべてに対して責任をとるのです。

さらに3つ目の要素は「無防備」です。無防備というと一般的に「災害などに対して何の準備もしていないこと」と定義されます。しかしここでは、「できるだけ防御の必要のない、抵抗のない道を選ぶ」ということを指します。その道こそが、自然の知性が解放され、必要以上の苦労や摩擦なしに進むことができる道です。無防備でいることによって、自然の流れに乗ることができるのです。

例えば、意見が異なる他人を咎めて受

け入れずに対立し続けていれば、いつかは抵抗されることになるでしょう。そんなとき、あらゆる見解を受け入れられるように自分を解放していれば、つまり、執着をしていなければ、争いに巻き込まれることはありません。あなたの願望は、自然の願望とともに流れるように実現していくことでしょう。

あなたの願望が実現という花を咲かせるまで、「受容」「責任」「無防備」の3つを実践しながら時期を待ちましょう。適切な時期がやってくれば、あなたの願望は最小の努力で実現されるはずなのです。

応用法

①今を受容しましょう。

周囲の人びとの状況や環境、出来事などを、今までの価値基準を少し休ませて、あるがままに受容していきましょう。いまの状況は、あるべくしてあるということを、理解しましょう。

今に逆らうなら、それは、宇宙全体に逆らうということになります。そして、今を受け入れるということは、全宇宙を受け入れるということになるのです。もしも現実が自分の理想とは違っていても、今はまず、まるごと受け入れる練習をしてみるのです。

②責任を持ちましょう。

責任という言葉は、自分や誰かを責めたり咎めたりするためのものではありません。責任とは、あらゆる問題を受け入れ、その状況に対して創造的に反応する能力を指しています。今起こっていることを、他の何かのせいではなく自らが蒔いた種だということを認め、受容した後、そこから何ができるのかを考えて行動することです。

一見すると苦難のように見えることも、裏を返せば好機だと捉えることができるものです。どんな状況にあっても、すべてを受け入れて創造的な対応をする「責任」を持ちましょう。

③自分を無防備にしましょう。

自分の見解を押し通して他者の理解を

価値基準
仏教の唯識にある三性とは、
◎遍計所執性…偏ったものの見方をする。
◎依他起性…相対的存在、つながりを見る。
◎円成実性…絶対的存在、すべてはひとつであるという見方をする。

あらゆる見解を受け入れる
仏教の唯識学には「1水4見」という教えがある。同じ「水」をどのように見るか。人間にとっては飲み水、天人にとっては水晶、魚にとっては自らの住み家、餓鬼にとっては炎の燃え上がる膿の流れに見える。同じものを見ても、認識の主体が変化すれば認識の対象も変化するということのたとえ。

望むのではなく、あらゆる見解を受け入れて無防備でいられるようにしましょう。

人から自分を防御しようとするときや、反対意見を受けたとき、言い訳をしたり相手を攻めたりしてしまうことがないでしょうか。また、自分の見方を理解させようとして、他者を無理やり説得したり、信じさせようとしたりすることはないでしょうか。しかし、そんな必要はありません。あらゆる見方があることを認め、頑なになることなく無防備に受け入れましょう。一つの見方に固執せず、自分の行動や思想に責任を持つことが大切なのです。

第5の法則●意図と願望の法則

注意を向けて意図すれば願望は叶う

「人は自分の深い願望のごとくになる。願望は、意図のごとくになる。意図は、行ないのようになる。行ないは、宿命のごとくになる。」（『ブリハッドアーラーニャキャ・ウパニシャッド4－4－5』）

例えば、木と人体を分析すると、物質的なレベルでは木も体も同じ元素（炭素・酸素・水素・その他の微量元素など）から成ることがわかります。しかし、木と人体の違いは、元素の構成のみではありません。それぞれに含まれるエネルギーと情報の違いなのです。

生命は、エネルギーと情報が局在化した場にすぎません。このような局在的な場を、私たちは思考・感情・願望・記憶・直観・衝動・信念などとして、主観的に体験しています。そして同じ領域を、肉体や現実世界として客観的にも体験しています。

そして、実はこれらはすべて、同質のものから成っています。古代のヴェーダの賢者たちはそのことを、「Tat tvam asi（我はそれなり。あなたもそれなり。すべてはそれなり。それは存在するすべてであるから）」と表現しています。

統一場（ヴェーダ科学で「純粋意識」

ブリハッドアーラーニャキャ・ウパニシャッド4－4－5
マザー・テレサの言葉として知られる思想のルーツ。「思いに気を付けましょう。それはいつか言葉になるから。言葉に気を付けましょう。それはいつか行動になるから。行動に気を付けましょう。それはいつか習慣になるから。習慣に気を付けましょう。それはいつか性格になるから。性格に気を付けましょう。それはいつか運命になるから。」

「純粋潜在力の場」とみなされる場）のレベルでは、自他の区別はありません。

この場においてあなたの体を見てみると、変動・波・揺らぎ・うずまきであり、広大な統一場における局所的な歪みのようなものだと捉えることができます。そして、広大な統一場である宇宙は、あなたの体の延長のようなものだと言うことができます。

人の神経系は、自身の統一場における情報とエネルギーを感受できるばかりではありません。人間の意識は、この不思議な神経系を通して無限の柔軟性を持っています。そして、そこに含まれる情報が肉体に具現化される過程を、意識的に変化させることができるのです。

つまりあなたは、自分の統一場に包含されている情報とエネルギーを変えることができ、その結果として、物事が具象化される過程を変え、自分の体の延長である環境に含まれる情報とエネルギーにまで影響を及ぼすことができる存在となれるのです。

その鍵となる要素が、「注意」と「意図」です。

「注意」とは気づかせるためのもの、「意図」とは変換させるためのもののことです。もし、あなたが特定のことに「注意」を向ければ、「意図」はだんだん強くなります。しかし「注意」をそらせば、「意図」は弱まったり壊れたりします。このように「意図」は、エネルギーと情報が変換するきっかけを作るのです。

ですから、「注意」を向ける対象に対して「意図」することは、無限の時空の出来事を調和させて「意図」したことを実現するように導く力があると言えるでしょう。

人の神経系のすばらしさは、こうした「意図」を意識することで、無限の組織力を駆使できるということにあります。人が抱く「意図」は、エネルギーと情報の強固なネットワークに固定されたり、がんじがらめになったりすることはありません。無限の柔軟性があり、「意図」

注意
集中と同意語に考えられ、緊張を伴うことがある。ここでの注意は、緊張を伴わないawarness（気づき）のこと。緊張を伴った注意や集中は持続が難しいが、この場合の注意はリーラ（楽しさ・遊び）を伴った楽な注意力を言う。

意図
ここでの「意図」とは、アグニの力を要する変換力のこと。つまり、日常生活で緊張を解いて気づいたことを、自分の意図を通じ必要に応じて変換させ、今に生きる力にしていくという意味。
ヨーガのときに「体の一部に注意を向けて」と言われると、その箇所を緊張させる人がいる。緊張させるのではなく、その部分に気づき、たとえば冷えていれば、意図を使って血液が流れ温かくなるようにその部分を変換させていく。このように注意と意図を生かしを通して自然法則を利用し、願望を実現させることができるのです。

意図と静寂によって願望を引き寄せる

「意図」とは、願望の根底にある力であり、結果にとらわれない願望です。一方で願望とは、執着をともなった「注意」です。

執着を持たない「意図」は、今このときを大切にするという気づきをもたらします。行動が今への気づきに基づいて行なわれたとき、それはもっとも効果的なものとなるのです。

今への執着が取り除かれ自由になれば、物質・エネルギー・時間・空間が正しく混ざりあい、「意図」が触媒となって働くため、あなたが望むものすべてが創造されます。今に対する気づきがあれば、創造上のわずかな障害があったとしても、一点集中した「意図」により好機に変換されることでしょう。

一点集中した「意図」とは、断固とした目的を持つ「注意」のことです。「意図」した結果に対して「注意」を向け、不屈の目的を持つことで、集中された「注意」を浪費したり消散したりしないよう維持します。そうして、あらゆる障害はあなたの意識から締め出され、強い情熱によってゴールへ向かいながら、揺るぎない平静さを維持できるのです。これが、執着のない気づきと、一点集中した「意図」が同時に存在するときに発揮される力です。

また、「意図」が組織化される場合には、静寂が重要です。静寂の中では、願望が発生する状態を眺めることができるからです。静寂は、願望があらわれ出るための第一の必要条件です。静寂の中でこそ、純粋潜在力の場とつながることができるからです。これは、静かな池に小石を投げたとき、湖面に起こった波紋にたとえることができます。しばらくすると波紋が静まり、再び小石を投げると波紋が起こる。純粋な静寂の場に「意図」がもたらされると、波紋のように実現していくといい。

ていくのです。

そのためには、超越瞑想や原初音瞑想といった種々の瞑想によって純粋な静寂を体験した後、スートラ瞑想などによって良質な波動の音を心で繰り返すことです。幸福・平安・調和・笑い・愛情などのキーワードをスートラ（短い言葉の連なり）として、静寂の湖面に小石を投げ入れるように、心の中でかすかに「意図」しながら繰り返すのです。

そのようにして「意図」の力を利用すれば、どんな願望も創造できるでしょう。結果を得る努力と試行が、代償としてストレスをもたらすことがありますが、次の6つのステップによって免れることができます。それは、このステップにしたがうことで、「意図」が自動的に力を発揮するからです。

意図と願望の実践ステップ

①ギャップに滑りこみましょう。想念と想念の間にある静寂の場に入りこむのです。

②純粋な静寂のレベルに立脚し、「意図」と願望を解放しましょう。実際のギャップには想念も「意図」もありません。しかし、ギャップから出てくるときに、ギャップと想念の狭間に「意図」を滑りこませるのです。自分の目的を列記して、ギャップに入る前に、それらに「意図」を集中させるとよいでしょう。

③真我への気づきを維持しましょう。真我こそが、純粋潜在力の場との結合部です。しかしそれは、外界からの冷静な目であなた自身を見ることを否定したり、他人の意見や批判を無視することを意味しているのではありません。

④願望を、あなた自身の内に秘めておきましょう。あなたとまったく同じ願望を持っている近しい人でなければ、願望をあかさないことが大切です。

⑤結果に執着するのをやめましょう。一定の結果を堅く望むことをやめ、不確定性の智恵をもって生きるのです。願望の結果がどうであれ、人生という旅をその時その時で楽しむことです。

スートラ瞑想
意味がわかる自国語の言葉を、心の静寂の中で繰り返す方法。たとえば「幸福、幸福、幸福、幸福……」のように繰り返す。

ギャップ（隙間）
考え方や意見などの食い違いを指す言葉だが、ここでは「間」と捉える。矢継ぎ早に過ぎさる間の静寂と捉えてもいい。

⑥細かなことは宇宙にまかせましょう。あなたの「意図」と願望は、ギャップで解放されれば無限の組織力を持つようになるでしょう。ですから、「意図」の持つ無限の組織力が、すべてを調整してくれると信じてください。

たとえば、美しく花が咲いてほしいと「意図」するとき、執着や決めつけをすることなく、花が咲くことに対して集中を向け、眺めたり、水やりをしたりするでしょう。それは、思いがかなうような「注意」と「意図」を花に対して向けることになります。

「意図」の力が発揮されれば、美しい花が咲きます。思い通りに咲かなかったとすればそれは、宇宙によってさらに大きな構想が働いているということです。私たちは結果を自然にゆだねるだけで、そのことについて自分を責めたり後悔したりする必要はないのです。

応用法

①「意図」と願望を明確にし、リストアップしましょう。

そのリストを常に携え、瞑想や静寂を体験する前には必ず目を通します。就寝前や起床後にも見てください。

「意図」は、自分が望む方向へと自分自身を連れていくための手段であり、思いの乗り物のようなものです。ですから、この「意図」もいつかは捨てるときが来るわけですが、それまでは進みたい方向を明確にして、確認しておくことが大切です。

②「意図」や願望を意識に導き入れた後は、結果は自然にゆだねましょう。

たとえ思うようにならなくても、自分が考え得るよりもずっと崇高な目的のために、宇宙の構想が働いているのだと信じましょう。

③どんな行動をするときも、今に意識を向けましょう。

たとえ障壁があったとしても、この瞬間への「注意」を怠ってはいけません。今をそのまま受け入れることで、「意図」や願望が成就に向かうのです。

第6の法則●放棄の法則

執着を捨てることから創造が生まれる

物質的に何かを得るという執着をやめる（放棄する）ことで起こる、種々の変化を示した法則です。

しかし、「願望を意図することをあきらめろ」と言いたいのではありません。結果に対する執着をやめればいいのです。『バガヴァッド・ギーター』には、「あなたの職務は行為そのものにある。決してその結果にはない（ギーターⅡ・47）」とあります。

結果への拘泥をやめ、ひとつの「意図」に執着しなくなれば、願望を実現することができるでしょう。なぜなら、欲するものは執着しないことによって成就できるからです。放棄とは、自身の内なる力を信じることによって可能になります。

今できることを100%やってみる。そして、「果報は寝て待て」という言葉の通り、あとは結果をゆだねてみましょう。放棄の法則で推奨しているのは、やるべきことを放棄することではなく、結果への執着を手放すことです。不安や恐れに後押しされて結果を操作しようとし、結果に縛られてしまうことから手を離しましょう。

例えば、ヨーガの練習の最後に行なう「屍のポーズ」は放棄の法則の実践だと考えることができます。仰向けになって寝転んでいるだけに見える「屍のポーズ」は、練習の後にその結果を手放して、体の智恵にゆだねるためのポーズです。ポーズの完成度や、そこから得られる成果に対しての執着を手放す。そうすることで私たちの体は、本来持ち合わせている自然治癒力を働かせ、バランスを整えるようになります。結果をゆだねることで、平和や調和がもたらされ、真我が輝き出すのです。

富とは、自分が欲するものを何でも、いつでも、最小の努力で手に入れる能力をもっているということです。そのため

ギーターⅡ・47の言葉
この言葉は「行動しよう。行動をやめないように」という意味。結果にしばられない行動、それは、今ここに集中してみること。

やるべきことを放棄する
やるべきことを放棄して何もやらないことはタマス（暗質）、無理や頑張りで押し通すことはラジャス（激質）、やるべきことをやって結果にしばられないことはサットヴァ（純質）。

屍のポーズ
シャヴァーサナと呼ばれ、寝た状態で身体や心の観察者になること。
江戸時代の高僧・白隠禅師が座禅病にかかったとき、至道無難禅師より指導を受けた臥禅の言葉「行きながら死人となりて成り果てて思うがままになすわざぞよき」の境地と同じ。

には、「放棄の道」を選ぶ必要があります。

幸せになるには、自己の外にあるものが必要だと信じがちです。例えば、貯金や家、洋服などを持つことが安心につながると信じている人も多いでしょう。しかし、幸せの根拠を自己の本質以外のところにおいていると、いつか不安に見舞われます。なぜなら、今は幸せをもたらしているものが、いつかは失われるかもしれないからです。

私たちが求める安心は、かげろうのようなものです。例えばお金など、自分の外にあるものに安心を求めていては、一生得ることができません。なぜなら安心は、お金だけで得られるものではないからです。お金への執着があると、いくらお金があっても常に不安がつきまといます。お金をたくさん持っている人に、不安が強い人が多いのも事実です。

古代インドの教えは、不確定性の智恵がこのジレンマを解消するとしています。安心や確実を求めるのではなく、不確定性の要素を残すことが解決になると言うのです。

不確定性は、未知なるものへの進展を意味します。未知なるものは、すべての可能性の場であり、新鮮でだれも知らない創造への入口となります。ですから、ジレンマの解決に未知なるものを求めると、あらゆる可能性の場に踏み入れることができます。そして、人生を楽しみ、大きな喜びを得ることができるのです。

無限の可能性があるというのは、純粋な静寂の場の特徴です。しかし、何かに執着すると、「意図」は一定の思考形式にはまり、融通や創造性がきかなくなります。そして、物事が自動的に進展するという、可能性の場の持ち味がなくなってしまいます。

執着を放棄することは、意図と願望の法則における目的を放棄することではありません。ある一定の方向に進もうとする「意図」を持続させることは必要なのです。

A点からB点に至る道のりには、無限

の可能性があります。不確定性を有していれば、よい考えが浮かんだり、わくわくしたりするたびに、いつでも道を変更できます。無理難題を解く必要も、好機を逃すこともなくなります。

好機とは、一体何でしょうか。人生においてで出食わすあらゆる問題には、好機が隠されています。すべての問題は、偉大な成果を得ることができる好機の種なのです。

不確定性の智恵に立脚していれば、そうした好機を引き寄せることができます。用意周到さをもって好機に巡り合えば、問題は自然と解けるでしょう。その結果を、幸運と呼ぶのです。つまり幸運とは、用意周到さと好機が合致した結果にすぎないのです。

応用法

①執着しないことを学びましょう。

自分やまわりの人たちを、自分の心の中であるがままに自由にさせましょう。執着は、柔軟性のない考え方や姿勢を生み出します。こうあるべきだという自分の考え方や姿勢を、押しつけないようにします。

問題を無理に解決しようとすれば、新たな問題を引き起こすこともあります。何事も、執着することなく取り組むようにしましょう。

②不確定性を受け入れましょう。

たとえ今は混沌としていても、解決策は自然とあらわれます。不確定性の中から、創造的な解決策があらわれる様子を観察しましょう。純粋な好奇心を養い、自分の中で安心感が育まれていくことに注目してください。

第7の法則●ダルマ（人生における目的）の法則

人生の目的は自分独自の能力を生かすこと

ダルマは、サンスクリット語で「法・真理・人生の目的」という意味を持っています。

ダルマ
仏教における法（法則・真理、教法・説法、存在、具体的な存在を構成する要素的存在）のこと。本来は「保持するもの」「支持するもの」の意で、それらの働いてゆく姿を意味して「秩序」「掟」「法則」「慣習」といったさまざまな事柄を示す。仏教における法を内法と呼び、それ以外の法を外法と呼ぶ。

ダルマの法則によると人間は、目的を実現するために肉体を持って生まれたということがわかります。生きとし生けるものには生きる目的があるのです。

この法則では、人はそれぞれ独自の能力を持っていると説いています。世界中で最も優れた、自分だけの能力を誰もが持っていると言うのです。

そして、その能力を必要とする状況が必ず存在し、そのとき、創造性の豊かな流れが起こります。その必要性を満足させようとして、あなたが自分の能力を発揮すればするほど、アルタ（実利・財）が限りなく与えられることでしょう。

ダルマの法則を実践するためには、必要な要素が3つあります。

まずは、「高次の自己を見出し、その自己で生きる」ということです。私たちは、自己（つまり、真我）を発見するために生まれました。そして、霊的な存在でありながら肉体としてあらわれています。だからこそ、霊的な存在としての自己を発見し、認識しながら生きることが求められるのです。

2つ目の要素は、「自分独自の才能を目覚めさせる」ことです。私たちはそれぞれ、唯一無二の特異な才能を持っています。その才能を目覚めさせ、発揮することがダルマの法則の条件のひとつです。

そして3つ目は、こうした才能を人の役に立つように使うことです。自分が持つ力を、自分自身のエゴのためではなく、「どうすれば人の役に立てるだろうか」と考えて、生かしていく。こうした生き方こそが、ダルマなのです。

自分の才能を生かす機会と奉仕の精神があれば、ダルマの法則を十二分に活用できるでしょう。あなたの純粋潜在力の場の体験、つまり想念と想念のギャップの体験がそれに加われば、富を得ることができます。むしろこれこそが、富を得るための真の方法です。

しかもこれは、一時的な富ではありません。あなた自身の才能によってあなた自身が行ない、人に奉仕し献身したこと

アルタ
インドにおける人生の3つの目的のひとつ。学問・土地・黄金・家畜・穀物・家財道具・友人などを獲得し、獲得したものを増大させること。
『カーマ・スートラ』第1章第2節において次のように説明される。「人は百歳の寿命をもつが、時期を分けて、それぞれ関連をつけて、互いに損なうことなく、人生の3目的（トリヴァルガ）を追求すべきである。少年時代には学問の習得など実利（アルタ）を、青年時代には性愛（カーマ）を、老年にはダルマと解脱を（追求すべきである）。寿命は移ろいやすいので、あるいは臨機応変に追求してもよい。（ただし、学問の修得までは、禁欲。）」

による永遠の富なのです。
「何が自分の役に立つだろうか」という疑問は、エゴのひとりごとです。それに対して、「自分は何の役に立てるだろうか」というのは、魂の問いです。自分の内なる疑問を「自分は何の役に立てるだろうか」に変えていくだけで、エゴを超越した魂の領域に自動的に到達することができるのです。
例えば、臓器移植について考えてみましょう。臓器移植者は、ダルマの法則に則って人の役に立つことを選んだということができるでしょう。移植されるまでの間、臓器はただ移植者本人のダルマを果たしてきました。そこからさらに、臓器を求める人のもとに提供されることで、自己の役割を最大限に発揮して生き続けます。このとき、ダルマの法則が働いているのです。

応用法

①瞑想などにより、自分のエゴを超越した高位の「自己」の存在に気づきましょう。
心と体の内なる静けさに注意を払い、その中で起こるさざ波のような変化の観察者になるのです。
②自分の才能を表現しながら、楽しく実践できることを見つけましょう。
無心になって、時間を忘れるほどに自分自身を楽しませてください。それこそが、あなたの才能を発見し、生かすためのシンプルな方法です。
③人に奉仕するにはどうすればよいかを、自分に問いかけましょう。
「自分にはどのような奉仕ができるだろうか」「自分は何の役に立つだろうか」と自問をすることで、より深いレベルで人生の目的を果たすことにつながります。

＊＊＊＊＊＊＊＊＊＊＊＊

ディーパック・チョプラ氏はこれらの法則を、人生に成功をもたらす「7つの法則」としました。またスティーブン・R・コヴィーは「7つの習慣」として仕

今における意識・心・体・環境

古東哲明著『瞬間を生きる哲学』では、瞬間の力について述べている。「いまこの瞬間の中にすべてがある。少なくとも、大切なものは全部でそろっている。人生の意味も、美も生命も愛も永遠も、なんなら神さえも。だから瞬間を生きよう、先のことを想わず、今ここのかがやきの中にいよう。

［技法0］苦行の1分間
1分間、任意の対象に意識を向け続ける。今この瞬間に立ち会うことの難しさを実感する。

［技法1］魔法のトンネル
芸術（の鑑賞あるいは創作）に没頭する。芸術は瞬間を生きるための魔法のトンネルである。

［技法2］つねる（痛みの現場）
つねる。痛みは今ここでしか発現しないため、即座に今この瞬間に戻れる。

［技法3］まずは沈め

事や人の生き方について述べています。本書ではこれらに、「自己相似性の法則」と「ゆらぎの法則」の2つを加え、「9つの法則」として示します。

＊＊＊＊＊＊＊＊＊＊＊＊

第8の法則●自己相似性の法則
部分は全体であり全体は部分である

インドには「大宇宙がそうであるように、小宇宙である人間もそうである」という諺があります。「Aham Brahuma asmi（またはTat tvam asi）」といって、「私はブラフマンなり。なんじは、かのものなり」という梵我一如の思想があるのです。また、『バガヴァッド・ギーター』にも同義の言葉があり、大宇宙は小宇宙と相似形であることを意味しています。

このように大宇宙と、小宇宙である自分とが、「部分が全体で、全体が部分である」という相互関係をもつということ。そして、こうした相互関係が万物についてあてはまるということを示すのが、自己相似性の法則です。

私たちの体もまた、自己相似性の法則に則っています。例えば足裏には反射区があり、全身の縮図が映し出されています。そのほかにも、耳や顔、頭、背骨、皮膚などにも、全身の縮図があると言われています。

この法則は、宇宙の万物に当てはまります。体と心、外と内、時間と空間……すべては相似形になっています。宇宙の万物には、自己相似性が働いているのです。

相似性の基本的要素は、今における意識・心・体・環境です。これらの状態が、すべての次元に通じており、つまり、現在であり将来や過去でもあるというわけです。

そして、過去・現在・未来は、すべて意識の性質です。過去とは回想・記憶であり、未来とは予期、現在とは気づきです。つまり時間とは理念の動きなので

バタフライでは、まず思いきり沈む。すると自然に浮き上がる。この世の泳ぎ方も同じ。

［技法4］現在地を生きる
刻一刻の〈今ここ〉を大事に生きる。ゆっくり行く者が、遠くへ行く。

［技法5］サティする
一瞬一瞬の動作や心の揺れ動きに気づいて確認する。意識が〈今ここ〉にリンクしていく。

［技法6］超スロー歩行
1歩15秒ほどかけて空間を泳ぐように歩く。あっと言う間に瞬間没頭状態に入る。

［技法7］なにもしない
何もせず、ただ在る。それが瞬間を生きる技法の原型である「禅」。

［技法8］吸って吐く
ゆっくり大きな呼吸を3つする。今この瞬間だけが、浮き彫りになってくる。」

す。過去と未来は想像の産物ですが、今だけは、気づきであり真実であり永遠です。

そして今とは、時空・物質・エネルギーがもつ潜在力です。それは無限の可能性の場が、それ自身を経験している状態です。

たとえ過去に気がつくことができたとしても、後悔することのほうが多いかもしれません。未来に気づきを向けたとしても、不安が出てくるかもしれません。過去や未来に対しては、思いをはせることはできても、手の出しようがないのです。しかし、今に気づきを向ければ、気づいたことを言葉であらわしたり、行動に移したりすることができます。今とは、可能性そのものなのです。

それらが、軽くて熱性であろうが、電気、磁気、重力であろうが、その抽出された力を経験しています。これらの力は、過去にも未来にも存在せず、ただ、今にあります。つまり、今を生きることが過去や未来をも生きることになる。このような相似性が働いているというわけです。

また、私たちの細胞の一つひとつにも自己相似性があり、これまでに述べてきた7つの法則のすべてが、細胞レベルで当てはまります。それだけでなく、社会にも地球にも当てはまります。まさに、宇宙全体に当てはまる法則なのです。

応用法

①アーユルヴェーダの生活処方箋(ディナチャリヤー)を守って、一日一日を生きましょう。

すべての基本は、「今」です。「今」における意識・心・体の状態が、未来でもあるのです。今を意識的に生きて未来を開くために、アーユルヴェーダの処方箋を生かして生活をしましょう。

②全体を意識して、部分的な行ないを正すことからはじめましょう。私たちの人間関係において、ある領域での関係性は、他の領域での関係性と相似しています。

たとえば、動物を虐める人は、人間にも優しくなれません。まずは身近な動物に優しくなることからはじめてみましょう。些細とも思える局面での行ないを正すことが、すべての局面においての行ないを正すことにつながります。

第9の法則●ゆらぎの法則
すべてのものは常に変動している

宇宙のすべての事象は、常に変化し続けゆらいでいます。「宇宙の一切は波である」というのは、多くの伝統宗教や伝統医学で言われていることです。肉眼では動いていないように見えるものにも、ゆらぎがあります。顕微鏡で微生物を見れば、動いていることがわかるでしょう。

この躍動性はまったくのでたらめではなく、1／fゆらぎと呼ばれるリズムをもっています。宇宙を支配するリズムは、1／fゆらぎです。宇宙がビッグバンを起こしたとき、そこには種々のリズムがありました。それらの中でもっとも寿命の長かった1／fゆらぎが、現在も自然界で働いているというわけです。

1／fゆらぎとは、規則正しさとランダムさとの間で、調和している状態です。ある程度、先の予測ができるような規則性の中に、適度な意外性が含まれているのが特徴です。脳波や心拍の間隔、混雑した高速道路の車の流れ、心の変化……など、さまざまなものが、1／fゆらぎのリズムであることがわかっています。

このように常に変遷する事象のことを、仏教では「無常」と呼んでいます。しかし無常とは、具象化された相対レベルの特性であり、ゆらいでいる無常の根底には、非具象のレベルでひとつの絶対があります。ひとつの絶対から無常の相対があらわれ、ひとつの絶対に回帰する。この自己回帰的な変化によって、リズムができるのです。形で表現すれば螺旋形になるこのリズムを具象化したもの

1／fゆらぎ
パワー（スペクトル密度）が周波数fに反比例するゆらぎのこと。fは0よりも大きく、有限な範囲をとるものとする。ピンクノイズとも呼ばれ、自然現象においてしばしば見ることができる。人の心拍の間隔や炎の揺れ方、小川のせせらぎ、目の動き方、木漏れ日など。物性的には金属の抵抗、ネットワーク情報流、蛍の光り方など。
ゆらぎ物理学において、ゆらぎとは、広がりまたは強度を持つ量（エネルギー・密度・電圧など）の空間的または時間的な平均値からの変動。ゆらぎの大きさを表わすときに用いられる二乗平均ゆらぎは、統計学における分散と同じもの。

種々のリズム
白色のゆらぎ、1／f2乗のゆらぎなど。

のひとつが、DNA螺旋です。このDNA螺旋は、純粋潜在力の場の物質的な表現と言えるものです。

宇宙の万物に当てはまるこの法則は、人生においても当てはまります。

停止しているのではなくゆらいでいるからこそ、良いことがあれば悪いこともある。不幸があれば幸福もあり、病気もあれば健康もある。こうしたダイナミズムは生物・無生物を問わず、ゆらぎに従っているのです。このリズムを数学的に計算し、人生における変化や宇宙の変化を計算式にしたものが、占星術でしょう。

インド神話では「創造・維持・破壊のリズムが宇宙を支配する」と説いています。この説は、ブラフマン（創造）・ヴィシュヌ（維持）・シヴァ（破壊）という神と関連して説かれ、ゆらぎを示しています。

破壊があるから、創造が生まれるのです。例えば細胞は、破壊されるからこそ新しい細胞が生まれます。同様に、肉体や宇宙にも破壊があり、そのうえで創造がもたらされるのです。

これは人生にも言えることで、挫折や絶望という破壊を味わっても、その後には必ず新たな創造があります。こうしたゆらぎがあるからこそ、人は新たに歩みはじめることができるのです。

生も死も不死なる宇宙のゆらぎ

死ぬこともまた、新たな生のための過程です。

生まれ変わり・死に変わりによって新しい生命が誕生し、人間の進歩や宇宙の進化があるのです。つまり生と死は同じものの表面と裏面にすぎず、そこで起こるゆらぎによって、生であったり死であったりするというわけです。

このように、表面的には2つの相反する事象がゆらいでいるが、実は一元の絶対が具象化されたものである、という考えは、「不二一元論」のものです。「不二一元論」に従えば、表面にあらわれた現象は幻です。実体をもたない幻に迷わされる必要はありません。

私たちは、一元なる純粋潜在力の場を最奥にもっています。純粋潜在力の場とは、あらゆる可能性の場であり、自然治癒力の源、あるいは不死で完全なる健康と至福に満ちた場です。

私たちはすでにその場にいるのですから、不幸や幸福、病気や健康、生や死などについて、心配する必要はないのです。

応用法

①宇宙万物がゆらいでいることを認識しましょう。

ゆらぎを認識することによって、ゆらぎのないレベルを体験し、ゆらぎのレベルに対する観察者となることができます。ゆらぎのまっただ中にありながら、ゆらぎのないレベルに立つことができるのです。

②常に変遷し、入れ替わる具象の世界を楽しんでみましょう。

二元の間を常にゆらいでいる自分を楽しませてください。そのゆらぎこそが、進化のために必要なものです。

一元のみでは、ゆらぎは発生しません。「不二一元」の世界だからこそ、ゆらぎやリズムが起こるのです。そして、ゆらぎの波の中で神（宇宙の叡智）の遊び（リーラ）をするのが、私たちの人生であり神の意志なのです。

アーユルヴェーダのハーブ活用法のまとめ

アーユルヴェーダでは、ハーブやスパイスを治療にも予防にも多用します。もちろん、雲母や天然アスファルト（＝シラジット≒フルボ酸）などの鉱物や、ヒルなどの動物も使われており、「すべての天然物が薬になる」という旨の基本的原則も、アーユルヴェーダの古典『チャラカ・サンヒター』には記載されています。近年、薬学の発展のおかげで、ハーブやスパイスの薬草としての効能が明らかになってきました。その結果、アーユルヴェーダのハーブやスパイスに関する研究も進み、入手できる情報が増えました。

特に、Sevastian Pole 氏の本には、ハーブの作用機序や用い方だけでなく、現代医学的作用や、新薬との相互作用、併用した場合の危険性、副作用の発生する機序などもわかりやすく記述されており、一部が表示されていますので、それをここで紹介しました。

また、私自身の漢方内科臨床において、現代医学的治療や漢方や鍼灸を施しても効果がなかったのに、アーユルヴェーダの単一の薬草を少量飲んだだけで、ケロッとよくなった例などがありました。近年、統合医療として自費診療をされている医師・歯科医師や、健幸相談を受けてカウンセリングされている健康産業従事者の方々が、アーユルヴェーダのハーブやスパイスを利用されることは、日本の人びとの健幸寿命を延伸させることにつながると推定します。

そこで、以下の表の後半では、各種疾病と処方薬草を、295 頁の参考図書をまとめる形で、表示してみました。それらの処方薬草は、きちんと臨床試験が行なわれてエビデンスのあるものを中心にしております。これらは、iHerb.com. IndiaAbundance、マハラジャロード、サフランロード、ウインセンス、サンフラウ、Amazon などのインターネットのサイトから個人輸入できるものですので、アーユルヴェーダに詳しい専門家にご相談のうえ、自己責任で摂取されることが可能です。

ただ、2007 年 JAMA（「米国医師会雑誌」）には、ネットで入手できるアーユルヴェーダの薬草製剤の 20％が、重金属や農薬で汚染されていることが報告されています。その結果、インドでも、「無農薬」や「Organic」と銘うった製剤が作られるようになりましたので、それに留意しながら入手してください。ただし、きちんとした西洋医学的診断を受けて、重篤な難病や取返しのつかない疾病がないことをご確認いただいたうえで、最後は自己責任で個人輸入されることを望みます。

表1　組織がドーシャにより障害された症状と、それを改善させるハーブ

ダートゥ（副ダートゥ）	ヴァータ	ピッタ	カパ
乳微（経血、乳汁、カパ）	湿疹、乾癬、乾性咳	にきび、蕁麻疹、皮膚炎	喘息、気管支炎、湿疹
	生ショウガ、トゥルシー、マハスダルシャナ	ニーム、アロエ、ペパーミント	粉ショウガ、カンチャナーラ、トリカトゥ
血液（腱、血管、ピッタ）	痛風、静脈瘤、心疾患、高血圧	紅く分泌物が出てくる炎症、できもの、黄疸、肝炎、血友病、貧血	貧血、胆汁鬱滞、胆石
	アーマラキー、シャータワリ、ロハバスマ、甘草	ニーム、マンジスタ、グドッチー、アーマラキー、アショカ	マンジスタ、クトゥキ、ダルハリドラー、マルラ、アショカ
筋肉（靭帯、耳・鼻・目垢）	ベル麻痺、痙攣、麻痺、子宮筋腫	大腸炎、潰瘍、心筋梗塞	腫瘍、浮腫、心疾患
	アシュワガンダー、バラー、ギー	グドゥチー、カイザーグッグルー、ターメリック	カンチャナーラグッグルー、アルジュナ、ターメリック
脂肪（大網、汗）	糖尿病、消耗、結核、脂肪腫	膿瘍、腫瘍、糖尿病	肥満、糖尿病、腫瘍
	甘草、ヴィダリカンダ、シャータワリー、アシュワガンダー	ニーム、ターメリック、マンジスタ、シャンカプシュピー	クトゥキー、シラジット、トリファラーグッグルー、グルマール
骨（歯、爪、毛髪）	関節炎、骨粗鬆症、骨腫瘍	骨髄炎、骨膜炎、関節炎	骨棘、骨腫、関節炎
	ヨーガラージャグッグルー、アシュワガンダー	カイザーグッグルー、ゴツコラ	プナルナヴァディーグッグルー、ゴクシュラディーグッグルー
骨髄（涙）	神経系異常、多発性硬化症、てんかん、座骨神経痛、神経痛	神経炎、髄膜炎、座骨神経痛	水頭症、多発性硬化症
	ジャタマンシー、アシュワガンダー、ヴァチャー	ジャタマンシー、ブラフミー、ゴツコラ、ブリンガラージャ	ブラフミー、ヴァチャー、フランキンセンス（ボスウエリアセラータ）
生殖器（オージャス、恥垢）	不妊、インポ、免疫機能低下	生理痛、精子減少、免疫機能低下	不妊、精力減退
	アシュワガンダー、カピカッチュ、ヴィダリ、バラー	シャンカプシュピー、ローズ、ゴドゥッチー、セイフドムセリー、シャータワリー、アショカ	シラジット、カピカッチュー、ゴクシュラ、アシュワガンダー、アショカ

作用するダートゥ	作用するスロータス	作用	投与量（1日のエキス剤や粉剤）	禁忌	西洋医学的作用
血液、筋肉、脂肪、骨、骨髄、生殖器	神経系、生殖系、呼吸器系	ヴァータのラサーヤナ、抗加齢作用。強精作用：精子の量と質を改善、生殖能力向上、ヴァータを鎮静化して、筋力低下によい。消耗させない：エイズ、多発性硬化症、結核によい。神経系を鎮静化し強化する。不眠によい。VK性咳によい。子宮強化作用、ヴァータを鎮静化し、痛みをとる、オージャスを増やして免疫機能を高める。甲状腺機能低下を改善。	1-15g/日	アーマ蓄積、スロータス閉塞状態、ピッタ過剰状態、妊娠中は要注意。免疫抑制剤、甲状腺機能に影響する製剤や抗糖尿病薬との併用	催淫、神経鎮静、鎮静、収斂、ストレス耐性向上、腫瘍免疫向上
全て	排泄系、神経系、女性生殖器	軟滑性下剤、減量治療に使う、眼を明るくする、鬱滞性関節炎、皮膚感染、爪白癬、外用：塊、腫瘤によい。分配を促す	1-3tsp/日	腎疾患、膀胱や胆嚢、消化管の感染症、黄疸、排尿障害、妊婦、12歳以下、長期間の連用	分泌促進、軟滑、鎮痛、神経鎮静、抗炎症
全て、特に乳糜と生殖器管	生殖器、呼吸器系	若返り滋養強壮薬、強精薬として生殖能力を増進、産前産後によい、乳汁分泌促進、消化管の炎症によい、滋養強壮薬	3-15g/日	アーマ、鬱滞	軟滑、乳汁分泌促進、滋養強壮
乳糜、血液、骨髄	神経系、消化器系、呼吸器系	ヴァータを鎮め、消化管や心を鎮静化する、消化管からアーマを除去。神経系からヴァータを除去。鎮静させ落ち着かせ宥める。不眠や不安時に用いる、高血圧や動悸によい。月経不順によい、喘息や喘鳴によい。	3-9g/日	中枢神経抑制剤、過剰でだるさのもとになることがある、ピッタ過剰状態では要注意。	鎮痙、神経鎮静、駆風、健胃、鎮静と活性化の双方をもつ
全て特に骨	排泄系、生殖器、泌尿器系、呼吸器系	オージャスを高める、ヴァータの若返り薬、軟滑性緩下剤、筋肉の滋養強壮薬、痔核によい、乾性咳を治す、骨をつよくする。	10-30g/日	ピッタ過剰状態、皮膚の炎症、アーマ蓄積時、肥満、妊娠中には大量使用は禁。	緩下、軟滑、利尿、乳汁分泌促進、通経、
乳糜、血液、筋肉、骨髄	循環系、消化器系、呼吸器系、尿路系、生殖器	アグニを増進、肺と粘液を浄化する、循環を促す、多尿を予防する、子宮鬱滞を除去、全ての冷えを取り除く、サーマピッタを浄化する	1-5g/日	ピッタ過剰状態、腸管出血、妊娠中には要注意。	浄血、収斂、駆風、発汗、利尿、去痰、抗リウマチ、抗菌
乳糜、筋肉、脂肪、骨髄	循環系、消化器系、神経系、生殖器、呼吸器系	ヴァータとカパに関してラサーヤナになる。VKをマナススロータスから浄化する。全ての湿性分泌物を減少させる。頭部と通路からアーマを除去する。胃腸の腹満によい。外用：鼻茸によい。	3-9g/日	出血やピッタ過剰状態、妊娠中、1か月以上は使わない。	鎮痙、鬱血除去、催吐、去痰、神経鎮静、刺激作用

表2－1　ヴァータを鎮静化する薬草

英名	サンスクリット語	和名	ラテン名	ドーシャへの作用	グナ（性質）	ラサ（味）	ヴィールヤ（薬力源）	ヴィパーカ（消化後の味）
Winter cherry root	*Asvagandha*	アシュワガンダー（アシュヴァガンダ）	*Withania somonifera*	VK-、P+、アーマ＋	重性、乾性	渋味、苦味、甘味	熱	甘味
Castor seed il	*Eranda/Vatari*	ヒマ	*Ricinus communis*	V-、PK-	重性、油性	辛味、甘味	熱	辛味
White musali root	*Safed Musali*	シャータワリー	*Asparagus adsendens*	VP-、K+	重性、油性	甘味、苦味	冷	甘味
Indian Valerian root	*Tagara*	インディアン・ヴァレリアン	*Valeriana wallichi*	VK-、P+	軽性、油性	苦味、辛味、甘味、渋味	熱	辛味
Sesame seeds	*Tila*	ゴマ	*Sesamum indicum*	V-、PK+	重性、油性	甘味	熱	甘味
Cinnamon bark	*Twac*	シナモン	*Cinnamomum zeylanicum*	VK-、P+	乾性、軽性	辛味、苦味、渋味	熱	甘味
Calamus root	*Vaca*	菖蒲	*Acorus calamus*	VK-、P+	乾性、軽性	辛味、苦味、渋味	熱	辛味

作用するダートゥ	作用するスロータス	作用	投与量（1日のエキス剤や粉剤）	禁忌	西洋医学的作用
全て	消化器系、排泄系、神経系、生殖器、呼吸器系	神経系のヴァータを調整、胃腸のピッタを調整、肺や胃のカパを調整。生殖器の強壮剤、炎症を鎮める：潰瘍や皮膚の病気によい。特に喘息によい。腎臓を強化する。NSAIDs による有害な胃腸刺激を緩和する。	1-9g/ 日	浮腫、高血圧、鬱血性心不全、胆汁鬱滞性肝障害、Na/K の吸収阻害をするので、骨粗鬆症には要注意、利尿剤やステロイド、避妊薬との併用は注意。妊娠中にも要注意。	軟滑作用、催吐、去痰、緩下、鎮静、強壮作用。
乳糜、血液、筋肉、骨、骨髄	消化器系、神経系、呼吸器系、排泄系、循環器系、生殖器	ヴァータを浄化：痙攣や痛みによい。腸内寄生虫を除去。アグニを活性化、肺鬱血によい。ヴァータ異常による狭心痛によい。生理痛によい。冷えによる不妊によい。	0.1-1g/日	ピッタ過剰状態：発熱、皮疹。タマスやだるさが増大している時、妊娠中。	鎮痙、抗真菌、鎮痛、駆虫、刺激、発汗、駆風
乳糜、血液、脂肪、骨髄	消化器系、呼吸器系、尿路系、生殖器、乳汁分泌系	ヴァータを一掃する。分泌を促す。痛みと緩和：冷えや腰痛によい。下肢によい。VK を刺激して消化促進。抗糖尿病作用：水チャンネルを開放。コレステロールを減らす。産後によい：乳汁分泌や胃腸蠕動。	3-9g/ 日	ピッタ過剰状態、妊娠中	去痰、利尿、粘膜強化、温性の抗炎症、乳汁分泌促進、抗糖尿病、抗コレステロール作用

全て、オージャスを増加	循環器系、消化器系、排泄系	ピッタの強壮作用、熱を浄化し消化器系や血液の炎症を鎮める。止血して血液を強固にする。サットヴァを増やして感情をバランスさせる。強心作用、糖尿病や尿異常によい、毛髪にもよい。緩下剤。	1-15g/日	ピッタ体質では下痢を起こすこともある、アーマやカパが増大している時には要注意。	止血作用、収斂、緩下、解熱、健胃、抗炎症、抗酸化作用
乳糜、血液、脂肪	排泄系、消化器系、女性生殖器	ピッタを浄化して、肝臓や黄疸によい。アーマと鬱滞を除去。湿熱を除去。寄生虫と腸内鬱滞を排除。腫瘍を縮小。皮膚病を治す。子宮の鬱滞を改善、腸管や子宮からの不正出血を予防。	1g（収斂）、3-6g（下剤）/ 日	妊娠中、ヴァータ過剰、体力低下時、痛風、痔核	下剤、止血、解熱、駆虫、苦味強壮剤、浄血
乳糜、血液、脂肪、骨髄	循環系、神経系、代謝系	ピッタを冷ます、鎮痙作用があるので、消化器系の疝痛によい。ガスやヴァータを浄する駆風作用がある。粘液やカパを減少、発汗作用、解熱作用。	1-9g/ 日	なし	鎮痙、発汗、利尿、通経、解熱、駆風

英名	サンスクリット語	和名	ラテン名	ドーシャへの作用	グナ（性質）	ラサ（味）	ヴィールヤ（薬力源）	ヴィパーカ（消化後の味）
Licorice root	*Yastimadhu*	甘草	*Glycyrrhiza glabra*	VPK-、長期間ではK+	重性、湿性	甘味、苦味	冷〜中性	甘味、苦味
Asafoetida resin	*Hingu*	ヒング	*Ferrula asafoetida*	VK-、P+	重性、油性	辛味	熱	辛味
Fenugreek seed	*Methi*	フェヌグリーク	*Trigonella foenum-graeceum*	VK-、P+	軽性、軟性、油性	苦味、辛味、渋味	熱	辛味

表2-2　ピッタを鎮静化する薬草

Embelic myrobalan fruit	*Amalaki, Dhatri*	アーマラキー	*Emblica officinalis*	PVK-、ピッタに特によい	軽性、乾性	塩味以外の全ての味	冷	甘味
Himalayan Rhubarb root	*Amlavetasa*	ルーバーブ	*Rheum palmatum/australe*	PK-、V+	軽性、乾性、下降性	苦味、渋味	冷	辛味
Lemongrass leaf	*Bhutrna*	レモングラス	*Cymbopogon citratus*	PK-、（過料ではV+）	乾性、軽性、貫通性	辛味、苦味	冷	辛味、苦味

作用するダートゥ	作用するスロータス	作用	投与量（1日のエキス剤や粉剤）	禁忌	西洋医学的作用
乳糜、血液、筋肉、脂肪	循環系、呼吸器系	血液を浄化するので皮膚によい。ランジャカピッタとブラージャカピッタを冷ます。肝臓、眼、心臓によい。胃腸の寄生虫を取り除く。ピッタ性熱、胃腸の熱を冷ます。抗炎症作用。	1-5g/日	ヴァータ過剰状態、妊娠中	駆虫、収斂、解熱、鎮痙、止痢作用
乳糜、血液、脂肪	循環系、消化器系、排泄系	アーマを浄化、ピッタを浄化、肝臓、尿路、皮膚によい。糖尿病にもよい。出血する痔核にもよい。	1-9g/日	ヴァータ過剰、消耗状態	利尿、抗菌、胆汁分泌刺激、解熱、浄血、抗糖尿病
乳糜、血液、骨髄	循環系、消化器系、呼吸器系、神経系	腸内のピッタとヴァータを調節。吐き気と腹満、痙攣、腹痛を軽減。発熱時に発汗を促す。風邪の時、頭部からのカパの分泌を減らす。皮膚病での皮膚のかゆみを減らす。	1-30g/日	ヴァータ過剰時、胆石、鉄剤処方時	駆風、消化促進、発汗剤、止痒、神経鎮静
乳糜、血液、骨髄、卵巣	排泄系、消化器系、神経系、女性生殖器	ピッタを冷ます、皮膚、子宮、眼に親和性が高い。中枢神経系を冷ます。胃腸のピッタを排泄する。脂肪組織の若返り、脂肪を減らす	1-2g/日	ヴァータ過剰状態、妊娠中	少量：苦味、健胃、緩下。大量：俊下、胆汁分泌、解熱、皮膚病薬、浄血薬
乳糜、血液、筋肉	循環系、女性生殖器	血液を若返られる。最前の浄血薬。出血をとめる。ピッタを冷ますので、肝臓、胃腸、皮膚によい。カパ、骨、腫瘤を癒す。湿疹や乾癬に特効。	3-6g/日	妊娠中、寒い状態。ヴァータ増悪状態	浄血、止血、抗腫瘍、収斂、利尿。、通経、砕石
乳糜、血液、筋肉、骨髄	消化器系、循環系、女性生殖器	ディーパナとパーチャナの作用があり、アグニを活性化。消化を助け、サマーナヴァーユを活性化。子宮によい。血液を動かす。血液を浄化し痒みをとめる。アルタヴァヴァはスロータスの鬱滞をｊ除去する。解熱。	3-9g/日	ヴァータ過剰状態	抗真菌、抗寄生虫、抗リウマチ、鎮痙、駆風、利尿、通経、浄血
乳糜、血液、脂肪	循環系、消化器系、呼吸器系、尿路系	アルタヴァスロータスから熱を取り除く。抗ピッタのため、血液、皮膚感染、湿疹、乾癬によい。寄生虫を腸管から除去する。ランジャカピッタとブラージャカピッタによい。	1-9g/日	ヴァータ過剰状態、妊娠、ピッタの皮膚にオイルと塗布した状態	抗炎症、通経、抗ウイルス、生物的農薬、駆虫、浄血

全て	消化器系、呼吸器系	特にアーマを浄化。消化促進、粘液を減少、肺を浄化。抗炎症作用で関節炎によい。循環促進作用で冷えを一掃する。蜂蜜と一緒にとるとカパを減少させる。月経不順によい。	1-15g/日	ピッタ過剰状態。皮膚炎、発熱、出血や潰瘍	鎮痛、催吐、駆風、催淫、発汗、去痰、唾液分泌促進、神経鎮静。

英名	サンスクリット語	和名	ラテン名	ドーシャへの作用	グナ（性質）	ラサ（味）	ヴィールヤ（薬力源）	ヴィパーカ（消化後の味）
Chiretta leaf	*Cirayata*	チレッタ	*Swertia chirata*	PK-, V+	乾性、軽性	苦味	冷	辛味
Indian Barberry root	*Daruharidra*	ダルハリドラー	*Berberis aristata*	PK-、V+	乾性、軽性	苦味、渋味	熱	辛味
Mint, Peppermint leaf	*Pudina*	ミント	*Mentha piperita*	VPK-、（過料だとV+）	乾性、軽性、貫通性	甘味、辛味	冷	辛味
Kutki root	*Katuka*	胡黄連	*Picrorrhiza kurroa*	PK-、V+	乾性、軽性	苦味、辛味	冷	辛味
Indian Madder root	*Manjistha*	マンジスタ	*Rubia cardifolia*	PK-,V+	乾性、軽性	苦味、甘味	冷	辛味
Nutgrass root	*Musta*	ムスタ	*Cyperus rotundus*	PK-、（過料ではV+）	軽性、乾性	辛味、苦味、渋味	冷	辛味
Neem leaf	*Nimba*	ニーム	*Azadiracta indica*	PK-、V+	乾性、軽性	苦味	冷	辛味

表2－3　カパを鎮静化する薬草

Dry Ginger	*Sunthi*	ショウガ	*Zingiber officinale*	KV-、P+	乾性、軽性	辛味、甘味	熱	甘味

作用するダートゥ	作用するスロータス	作用	投与量（1日のエキス剤や粉剤）	禁忌	西洋医学的作用
乳微、筋肉、骨	消化器系、排泄系、神経系、呼吸器系	カパのラサーヤナ、尿路結石を溶かす、緩下剤と共に収斂剤、肺や消化器系、喉によい。粘液を減少。ヴァータを引き留める。強心作用。	1-9g/日	ヴァータ過剰、乾燥状態	駆虫、抗菌、去痰、緩下、砕石、収斂
全て	循環系、リンパ系、神経系、生殖系、呼吸器系	粘膜強化、リンパの炎症によい。生理を調整し、子宮の腫大や鬱滞を緩和。血液を活性化。アーマを浄化する。心臓性鬱血を解消。抗菌作用。	1-12g/日	ピッタ過剰状態、子宮出血が大量の時、ピッタ体質ではピッタを増大。腎臓の問題のある場合。	浄血、鎮痛、解熱、鎮痙、通経、抗血小板、コレステロール低下作用。
骨、乳微、血液、生殖器	消化器系、神経系、女性生殖器	アーマを減少させ、消化管や関節によい。低下したアグニを活性化。消化促進。ラクタヴァータ、関節痛によい。鬱滞を除去。ヴァータカパ性いぼによい、外用では、皮膚の膿瘍によい。	1-9g/日	妊娠中、大量投与はいつでも要注意。	刺激、消化促進、駆虫、焼灼薬
乳糜、血液、骨髄	循環系、消化器系、神経系、呼吸器系	サマーナを調整して吸収を促す。肺や胃腸のカパを減らす、粘液や腹満を浄化。肝臓のアパーナヴァータを調整。牛乳のアーマを生成する傾向を防ぐ。神経系や消化器系、泌尿器系の症状を鎮静する。排尿痛によい。	1-15g/日	潰瘍、ピッタ過剰状態	駆風、発汗、去痰、健胃
乳糜、血液、脂肪、生殖器	循環系、尿路系、生殖系	抗糖尿病、水分代謝系を調節、膵臓を治す、血糖を下げる、ピッタのラサーヤナ	5-10g/日	ヴァータ過剰状態、葉は強心作用がある、糖尿病薬と併用する時には、血糖値を測定すること	解熱、利尿、健胃、強壮
全て	循環系、消化器系、神経系、呼吸器系	関節炎によく炎症を一掃する。アーマと粘液を浄化する。鬱滞を浄化し、通路や心臓、子宮を強化する。ハーブの作用を深い組織まで運搬する、抗糖尿病、抗コレステロール、骨折を癒す。	1-10g/日	ピッタ体質、腎臓の感染、酸味で熱性があり貫く性質の食品とは併用しない。妊娠中や、子宮出血が過多の場合、降圧剤との併用では血圧に注意。	浄血、鎮痛、収斂、鎮痙、抗炎症、去痰、神経鎮静、抗コレステロール、通経、抗血小板作用

英名	サンスクリット語	和名	ラテン名	ドーシャへの作用	グナ（性質）	ラサ（味）	ヴィールヤ（薬力源）	ヴィパーカ（消化後の味）
Beleric Myrobalan	*Bibhitaki*	ビビータキー	*Terminalia berelica*	KVP-（過料ではV+）	乾性、軽性	渋味	熱	甘味
Myrrh	*Bola*	ミルラ	*commiphora myrrh*	KV-、（過料でP+）	乾性	苦味、辛味、甘味、渋味	熱	辛味
White Leadwort	*Citraka*	チトラーカ	*Plumbago zeylanica*	KV-、P+、アグニ↑	乾性、軽性	辛味	大変熱い	辛味
Cardamom seed	*Ela*	カルダモンシード	*Elattaria cardamomum*	VK-、過料ではP+	乾性、軽性、芳香性	辛味、甘味	熱	辛味
Gurmar leaf	*Mesasrnga*	ギムネマ	*Gymnema sylvestre*	KP-、V+	乾性、軽性	苦味、渋味	冷	辛味
Guggulu	*Guggulu*	グッグルー	*Balsamodendron mukul*	KVP-、（過料ではP+）	乾性	甘味、辛味、苦味、渋味	熱	辛味

作用するダートゥ	作用するスロータス	作用	投与量（1日のエキス剤や粉剤）	禁忌	西洋医学的作用
全て	循環系、消化器系、呼吸器系、尿路系、女性生殖器	サラダートゥアグニと全消化器管によい。肝臓を調整し、胆石を減少させる。血液循環を促し、痛みや外傷を癒す。靭帯や関節によい。糖尿病を治す。子宮鬱血を治す、心臓性の鬱滞によい。外用すれば、擦り傷などによい。	1-9g/日	ピッタ過剰状態、妊娠、急性黄疸や肝炎、血液をさらさらさせる薬との併用は要注意。	浄血、駆虫、抗菌、駆風、傷薬、通経、抗炎症、抗血小板作用。
骨以外の全て	消化器系、生殖系、呼吸器系	アグニを増加、アーマ、粘液、カパを浄化する、カパと脂肪組織のラサーヤナ、生殖器系を滋養、肝臓を毒素から守る、特に肺の強壮作用、栄養の吸収を促す	1-9g/日	ピッタ過剰状態、腸管炎症、肝臓で分解される薬物を大量投与する場合、要注意。	鎮痛、駆虫、催淫、駆風、去痰、通経作用
乳糜、血液、骨髄、生殖器	消化器系、神経系、呼吸器系	湿り気とカパを浄化する、ヴァータとプラーナを浄化する、心を落ち着けサットヴァを増やす。冷えと湿り気を減少、発汗作用、呼吸系系のアレルギーによい。神経系を鎮静、ラサ組織の強壮作用。	1-9g/日	ピッタ過剰	抗菌、鎮痙、発汗、解熱、神経鎮静、去痰作用。

全て	消化器系、排泄系、神経系、呼吸器系、女性生殖器系	漏れや分泌を止める。炎症を軽減：消化器系や肺、尿路系の炎症を軽減。吸収を促進する。ヴァータの若返り作用。緩下剤、収斂作用、咳を予防する。	1-15g/日	妊娠、脱水、るい痩、多量だとピッタを増悪	収斂（熟したもの）、緩下（未熟）、浄血、神経鎮静作用。
乳微、血液、筋肉、脂肪、骨髄、生殖器	循環系、消化器系、神経系、呼吸器系	熱とアーマを浄化する。ピッタを鎮静：消化器系、尿路、皮膚のピッタを冷ます。解熱、痛風と関節炎に使う主たる薬草。生殖器を強化する。皮膚の熱性を鎮静。	1-30g/日	妊娠中には注意	浄血薬、抗間欠熱剤、利尿作用
生殖器以外の全て	循環系、消化器系、神経系、呼吸器系、生殖器系	サットヴァ増加、血液を浄化し、解熱する。喉、皮膚、脳に特によい。知性を活性化し、神経系を鎮静する。末梢循環を促進。ピッタの若返り薬。	1-15g/日	多量だとヴァータ性頭痛。妊娠中には要注意。	神経鎮静、解熱、浄血、利尿、強壮、循環促進
乳微、血液、骨髄、生殖器	神経系、生殖系、呼吸器系、尿路系	サハスラーラチャクラを開放する。サットヴァを増やす。熱い尿を冷ます。ヴァータ異常によい。アパーナを調整。抗関節炎、結石を除去。ラサーヤナで且つ強精薬。精子を浄化する。皮膚によい。	1-9g/日	脱水、乾燥状態。妊娠。MAO 阻害剤	利尿作用、砕石作用、神経鎮静、鎮痛、同化作用

英名	サンスクリット語	和名	ラテン名	ドーシャへの作用	グナ（性質）	ラサ（味）	ヴィールヤ（薬力源）	ヴィパーカ（消化後の味）
Turmeric root	*Haridra*	ハリドラー	*Curcuma longa*	K-,（過料ではVP+）	乾性、軽性、芳香性	苦味、渋味、辛味	熱	辛味
Long Pepper fruit	*Pippali*	ピッパリー	*Piper longum*	KV-、P+	油性、軽性、貫通性	辛味	熱	甘味
Holy Basil leaf	*Tulsi*	トゥルシー	*Ocimum sanctum*	VK-、（過剰でP+）	乾性、軽性	辛味	温	辛味

表2-4　3つのドーシャを鎮静化する薬草①

Myrobalan fruit	*Haritaki*	ハリータキー	*Terminalia chebula*	VPK=、ヴァータに最適	乾性、軽性	塩味、渋味以外の全て	熱	甘味
Guduchi stem	*Guduci*	ゴドゥッチー	*Tinospora cordifolia*	VPK=、ピッタに最適	軽性、油性	苦味、甘味	熱	甘味
Gotu Kola, Indian Pennywort leaf	*Mandukaparni*	ゴツコラ（ツボクサ）	*Centella asiatica, Hydrocotyle asiatica*	VPK=、ピッタに最適	軽性、乾性	苦味	冷	甘味
Caltrops/Puncture Vine fruit	*Goksura*	ゴクシュラ	*Tribulus terrestris*	VPK	乾性	甘味、苦味	冷	甘味

作用するダートゥ	作用するスロータス	作用	投与量（1日のエキス剤や粉剤）	禁忌	西洋医学的作用
全てだが、特に血液	循環系、消化器系、神経系、女性生殖器	ラサーヤナで且つ強精薬、ピッタと肝臓を冷ます。ハーブの作用を促す。触媒作用。生理を調節。血液強壮薬。サットヴァに富ませる。	100-250mg = 1-5房/日	妊娠中	通経、浄血、鎮痙、駆風
乳微、血液、生殖器	消化器系、循環系、生殖器系	強心剤：不整脈や狭心痛、高血圧によい。心臓性鬱血を除去。強肝。皮膚によい。組織を治し、出血を止める。コレステロールを低下させる。	1-15g/日	なし	強心作用、収斂、止血、浄血作用
乳微、血液、筋肉	循環系、呼吸器系、筋肉、リンパ系	ブラージャカピッタによい：白斑症、乾癬にきく。ヴァータの場所から冷性を除去。冷えと寄生虫による下痢によい。冷えによる精力低下によい。背部痛によい。ヴァータ過剰による喘息によい。	3-10g/日	単独で使用する場合、ピッタ過剰に気をつける。脱水状態、紫外線療法中。	芳香剤、駆虫、抗菌、抗真菌、利尿、発汗、止痢、刺激、浄血作用
全て、特に骨髄と生殖器	循環系、神経系、生殖系、尿路系、呼吸器系	強心剤、ヴァータを鎮めて神経鎮静剤。炎症と痛みを鎮める。筋肉と生殖器の強壮剤、尿路異常によい。心筋強化。肺によい。背部の異常によい。	1-15g/日	アーマあるいは鬱滞では禁忌。Bブロッカー、MAO阻害剤、ステロイド、エフェドリン含有製剤との併用は禁忌。	鎮痛、催淫、軟滑、利尿、神経鎮静、若返り、強壮剤、傷薬、神経鎮痛作用。
乳微、血液、骨、骨髄	循環系、消化器系、神経系	ラサーヤナとして、ピッタ、肝臓、腎臓の強壮作用。皮膚、毛髪、骨によい。止血作用があり、子宮出血過多によい。神経系の強壮作用により不眠によい。肝臓を強化するので、肝硬変によい。ランジャカピッタとブラージャカピッタを強化する。	250mg-5g/日	寒い環境	浄血、解熱、止血、緩下、神経鎮静、傷薬。
乳微、血液、骨髄、生殖器	循環系、消化器系、生殖系、神経系	消化器系のカパを調整する。アーマを浄化し、カパとヴァータを鎮静。粘膜の炎症を鎮める。疝痛や腸管痛を鎮静。下痢や赤痢を予防する。消化の火を増大させる。消化管の出血を止める	1-12g/日	便秘	収斂、止血、消化促進、健胃、解熱、抗菌、駆虫。
乳微、血液、筋肉	消化器系、呼吸器系、尿路系	ピッタを浄化、アレルギーや灼熱感を消し去る。結膜炎やカパ異常に対して洗眼する。熱や出血を消し去る。ピッタ過剰による鋭いアグニを緩和させるのに最適。種子の冷滲は利尿作用をもつ。去痰作用を持つ	1-15g/日	なし	浄血薬、駆風、発汗剤、利尿作用、健胃作用、抗菌作用

英名	サンスクリット語	和名	ラテン名	ドーシャへの作用	グナ（性質）	ラサ（味）	ヴィールヤ（薬力源）	ヴィパーカ（消化後の味）
Saffron	*Kunkuma*	サフラン	*Crocus sativus*	VPK=	軽性	辛味、甘味、苦味	冷	甘味
Arjuna Myrobalan bark	*Arjuna*	アルジュナ	*Terminalia arjuna*	VPK=、ピッタに最適	乾性、軽性	渋味	冷	甘味
Psoralea seed	*Bakuci*	バクチ	*Psoralea cordifolia*	VPK=、KV-（過剰ではP+）	乾性	辛味、苦味	熱	辛味
Country Mallow root	*Bala*	バラー	*Sida cordifolia*	VPK =（過料ではK+、アーマ+）	湿性、重性	甘味	冷	甘味
Eclipta leaf	*Bhrngaraja*	ブリンガラージ	*Eclipta alba*	VPK=、P-	乾性、軽性	苦味、渋味、甘味	冷	甘味
Bael fruit	*Bilva*	ビルヴァ	*Aegle marmelos immaturus*	VPK=、P-、K-	乾性	苦味、辛味	冷	辛味

表2-5　3つのドーシャを鎮静化する薬草②

Coriander seed, leaf	*Dhanyaka*	コリアンダー	*Coriandrum sativum*	VPK=、P-	乾性	苦味、辛味	冷	辛味

作用するダートゥ	作用するスロータス	作用	投与量（1日のエキス剤や粉剤）	禁忌	西洋医学的作用
乳微、筋肉	消化器系、排泄系	アーマを除去し、カパを吸着する。熱いバターミルクで飲むと下痢によく、温かいミルクでのむと便秘によい。腸の乾燥を潤わせる。潰瘍を治す。尿路感染によい。	5-10g/日	長期間使用すると生殖能力を低下させる。消化力が低下している場合や他の投薬をうけている場合は、使用は禁忌。	軟滑作用、緩下剤、利尿剤、
血液、骨髄	循環系、神経系、消化器系、呼吸器系、生殖系	ヴァータを鎮静：不眠や不安を軽減。血液を浄血：皮膚炎を改善。筋、神経系の痛みを軽減する。生理不順を改善させる。高血圧を軽減させる。胃腸管機能を改善：腹満や疝痛を改善。育毛。骨髄を若返らせる	1-5g	妊娠中には要注意。	鎮痙、芳香、利尿、
全て	循環系、女性の生殖器、消化器系、排泄系、神経系	ピッタを浄化：肝機能を改善。皮膚を治す。炎症改善作用：皮膚、肺、胃腸系。子宮機能改善。生殖器系を滋養。外用すると、解熱させ、病変を癒す。眼の晴れを癒す。ジュースは、緩下作用だが、葉の粉は俊下剤。	ジュース：5-25ml、粉0.1-0.5g/日	妊娠中（全葉粉）、冷え	健胃、下剤、通経、解熱、傷薬
全て	循環系、消化器系、呼吸器系	ヴァータ性痙攣を緩和：消化器系、肺、精神。カパ鬱滞を浄化。アパーナとサマーナを駆動。髪を黒くする。喘息を治す。関節炎や関節障害を治す。生理不順によい。皮膚を治し、痒みやピッタ過剰による発赤を治す。	1-9g/日	乾燥状態、ヴァータの乾性とピッタ性熱性	駆虫、収斂、鎮痙、駆風、去痰、利尿、浄血薬

英名	サンスクリット語	和名	ラテン名	ドーシャへの作用	グナ（性質）	ラサ（味）	ヴィールヤ（薬力源）	ヴィパーカ（消化後の味）
Isabgol-Psyllium seed	*Asvakarna*	イサゴール、オオバコ	*Plantago ovata*	VPK=	湿性、重性	渋味、甘味	冷	甘味
Indian Spikenard root	*Jatamamsi*	ジャタマンシー	*Nardostachys jatamansi*	VPK=、V-、P-	軽性、貫く性質	苦味、甘味、渋味	冷	辛味
Aloe vera juice and gel	*Kumari*	アロエ	*Aloe barbadensis*	アロエジュース：VPK=、P-（粉の場合は、V+）	湿性、重性	苦味、渋味、辛味、甘味	冷	甘味
Costus root	*Kustha, Kut*	クスタ	*Saussurea lappa*	VPK=、V+過剰の場合	乾性	辛味、苦味	温	辛味

表3－1　組織が過不足になったときの症状（上）と、その治療薬（下）

ダートゥ	不足症状	過剰症状
乳微、経血、乳汁、カパ	ヴァータ増加、乾燥、粗性皮膚、味覚異常、疲労、困憊、動悸、振顫、胸痛、空虚感、音に敏感、耳鳴り、乳汁分泌不全、無月経、過少月経、不妊	カパの増加、痰の増加、消化力低下、嘔気、毒素の鬱滞
	シャータワリー、甘草、バラー、アマニン、ゴマ油、粘滑剤、アーマラキー、塩、果実ジュース、乳製品、アロエヴェラ	辛味食品、去痰作用製剤、長コショウ、粉ジンジャー、黒コショウ、苦味＆渋味製剤
血液、腱、血管、ピッタ	低血圧、皮膚の蒼白、貧血、腱が固まる、驚きやすい、乾燥して粗い皮膚、ヴァータの増加、酸味を欲しくなる、除脈、舌の蒼白	皮膚の熱症状、化膿、出血、痛風、肝炎、黄疸、肝臓や脾臓の炎症、高血圧、腫瘍、黄疸、消化力低下、ピッタ増加、皮膚が黄色くなったり発赤する、肺や尿・便・子宮からの分泌、頻脈、舌が赤くなる
	アーマラキー、シャータワリー、サフラン、シラジット、ターメリック、ギー、アルジュナ、スピリルナ、鉄	苦味＆浄血剤、ニーム、クトゥキー、マンジスタ、アルジュナ
筋肉、靭帯、耳・鼻・目垢	疲労、恐怖、ヴァータ増加、筋萎縮、運動失調	腫瘍、子宮筋腫、甲状腺腫、筋肉腫脹、肝腫大、組織が敏感になり炎症する、化膿、リンパ腺炎、リンパ腺腫、ピッタとカパが増加する
	アシュワガンダー、バラー、甘草、ギー、穀物、タンパク質、アーマラキー、ウラッド豆	循環促進剤：グッグルー、ターメリック、アロエヴェラ、ムスタ、マンジスタ、アルジュナ
脂肪、大網、汗	ヴァータ増加、困憊、関節音、関節の弱体化、疲労、粗い毛髪や骨と爪と歯	カパ増加、肥満、乳房・腹部・臀部の緊張低下、精力低下、喘息、体が動きにくい、恐怖感、高血圧、糖尿病
	ブラックグラム、乳製品、ヴィダリタンダ、シャータワリー、セイフドムサリ、アシュワガンダー、甘草、粘滑剤	鎮経剤：ジャタマンシー、ブラフミー、苦味＆辛味製剤、古いグッグルー、古い蜂蜜、シラジット
骨、歯、爪、毛髪	骨や歯が弱くなる、骨粗鬆症、低身長、関節が緩くて痛む、脱毛、白髪、爪が粗い、虫歯や歯が抜ける、ヴァータ増加	骨棘、親不知、関節炎、骨悪性腫瘍、関節痛、巨人症
	ギー、乳製品、ナッツ、種子、ミネラル：カルシウム、亜鉛、マグネシウム、ホウ素、ミルク、ゴマ種子、海藻類	トリカトゥ、トリファラー、発汗させる製剤、グッグルー、フランキンセンス、ターメリック
骨髄、涙	ヴァータの増加、不安定感、骨粗鬆症、関節痛、骨の軽量化、めまい、眼の疲れ、眼周囲のくま、暗黒感、精力減退、恐怖感、記憶力低下	かパ増加、肥大、手足が重い、治りにくい皮膚病、深部感染、疲労
	アシュワガンダー、クルミ、ギー、アーモンド、神経系に作用する製剤、血液強壮剤	ヴァチャー、利尿剤
生殖器、オージャス、恥垢	精力減退、インポ、不妊症、腰の痛み、エネルギー低下、オージャス低下、恐怖感、愛情減退、ヴァータ増加、早漏、精子数の減少、精子の動きが減退、前立腺炎、無月経、帯下、月経不順、経血の凝固	精力過剰、尿管結石、前立腺炎、怒り、ピッタ過剰、にきび、髪や皮膚が油っぽい、生理間隔が短い、悪臭の体臭
	ジャタマンシー、バラー、シャータワリー、アシュワガンダー、カピカッチュ、サイフドムセリ、ギー、アーモンド、乳製品、長コショウ、サフラン、グドゥッチー	辛味＆苦味製剤：粉ショウガ、クトゥキ、ニーム

表3－2　アグニの異常を是正する薬草

ヴァータ異常アグニ（ヴィシャーマアグニ）（不規則アグニ）	ピッタ異常アグニ（ティークシャナグニ）（鋭すぎるアグニ）	カパ異常アグニ（マンダーグニ）（遅いアグニ）
チトラーカ、生ショウガ、ライム、ヒングワスタカ・チュールナ、トリカトゥ、カルダモン、トゥルシー	グドゥッチー、シャータワリー、ザクロ種子（炒ったもの）、コリアンダー、クトゥキー	トリカトゥ、チトラーカ、シナモン、ヴァチャー、トゥルシー

表3－3　アーマを消化し解毒する薬草

サーマヴァータ（アーマ+ヴァータ過剰）	サーマピッタ（アーマ+ピッタ過剰）	サーマカパ（アーマ+カパ過剰）
辛味の駆風薬	苦味で辛味の駆風薬	辛味で苦味の刺激剤
長コショウ、生ショウガ、黒コショウ、フェンネル、グッグルー、ひまし油、アジュワン、アジュモダ、ハリータキー、クミンシード、トゥルシー、トリファラー	ニーム、ムスタ、コリアンダー、クトゥキー、シナモン、マンゴ―シード粉、マンジスタ、アヴィパッティカール・チュールナ、ダルハリドラー、トリファラー、ルーバーブ根、サリヴァ	長コショウ、粉ショウガ、黒コショウ、トゥルシー、ヴァチャー、クミン、プナールナヴァ、グッグルー、フェヌグリーク、ターメリック、ビビータキー、トリファラー

表 4　対象疾患に応じた薬草分類

薬草分類	対象疾患	学名	和名
消化器系用薬草	吸収不良症候群	*Zingiber officinale*	ショウガ
		消化酵素ミックス	ダイジェザイム？
	消化不良	*Curcuma longa (Curcumin)*	ターメリック
		Zingiber officinale	ショウガ
		Foeniculum vulgare	フェンネル
		Mentha piperita	ペパーミント
		Carum carvi	カラウエイ
	過酸症	*Emblica officinalis*	アムラ
		Cocos nucifera	ココナッツ
		Glycyrrhiza glabra	リコリス
		Asparagus rasemosus	シャータワリー
		Eclipta alba	エクリプタ・アルバ
		Trichosanthes dioica	トリコサンテス・ディオイカ
		Adhatoda vasica	ヴァーサー
	潰瘍	*Adhatoda vasica*	ヴァーサー
		Aegle marmelos	ビルヴァ
		Shilajit	シラジット
		Zingiber officinale	ショウガ
		Tectona grandis	チークノキ
		Azadirachta indica	ニーム
		Asparagus rasemosus	シャータワリー
		Eclipta alba	ブリンガラージ
		Emblica officinalis	アーマラキー
		Glycyrrhiza glabra	リコリス
		Garcinia indica	ガルシニア
		Ocimum basilum	トゥルシー（ホーリーバジル、カミメボウキ）
		Musa sapientum	ごしゃくバナナ
	炎症性腸疾患	*Boswellia serrata*	ボスウエリアセラータ
	過敏性腸症候群	*Holarrhena antidysenterica*	クタジャ
		Acacia Arabica	アラビアゴム
		Aegle marmelos	イーグル・マルメロ
		Cuminum cyminum	クミン
		Acorus calamus	ヴァチャー
		Aegle marmelos	ビルヴァ
		Withnia somnifera	アシュワガンダー
		sesame oil	ゴマ油

薬草分類	対象疾患	学名	和名
消化器系用薬草	過敏性腸症候群	*salt powder*	岩塩粉
		Aegle marmelos	ビルヴァ
		Withania somnifera	アシュワガンダー
		Zingiber officinale	ショウガ
	制吐	*Zingiber officinale*	ショウガ
	便通改善	*Cassia angustifolia*	センナ
		Aloe vera (Aloe barbadensis)	真正アロエ
		Picrorhiza kurroa	クトゥキー
		Cassia senna	センナ
		Plantago ovata	サイリウム
		Rheum officinale	シンシュウダイオウ
		Ricinus communis	ヒマ
		Operculina turpethum	トリヴリッタ
		Terminalia chebula	ハリータキー
		Cassia fistula	センナ
	止痢	*Aegle marmelos*	イーグルマルメロ
		Cyperus rotundus	コウブシ
		Holarrhena antidysenterica	クタジャ
		Terminalia belerica	ビビータキー
肝庇護作用薬草	肝庇護	*Angrographis paniculata*	サンビロート
		Podophyllum hexandrum (Podophyllotoxin)	シノポドフィリム、桃儿七
		Eclipta alba	タカサブロウ
		Picrorhiza kurroa	クトゥキー
		Tinospora cordifolia	グドゥチー
	ウイルス性肝炎	*Phyllanthus amarus*	フィランタス・アマルス
		Berberis aristata	ツリー・ターメリック
	腹水	*Boerhaavia diffusa*	ラクタプナルナヴァ
	慢性胆嚢炎	*Berberis vulgaris* (*Berberine*)	コモン・バーベリー
呼吸器系作用薬草	喘息	*Adhatoda vasica*	ヴァーサー
		Solanum trilobatum	アグニダマニ
		Picrorhiza kurroa	クトゥキー
		Albizzia lebbeck	ビルマネム
		Solanum xanthocarpum	カンタカリ
		Tylophora indica	オオカメズル
		Boswellia serrata	ボスウエリアセラータ
		Curcuma longa (Curcumin)	ウコン

薬草分類	対象疾患	学名	和名
呼吸器系作用薬草	喘息	*Terminalia belirica*	ビビータキー
		Tylophora indica	オオカメズル科植物
		Ocimum santacum	トゥルシー（カミメボウキ、ホーリーバジル）
		Piper longum	長コショウ
	花粉症	*Tylophora indica*	オオカメズル
	上気道炎	*Angrographis paniculata*	サンビロート
		Ocimum santacum	トゥルシー（カミメボウキ、ホーリーバジル）
心血管疾患用薬草	強心作用	*Inula racemosa*	プシュカルムール
		Terminalia arjuna	アルジュナ
	虚血性心疾患	*Terminalia arjuna*	アルジュナ
		Centella asiatica	ツボクサ
		Aloe vera	アロエヴェラ
		Coleus forskohlii	フォルスコリー
		Inula racemosa	プシュカルムール
		Andrographis panuculata	サンビロート
		Piper longum	長コショウ
		Picrorhiza kurrora	ピクロリザ・クロア
		Commiphora mukul	グッグルー
	高脂血症	*Commiphora wightii (mukul)*	グッグルー
		Emblica officinalis	アーマラキー
		Trigonella foenum graecum	フェヌグリーク
	降圧作用	*Coleus forskohlii (forskolin)*	フォルスコリー
	静脈異常	*Centella asiatica*	ツボクサ
		Piper longum	長コショウ
泌尿器系疾患用薬草	BPH	*Crataeva nurvala*	ヴァルナ
	尿路感染症	*Crataeva nurvala*	ヴァルナ
	利尿	*Boerhaavia diffusa*	プナルナヴァー
	尿管結石	*Crataeva nurvala*	ヴァルナ
		Tribulus terrestris	ハマビシ
		Bergenea ligulata	ベルゲナ
抗リウマチ薬草	リウマチ、変形性関節症	*Boswellia serrata*	ボスウエリアセラータ
		Withania somnifera	アシュワガンダー
		Tinospora cordifolia	ゴドゥチー
		Zingiber officinale	ショウガ
		Withania somnifera	アシュワガンダー

薬草分類	対象疾患	学名	和名
抗リウマチ薬草	リウマチ、変形性関節症	*Boswellia serrata*	ボスウエリア・セラータ
		Commiphora wightii (mukul)	グッグルー
		Curcuma longa (Curcumin)	ウコン
		Semecarpus anacardium	バラタカ
		Tinospora cordifolia	グドゥチー
		Vitex negundo	タイワンニンジンボク
		Zingiber officinale	ショウガ
	座骨神経痛	*Commiphora mukul*	グッグルー
		Sida cordifolia	バラー
		Vitex negundo	タイワンニンジンボク
		Withania somnifera	アシュワガンダー
		Tinospora cordifolia	グドゥチー
		Ricinus communis	ヒマ
		Pluchea lanceolata	ラサナ
		Allium satvum	にんにく
皮膚疾患用薬草	皮膚病	*Azadirachta indica*	ニーム
		Cardiospermum halicacabum	フウセンカズラ
		Pongamia pinnata	ポンガミア・ピナータ
		Wrightia tinctoria	ハヤマラカ
	白斑症	*Psoralea corylifolia*	バブチ
	乾癬	*Aloe barbadensis*	アロエヴェラ
		Centella asiatica	ツボクサ
		Wrightia tinctoria	ハヤマラカ
	創傷治癒促進	*Aloe barbadensis*	アロエヴェラ
		Azadirachta indica	ニーム
		Centella asiatica	ツボクサ
	骨折治療促進	*Cissus quadrangularis*	アスティサムハラカ
婦人科用薬草	乳汁分泌促進	*Asparagus rasemosus*	シャータワリー
	白帯下予防	*Boerhaavia repanda*	プナルナヴァー
	抗生理痛	*Mimosa pudica*	ミモザ・プディカ
		Saraca asoca	ムユウジュ
	子宮活性化薬草	*Saraca indica*	ムユウジュ
		Commiphora mukul	グッグルー
		Aloe vera	アロエヴェラ
		Withania somnifera	アシュワガンダー
		Glycirrhiza glabra	リコリス
		Curcuma longa	ウコン

薬草分類	対象疾患	学名	和名
婦人科用薬草	子宮活性化薬草	*Tinospora cordifolia*	グドゥチー
		Asparagasu rasemosus	シャータワリー
		Nardostachys jatamansi	ジャタマンシー（Jatamansi）
		Zingiber officinale	ショウガ
代謝用薬草	糖尿病	*Asparagus rasemosus*（糖尿病性網膜症）	シャータワリー
		Momordica charantia	ツルレイシ
		Ficus bengalonsis	ベンガルボダイジュ
		Azadirachta indica	ニーム
		Cinnamonum tamala	シナモン
		Clerodendron phlomidis	アルニ
		Phyllantus amarus	コミカンソウ
		Pterocarpus marsupium	フィランタス・アマルス
		Salacia spp.	サラシア類
		Coccinia grandis (C.indica, C.cordifolia)	コワイ
		Syzygium cuminii	クミン
		Gymnema sylvestre	ギムネマ
		Trigonella foenum-graecum	フェヌグリーク
	糖尿病性壊疽	*Rubia cordifolia*	ルビア・コルディフォリア
	糖尿病性神経症	*Sida cordifolia*	バラー
	甲状腺機能低下症	*Commiphora mukul*	グッグルー
		Echhornia crassipes	ウオーター・ヒアシンス
		Withania somnifera	アシュワガンダー
		Achyranthes aspera	アパーマールガ
		Saussura lapa	クシュタ
		Bauhinia variegata	カーンチャナーラ
		Bauhinia purpurea	バターフライツリー
	甲状腺機能亢進症	*Azadirachta indica*	ニーム
		Raufolia serpentina	インド蛇木
		Nelumbo nucifera	ハス
		Momordica charantia	ニガウリ
		Convolvulus pluricaulis	シャンカプシュピー
		Trigonella foenum-graecum	フェヌグリーク
		Aegle marmelos	ベルノキ
		Moringa oleifera	ワサビノキ
		Embelia officinalis	アーマラキー

薬草分類	対象疾患	学名	和名
代謝用薬草	甲状腺機能亢進症	*Lithospermum Officinale*	ヨーロピアン・ストーンシード
		Ocimum sanctum	トゥルシー（カミメボウキ、ホーリーバジル）
		Lithospermum ruderale	レモンウイード、ウエスタン・ストーンシード
		Piper betel	キンマ
		Allium sativum	ニンニク
	減肥	*Terminalia chebla*	ハリータキー
		Terminalia belerica	ビビータキー　トリファラー
		Emblica officinale (all fruits)	アーマラキー
		Coleus forskohlii	コレウス・フォスルコリ
		Garcinia cambojia	ガルシニア・カンボジア
		Piper nigrum	コショウ
		Commiphora wighti	グッグルー
		Embelia officinale	アムラ
		Curcuma longa	ウコン
		Picrorrhiza kurroa	クトゥキー
		Plantago ovata	サイリウム
		Coleus forskohlii	コレウス・フォルスコリー（forskolin）
		Phasaelus vulgaris	白いんげん豆
中枢神経用薬草	認知機能	*Bacopa monnieri*	ブラフミー
		Eugenia caryphyllus	クローブ
		Celastrus paniculatus	灯油藤
		Centella asiatica	ゴトゥコラ
		Convolvulus pluricaulis	シャンカプシュピー
		Withania somnifera	アシュワガンダー
		Zingiber officinale	ジョウガ
		Tinospora cordiflia	グドゥーチー（アムリター）
中枢神経用薬草	認知機能	*Zingiber purpureum*	ジャワショウガ
	パーキンソン病	*Mucuna pruriens*	ムクナ
	精神安定作用	*Nardostachys jatamansi*	ジャターマーンシー
		Valeriana wallichi	タガラ
	ウイルス性髄膜炎	*Ocimum santacum*	トゥルシー（カミメボウキ、ホーリーバジル）
	精神科疾患	*Convolvulus pluricaulis*	シャンカプシュピー（Sankhapuspi）
抗老化作用（ラサーヤナ）	強壮食品	*Centella asiatica*	ゴトゥコラ
		Emblica officinalis	アムラ
		Withania somnifera	アシュワガンダー

薬草分類	対象疾患	学名	和名
抗老化作用（ラサーヤナ）	精力増進	*Tribulus terrestris*	ゴクシュラ
		Trichopus zeylanics	アローギャ・パッチャ
		Asparagus rasemosus	シャータワリー
		Vanda tessellata	ヴァンダ・テッセラータ
		Eurycoma longifolia	トンカット・アリ
		Cynomorium coccineum	オシャグジタケ
		Withania somnifera	アシュワガンダー
		Mucuna puriens	ムクナ
		Shirajat	シラジット
		Piper longum	長コショウ（ヒハツ）
		Zingiber officinalis	ショウガ
		Kaempferia parviflora	ブラックジンジャー
	免疫促進作用	*Centella asiatica*	ゴトゥコラ
		Terminalia chebula	ハリータキー
		Commiphora mukul（樹脂）	グッグルー
		Bacopa monnieri	ブラーミー（バコーパ）
		Tinospora cordifolia	グドゥーチー（アムリター）
		Emblica officinalis	アーマラキー
		Tinospora cordifolia（根）	グドゥーチー（アムリター）
		Boerhaavia diffusa（根）	プラルナヴァー（ガダプラナ）
		Piper longum	長コショウ（ピッパリー）
		Azadirachta indica（葉）	ニーム
		Ocimum sanctum (Tulsi)	トゥルシー（カミメボウキ、ホーリーバジル）
		Glycyrrihza glabra（根）	ショウガ
		Asparagus rasemosus（全草）	シャータワリー
		Shilajit	シラジット
		Allium sativum	にんにく
		Withania somnifera（根）	アシュワガンダー
		Semecarpus anacardium（ナッツ）	バラータカ
		Aloe vera	アロエヴェラ
		Solanum nigrum	オオイヌノフグリ
	抗がん作用薬草	*Boswellia serrata*	フランキンセンス（ボスウエリア・セラータ）
		Curcuma longa (Curcumin)	ウコン
		Tinospora cordifolia	グドゥーティー（グドゥチー、アムリター）
		Withania somnifera	アシュワガンダー

薬草分類	対象疾患	学名	和名
抗老化作用（ラサーヤナ）	抗遺伝子異常薬草	*Terminalia arjuna*	アルジュナ
		Emblica officinalis	アムラ
		Ocimum santacum	トゥルシー（カミメボウキ、ホーリーバジル）
		Cinnamomum cassia	シナモン（シナニッケイ、トゥワク）
		Glycyrrhiza glabra	リコリス
		Withania somnifera	アシュワガンダー
		Terminalia bellirica	ビビータキー
		Semecarpus anacardium	バラータカ
		Centella asiatica	ゴツコラ（マンドゥーカパルニー）
		Terminalia chebula	ハリータキー
	抗腫瘍	*Withania somnifera*	アシュワガンダー
		Sesame oil	ゴマ油
		Aloe vera	アロエヴェラ
		Terminalia arjuna	アルジュナ
		Coleus forskohlii	マーカンディー（コレウス）
		Andrographis paniculata	サンビロート
		Santalum album	白檀
		Picrorhiza kurroa	クトゥキー
歯科用薬草	歯槽膿漏	*Adhatoda vasica*	ヴァーサー
		Azadirachta indica	ニーム
眼科用薬草	結膜炎	*Albizzia lebbeck*	ビルマネム（ピッタシールシャ）
	結膜炎	*Berberis aristata*	ダール・ハリドラー
	結膜炎	*Cyperus rotundus*	コウブシ
	結膜炎	*Glycyrrhiza glabra*	リコリス
	結膜炎、前眼房ブドウ膜炎	*Curcuma longa*	ウコン（Curcumin）
	緑内障	*Coleus forskohlii*	マーカンディー（forskolin）
	眼痛	*Rubia cordifolia*	マンジスタ
肺炎予防		*Piper nigrum*	コショウ

おわりに

今回の新版においては、20年間に私たちが経験したことを入れ込むよう試みました。特に具体的な生活処方において、〝細かな注意点やインドで言われてきたことが、日本では合わないのでは？〟と思われる内容は、私たちの経験だけでなく、現代医学的研究を参考にして、日本の環境に合うように工夫して紹介しました。「インドの生命科学　アーユルヴェーダ」という言葉から、〝インドで行なっていることが一番！〟と考える人たちが、往々にしておられます。しかし、20年間、アーユルヴェーダやヨーガの研究をしてきて感じることは、まさにアーユルヴェーダの説くように、人間には個人差があり、環境や生活習慣、慣れなどで変化してくるということです。そのことは、現代医学的にも証明されてきました。例えば、腸内細菌叢が、長い食習慣で変化するため、同じ地中海食がイタリア人の寿命は伸ばしても、イギリス人ではそのような効果がないのです。

今回新版で紹介できなかった体験談や、ハーブの図譜、養生法の写真などがいくつかあります。アーユルヴェーダでは、頭で学ぶのではなく、マンツーマンで学ぶことの重要性が謳われています。ですからこれらの養生法などは、直接、マンツーマンでご説明することが必要と考えました。私たちが主催する一般社団法人日本アーユルヴェーダ学会や、NPO法人日本アーユルヴェーダ協会、日本ナチュラルヒーリングセンター、一般社団法人国際ホリスティックヘッドケア協会、㈱シャンティヨーガなどのレクチャーの受講をお勧めします。さらに、私たちのセミナーなどでは、アーユルヴェーダの生命観に沿った量子エントロピー理論に基づく診断も紹介しています。これは、スリランカのアーユルヴェーダ省も注目しており、今後、アーユルヴェーダの診断や治療において使われれば、アーユルヴェーダの生命観の妥当性が検証されることになるでしょう。

そのように、伝統と現代の融合、東西医学の融合を試みた本書の内容は、いずれは再び刷新されることになると思われます。実際、「生命に関する知識が増えるとともにアーユルヴェーダは発展する」

と、アーユルヴェーダの専門医クリシュナ・UK先生も言われていました。将来、「インドの生命科学　アーユルヴェーダ」というより、私たちの後世の人たちの力で、「世界の生命科学　アーユルヴェーダ」として発展・完成されることを願って、本書を終えます。

これまでの20余年の間には、故幡井勉先生、故丸山博先生、クリシュナ・UK先生、イナムラヒロエ・シャルマ先生、青山圭秀先生、田澤賢二先生以外にも、10余名のアーユルヴェーダの専門医の人たち（田端瞳、小峰博生、時信亜希子、安藤留美子、浅貝賢司先生など）にも、いろいろとご教授をいただきましたことを深謝いたします。また、アーユルヴェーダのスクールも数多く設立され、日本アーユルヴェーダスクール（宇住晃司理事長、クリシュナ・UK校長）や英国アーユルヴェーダカレッジ（セラシンハ・パリータ学長、石井泉校長）の方々、日本ヘッドケア研究所附属アカデミー（宮崎陽子代表）にも、多くの教示をいただきましたことを感謝いたします。

最後に新版ができあがるまで辛抱強くまっていただき、また、新版の編集などを実質的に行なっていただき、ご尽力いただいた西門和美様、写真を使わせていただいた伊藤留美様、最初から見守っていただいた農文協の阿部道彦様、松田重明様には、心より感謝いたします。

著者を代表して
帝京平成大学ヒューマンケア学部　教授
ハリウッド大学院大学　教授
一般社団法人日本アーユルヴェーダ学会&NPO法人日本アーユルヴェーダ協会　理事長
上馬場　和夫

参考文献

『人間の体内時計を24時間活用する本』S・ペリー＆J・ドーソン著、鳥居鎮夫訳、HBJ出版局、1990年
『入門アーユルヴェーダ』幡井勉ら訳、平河出版、1989年
“Ayurvedic Healing” David Frawley, Passage Press, Utah, USA, 1989.
『ススルタ大医典』第1–3巻、K. L. Bhishagratna英訳、伊東・鈴木和訳、日本医史学会、1972年
“Caraka Samhita” vol. 1-3, R. K. Sahrma & Bhagwan Dash, Chowkhamba Sanskrit Series Office, Varanasi.
『スシュルタ本集』大地原誠玄訳、たにぐち書店、東京
『インド医学概論』矢野通夫ら訳、朝日出版、東京
『アーユルヴェーダ健康法』クリシュナU. K. 著、春秋社、東京
『インド伝承医学—アーユルヴェーダ健康法』幡井勉著、ごま書房、東京
『アーユルヴェーダ入門』クリシュナU. K. 著、東方出版、大阪
『インドの伝承医学で肥満、糖尿病が治る』幡井勉著、講談社、東京
『生命の科学アーユルヴェーダ』幡井勉編、柏樹社、東京
『魂の科学』木村慧心訳、たま出版、東京
『ヨーガ医学大要』木村慧心訳、たま出版、東京
『チベットの精神医学』中村和也訳、春秋社、東京
『インドの伝統医学入門』丸山博編、東方出版、大阪
『理性のゆらぎ』青山圭秀著、三五館、東京
『アガスティアの葉』青山圭秀著、三五館、東京
『なぜ人は病気になるのか』上馬場和夫著、出帆新社、東京
『自己を知るヨーガ』スワミ・サッチダーナンダ講話録、伊藤久子訳、めるくまーる、東京
『アーユルヴェーダの知恵』高橋和巳著、講談社新書、東京
“The 7 spiritual laws of success” Deepak Chopra, Amber Allen/New World Library, San Rafael, 1993.
『内なる治癒力』スティーブン・ロック、ガグラス・コリガン著、池見酉次郎監修、創元社、1990年
“Perfect Health” Deepak Chopra, Harmony Books, New York, USA.（和訳『クオンタム　ヘルス』原田稔久訳、春秋社、東京）
“Ayurveda; Science of Self-Healing” Vasant Lad, Lotus Press, Wiskonsin, USA.（和訳『現代に生きるアーユルヴェーダ』上馬場和夫訳、平河出版）
“Indian Meteria Medica” vol.1-2, A. K. Nadkarni, Popular Prakashan, Bombay.
“Planetary Herbology” Michael Tierra, Lotus Press, Twin Lakes, Wiskonsin, USA.
“Yoga of Herbs” Vasant Lad & David Frawley, Lotus Press, Twin Lakes,

Wiskonsin, USA.
"The Sivananda Companion to Yoga" The Sivananda Yoga Center, A Fireside Book, New York.
"Ayurveda: The Oriental Healing Science" Subhhash Ranade & M. H. Paranjape, Smit. Sushila Hari Paranjape, Pune, India.
"Natural Healing Through Syurveda" Subash Ranade, Passage Press, Salt Lakt city, Utaah, USA.
"Prakruti-Your Ayurvedic Constitution" R. E. Svobosa, Geocom Limited, Albuquerque, New Mexico, USA.
"Ageless Body Timeless Mind" Deepak Chopra, Harmony Books, New York.
"Massage Therapy in Ayurveda" Bhagwan Dash, Concept Publishing Company, New Delhi.
"Ayurvedic Cookbook-A Personalized Guide to Dood Nutrition and Health" Urmila Desai, Lotus Press Twin Lakes, Wiskonsin, USA.
"Ayurveda Cookbook" Linda Bancheck, Orchids & Herbs Press, Fairfield, Iowa, USA.

「アーユルヴェーダのハーブ活用法のまとめ」に使用した参考図書

"Ayurvdic Medicine" Sevastian Pole, The Principles of Traditional Practice. SINGING DRAGON, London and Philadelphia, 2013.
"Ayurveda: The Divine Science of Life" Todd Caldecott, MOSBY ELSEVIER, Edinburgh London, New York, Oxfoed, St Lous, Sydney, Toronto, 2006.
"Scientific Basis for Ayurvedic Therapies" Lakshmi Chandra Mishra edi. CRC PRESS, 2010.
"Ayurvedic HerbsA Clinical Guide to the Healing Plants of Traditional Indian Medicine" M.S. Premila, The Haworth Press, New York, London, Oxford, 2006.
"Major Herbs od Ayurveda" Elizabeth M. Williamson edi, Churchill Livingstone, 2002.
"Rasayana: Ayurvedic Herbs for Lonvevity and Rejevenation" H. S. Puri, Taylor & Francis, London and New York, 2003.
"Indian Medicinal Plants: A Compendium of 500 species" Vol. 1 to 5, P. K. Warrier, V.P.K. Nambiar, C Ramankutty edit, Orient Longman, Madras, 1994.
"Ayurvedic Healing: A Comprehensive Guide, 2nd Revised and Enlarged Edition" David Frawley, Lotus Press, Twin Lakes, 2000.
"The Encyclopedia of Ayurvedic Massage" John Douillard, North Atlantic Books, Berkeley, 2004.
"Marma Points of Ayurveda, The Energy Pathways for Healing, Body, Mind and Consciousness with a Comparison to Traditional Chinese Medicine"

Vasant Lad & Anisha Durve, The Ayurvedic Press, Albuquerque, 2008.
"Yoga & Ayurveda: Self-Healing and Self-Realization" David Frawley, Lotus Press, Twin Lakes, 1999.
"Concept of Ama in Ayurveda" M. Srinivasulu, Banaras Ayurveda Series 11, Chowkhamba Sanskrit Series Office, Vanarasi, 2010.
"Ayurveda and Acupuncture: Theory and Practice of Ayurvedic Acupuncture" Frank Ros, Lotus Press, Twin Lakes, 2014.
『補完・代替医療アーユルヴェーダとヨーガ』第３版、上馬場和夫著、金芳堂、京都、2016
『アーユルヴェーダのアンチエイジング：すぐに試せるアーユルヴェーダ養生法』クリシュナ U. K. 著、出帆新社、東京、2016
『アーユルヴェーダ実践 BOOK』上馬場＆西川共著、地球丸、東京、2014
『アーユルヴェーダ・カフェ』上馬場＆香取共著、地球丸、東京、2013
『アーユルヴェーダのハーブ医学（Yoga of Herbs by David Frawley and Vasant Lad)』上馬場和夫監訳、出帆新社、東京、1999
『アーユルヴェーダのアロマテラピー』上馬場＆西川監訳、フレグランスジャーナル社、東京、2003
『アーユルヴェーダ＆マルマ療法』上馬場＆西川監訳、産調出版、東京、2005
『インド伝承医学　チャラカ本集　総論篇』日本アーユルヴェーダ学会訳、せせらぎ出版、京都、2011

関連機関&団体などに関する情報

●アーユルヴェーダ関連の学会& NPO 法人&協会

一般社団法人日本アーユルヴェーダ学会

〒 921-8033　石川県金沢市寺町 1-13-11

Tel：076-220-7066　Fax：076-220-7076

http://ayurvedasociety.com/

- アーユルヴェーダ関連資格認定制度（セリフケアアドヴァイザー、ヘルスケアインストラクター、ティーチャー）

内閣府認証 NPO 法人日本アーユルヴェーダ研究所

〒 103-0012　東京都中央区日本橋堀留町 2-6-6　ライフサイエンスビル 11F

Tel：03-3662-1384

http://www.ayv-school.com/index.html

内閣府認証 NPO 法人日本アーユルヴェーダ協会

〒 102-0074　東京都千代田区九段南 3-3-18、4F

Tel：03-5210-3340

http://npo-ayurveda.com/index.html

- アーユルヴェーダ関連のグッヅとサロンを認証する協会

一般社団法人　アーユルヴェーダ美容医療協会

〒 104-0061　東京都中央区銀座 1-20-5

Tel：03-6228-6778

E-mail：aybm@zero-sight.com

- 美容と医療をアーユルヴェーダでつなぐ講習や検定

一般社団法人日本ヨーガ療法学会

http://www.yogatherapy.jp/

- ヨーガ療法とアーユルヴェーダの普及、ヨーガ療法士とヨーガ教師の認定

日本ヨーガ・ニケタン

http://yoganiketan.jp/index.html

日本ヨーガ禅道友会

〒 612-8037　京都府京都市伏見区桃山町鍋島 13-21

Tel：075-748-7722（月～土　12：00 ～ 16：00）、Fax：075-748-7721

http://www.yogazen-doyukai.com/

- ヨーガ講師の認定制度

日本ヨーガ学会

〒 169-0075　東京都新宿区高田馬場 1-31-8-607　雪山社・東京瑜伽大学

Tel：03-3208-6474　Fax：03-3208-5827

http://yoga1.com/

日本ヨーガ瞑想協会

〒104-0031　東京都中央区京橋3-3-13　平和ビル3F

Tel：03-3516-1196

http://www.yoga.jp/about/association.html

- ヨーガ講師の認定制度

一般社団法人　日本フィトセラピー協会

〒158-0083　東京都世田谷区奥沢5-41-12　2F

Tel：03-5483-5077　Fax：03-5483-5078

http://www.japhy.or.jp/

- ハーブ関連の資格制度

一般財団法人東方医療振興財団　日本東方医学会

〒104-0045　東京都中央区築地6-4-5-404

Tel：03-6264-2991　Fax：03-6264-3016

http://jptoho.or.jp/

- 東洋医学アドバイザーから東方医学専門医までの認定制度

日本アーユルヴェーダ普及協会

〒150-0001　東京都渋谷区神宮前6-3-8　（株）生活の木内

Tel：03-3409-1781

https://www.treeoflife.co.jp/ayurveda/japa/

- アーユルヴェーダ・アドバイザーやセラピストなどの認定制度

ホリスティックデトックス協会

Tel：0422-23-1731

http://holistic.gr.jp/

- 認定制度

一般社団法人　国際ホリスティック・ヘッドケア協会

〒160-0004　東京都新宿区四谷1-17-202

Tel：03-3354-1160　Fax：03-3354-1161

http://www.holistic.jp

- 認定制度

一般社団法人　自然ヘナ研究会

〒141-0022　東京都品川区東五反田2-8-3　五反田ASビル6階

Tel：090-2590-9742

http://shizen-henna.com

- 認定制度

宗教法人　日本ヨーガ禅道院

〒612-8017　京都市伏見区桃山南大島町70-25

Tel：075-621-3831　Fax：075-621-3839

http://www.yoga-zen.org/

●アーユルヴェーダやヨーガの教育機関

日本ナチュラルヒーリングセンター（西川眞知子ライフデザイン研究所）

〒104-0061　東京都中央区銀座1-20-5　清和ビル7階

Tel：03-6228-6778

http://www.jnhc.co.jp/

- アーユルヴェーダとヨーガなどの認定制度

日本アーユルヴェーダスクール

〒103-0012　東京都中央区日本橋堀留町2-6-6　ライフサイエンスビル10F・11F

Tel：03-3662-1384

http://www.ayv-school.com/index.html

大阪アーユルヴェーダ研究所

〒532-0011　大阪市淀川区西中島4-7-12-501

Tel：06-6305-0102

http://www.e-ayurveda.com/html/osakaayurveda.html

英国アーユルヴェーダカレッジ（運営：株式会社アクシアバイオ）

〒150-0001　東京都渋谷区神宮前6-25-2

Tel：03-5464-1083（代表）　Fax：03-5464-1084

http://www.ayurvedacollege.jp/college

アートオブサイエンス

〒152-0032　東京都目黒区平町2-23-20　ベルメゾン201

http://www.art-sci.jp/

- ヨーガの瞑想などの指導

サトヴィック・アーユルヴェーダ・スクール

Tel：080-4476-4976

http://satvik.jp/

- 認定制度

日本ヘッドケア研究所＆付属アカデミー

〒160-0004　東京都新宿区四谷1-17-202

Tel：03-3354-1160　Fax：03-3354-1161

http://www.lcici.com

- チャンピサージ、ヘッドタッチケアなどの認定制度

アーユルヴェーダ・ビューティカレッジ

〒152-0023　東京都目黒区八雲5丁目

Tel：080-3247-8155

http://www.ayurveda-beauty-college.com/

オッズオン・サヴァホリスティックアカデミー

〒386-1102　長野県上田市上田原872-12-2F

Tel：090-1865-9377

https://oddson.jimdo.com/

シャナーズ・アーユルヴェーダ

〒144−0052　東京都大田区蒲田1−1−7

Tel：03−3737−1482　Fax：03−3731−1019

http://www.shahnaz.jp/index.html

ジヴァ・ジャパン・アーユルヴェーダ

〒152−0032　東京都目黒区平町1−27−4　カムラビル4F

Tel：044−430−5072　HP：090−2146−7615

http://www.jivajapan.jp/

ソフィア・フィトセラピーカレッジ

〒158−0083　東京都世田谷区奥沢5−41−12

Tel：03−3722−0004

http://www.sophia-college.jp/

友永ヨーガ学院

〒167−0043　東京都杉並区上荻1−18−13　文化堂ビル3F

Tel：03−3393−5481　Fax：03−3393−5466

https://www.tomonagayoga.org/

- ヨーガ講師の認定制度あり

綿本ヨーガスタジオ

〒104−0031　東京都中央区京橋3−3−13　平和ビル3F

Tel：03−3516−1196

http://www.yoga.jp/

- ヨーガ講師の認定制度あり

シャンティ201

〒103−0027　東京都中央区日本橋1−7−6　日本橋日興美装ビル2F

http://studio-shanti.com/201/about/

●アーユルヴェーダ関連書籍出版社

出帆新社

〒215−0023　川崎市麻生区片平5−11−3

Tel：044−712−5203　Fax：044−712−5206

〒156−0052　世田谷区経堂区1−19−15−101　世田谷分室

http://www.shuppansinsha.com/company.html

株式会社産調出版（ガイアブックス）

〒169−0074　新宿区北新宿3−14−8　産調ビル3階

Tel：03−3366−7520　Fax：03−3366−3503

- アーユルヴェーダ関連の洋書の翻訳本がそろっている

●アーユルヴェーダ関連診療を提供する医療機関

KYG 医療会ハタイクリニック

〒153−0065　東京都目黒区中町 2 丁目 47−22　統合医療ビル
Tel：03−3719−8598
http://www.hatai-clinic.com/

マハリシ南青山プライムクリニック

〒107−0062　東京都港区南青山 1−15−2
Tel：03−5414−7555（代）
http://www.hoyurishikai.com/index.html

医療法人ホスピィー GROUP 浦田クリニック＆スコール（金沢＆魚津）

アンチエイジングメディカルスパ
〒937−0805　富山県魚津市本江 1 丁目 26
Tel：0765−22−5053
http://www.hospy.jp/clinic.html

医療法人悠久会　大牟田共立病院

〒836−0012　福岡県大牟田市明治町 3 丁目 7 番地 5
Tel：0944−53−5461　Fax：0944−56−5949
http://www.omutakyoritsu.com/

ナチュラルアートクリニック

〒102−0085　東京都千代田区六番町 6−5　アンドロイドビル 2F
Tel：03−6256−8448　Fax：03−6256−8449
http://naturalartclinic.com/about

医療法人社団　新光会 不知火病院

〒836−0004　福岡県大牟田市手鎌 1800
Tel：0944−55−2000　Fax：0944−51−4005
http://www.shiranui-byoin.or.jp/

スタジオ・リカ・クリニック

〒818−0024　福岡県筑紫野市原田 7−5−11
Tel：092−926−8812　Fax：092−926−8872
www.studio-rika-clinic.com

●アーユルヴェーダ関連商品販売会社

ウインセンス株式会社

〒102−0074　東京都千代田区九段南 3−3−18　アシスト九段ビル 4F
Tel：03−3556−5085　Fax：03−3556−5086
http://www.wingsense.co.jp/

- アーユルヴェーダのハーブオイルの化粧品の認可を取得、輸入販売

TAC21 株式会社

〒249−0008　神奈川県逗子市小坪 3−19−2

Tel：046−872−4811　Fax：046−872−4812

• 披露山アカデミア（セミナーハウス・レストラン）、定期的にアーユルヴェーダなどのセミナーの開催

〒240−0007　神奈川県逗子市新宿4−11−17

http://www.tac21naturalfood.co.jp/

• 無農薬・低温で搾油したゴマ油製品や自然で無農薬の食品・野菜・海藻などの通販

株式会社ライフサイエンス研究所、LSコーポレーション

〒103−0013　東京都中央区日本橋人形町3−10−1　かしきち人形町ビル3F

Tel：03−3662−7941　Fax：03−3662−7495

• 体質遺伝子検査や体質に基づく栄養指導、核酸製剤、アーマパーチャナ用ダイエット食品の販売

有限会社サン・フラウ

251−0024　神奈川県藤沢市鵠沼橋1−3−1−2

http://www.sunfrau.co.jp/index.html

• アーユルヴェーダのハーブオイルを薬事法に従って輸入販売している。一部は、化粧品の認可を取得し輸入販売

有限会社アムリット

〒510−0815　三重県四日市市野田1−2−23

その他事務所

〒512−0911　四日市市生桑町2081−3　しあわせオフィス

Tel：059−340−5139　Fax：059−340−5175

https://www.amrit.jp/

• ラサーヤナ、ハーブティー、スパイスミックス、ヴェーダ音楽、お線香

耀ヘナ研究開発株式会社

〒541−0043　大阪市中央区高麗橋2−1−11　高麗橋田中ビル6F

Tel：06−6180−8739

http://yohenna.jp/company_profile.html

• 純粋ヘナの輸入販売、シローダーラー機器の販売

株式会社ラクシュミー

〒107−0062　東京都港区南青山5−13−2　池田ビル9F

Tel：03−3400−9500

http://laksmi-jp.com/

• こだわりの良質なヘナecologyshopシリーズ

L.C.I.C.I.JAPAN（London Centre of Indian Champissage International JAPAN）

〒160−0004　東京都新宿区四谷1−17−202

Tel：03−3354−1160　Fax：03−3354−1161

http://www.lcici.com

• アーユルヴェーダのハーブティーなど

グリーンフラスコ
〒158-0083　世田谷区奥沢5-41-12　ソフィアビル1F
Tel：03-5483-7565
http://www.greenflask.com/
•アロマテラピー関連製品

竹本油脂
〒443-8611　愛知県蒲郡市港町2-5
Tel：0533-68-2111（代表）
http://www.takemoto.co.jp/
•ゴマサラダ油（太白ゴマ油）

かどや製油
〒141-0031　東京都品川区西五反田8丁目2-8
Tel：03-3492-5545
http://www.kadoya.com/
•ゴマサラダ油など

株式会社マギー
〒105-0012　東京都港区芝大門1-3-9　芝大門第1ビル10階
Tel：03-5777-5311　Fax：03-5777-5313
http://www.magi-shop.com/

マンダラミュージアム
〒960-0271　福島市飯坂町茂庭字前原1番地
Tel&Fax：024-596-1099
http://www.mandalamuseum.com/index.html

生活の木
〒150-0001　東京都渋谷区神宮前6-12-20 J6 Front 5F
Tel：03-3409-1781　Fax：03-3400-4988
https://www.treeoflife.co.jp/ayurveda/

株式会社サビンサ ジャパン コーポレーション
〒171-0022　東京都豊島区南池袋2-32-12　第4タクトビル6階
Tel：03-5979-7240　Fax：03-5979-7241
http://www.sabinsa.co.jp/
•各種アーユルヴェーダハーブ、サプリメント販売

ヴィディヤジャパン株式会社
〒106-0031　東京都港区西麻布3-1-22　サイビルディング6階
Tel：03-6721-0430　Fax：03-6721-0971
http://www.vidyajapan.co.jp/index.html
•各種アーユルヴェーダハーブ

有限会社瑞健
〒693-0062　島根県出雲市中野町372-1

Tel：0853-23-1742　Fax：0853-21-3858
http://zuiken-oil.sn.shopserve.jp
- アーユルヴェーダのウコンオイル、キュアリング後のゴマ油の販売

出雲造機株式会社
〒692-0057　島根県安来市恵乃島町134
Tel（代表）：0854-23-2111　Fax（代表）：0854-23-0344
http://www.zoki.co.jp/
- シローダーラー機器セット

株式会社マーヤフィールド
〒180-0022　東京都武蔵野市境4-5-15
Tel：0422-22-5621
http://holistic.co.jp/
- アーユルヴェーダ関連各種オイル（国産）、ひまし油

綜美薬品株式会社
〒124-0013　東京都葛飾区東立石3-31-1
Tel：03-5698-3601　（代）Fax：03-5698-9099
http://www.sobi-kirei.jp/
- アーユルヴェーダ関連のオイルやサプリメントのOEMの提供

株式会社エクシーズジャパン、スロータスコスメティクス
〒880-0053　宮崎市神宮1-44
Tel：0985-60-5072　Fax：0985-60-5160
東京支社
〒160-0022　東京都新宿区新宿1-3-12　壱丁目参番館7F
Tel：03-3358-9768　Fax：03-5363-6927
http://www.exseeds-j.co.jp/
- アーユルヴェーダの体質別オイル販売（国産）

有限会社きぐち　サマディ化粧品事業部
東京都世田谷区弦巻4-3-13
- アーユルヴェーダの体質別オイル販売（国産）

●著者略歴

上馬場　和夫（うえばば　かずお）

昭和53年、広島大学医学部医学科卒業。現在、帝京平成大学ヒューマンケア学部教授。医師、医学博士。その他、帝京大学付属池袋クリニック院長、ハタイクリニック東洋医学外来担当医、医療法人ホスピィー浦田クリニック東洋医学外来担当医などを兼務。

インドのアーユルヴェーダとヨーガを中心としながら、中国医学、現代医学を融合して、医療を超えた生命の科学アーユルヴェーダを創生することをライフワークとしている。

西川　眞知子（にしかわ　まちこ）

横浜市生まれ。上智大学外国語学部英語学科を経て、佛教大学卒業。第24代ミス横浜。現在、日本ナチュラルヒーリングセンター代表。

幼少期の病弱を自然療法で克服したのをきっかけに、大学時代にインド、アメリカなどを歴訪し、ヨーガや自然療法に出会う。それらの経験と研究を元に、「日本ならではのアーユルヴェーダ」を提唱。体質別健康美容法を提案し、独自な簡単生活習慣プログラムを構築。健康美容のコンサルティング、商品開発などに携わるかたわら、講演やセミナーなどをこなす毎日を送っている。

著書・共著に『アーユルヴェーダ実践BOOK』（地球丸）、『これ一冊できちんとわかるアーユルヴェーダ』（マイナビ出版）など、30冊以上の書を手がける。

●編集協力：西門和美

新版 インドの生命科学 アーユルヴェーダ

2017年 3 月15日　第1刷発行
2024年 4 月25日　第7刷発行

著　者　上馬場和夫
　　　　西川眞知子

発行所　一般社団法人 農 山 漁 村 文 化 協 会
〒335-0022　埼玉県戸田市上戸田 2-2-2
電話　048（233）9351（営業）048（233）9355（編集）
FAX　048（299）2812　　振替 00120-3-144478
URL　https://www.ruralnet.or.jp/

ISBN 978-4-540-12154-8　　DTP制作／ふきの編集事務所
〈検印廃止〉　　印刷・製本／TOPPAN㈱